Im Geschäft sollten Sie um einen Riechstreifen mit einem Tropfen Öl bitten, ihn wie bei einer Parfumprobe ein wenig hin und her wedeln und dann erst daran riechen.

Manchmal jedoch gilt die Duftprobe nicht: Tee-Trea-Öl beispielsweise ist das optimale Mittel gegen Juckreiz bei Mückenstichen, unabhängig vom Geruch – und der ist nunmal nicht besonders ansprechend.

Einfach anfangen

Wenn Sie noch keine Erfahrung mit ätherischen Ölen haben, können Sie auf einfache Weise beginnen:

In kleineren Räumen genügt es oft, statt einer teuren Duftlampe eine kleine Schale, einen Unterteller oder Aschenbecher mit warmem Wasser und ätherischen Ölen aufzustellen.
Dies bietet sich nicht nur für erste Versuche an, sondern auch für die Reise oder fürs Büro.
Der Duft wird stärker und füllt auch größere Räume, wenn Sie die Schale im Winter auf die Heizung stellen.

Rezepte für das »Beduften« von Räumen finden Sie im Buch sowohl zur Behandlung von Beschwerden als auch einfach zum Wohlfühlen.

Ein Taschentuch, mit 1 bis 2 Tropfen ätherischem Öl beträufelt, ist die einfachste Methode – auch, um Düfte »mitzunehmen«.

Im Hotel oder im Krankenhaus können Sie sich schnell ein wohliges Gefühl verschaffen, wenn Sie 2 bis 3 Tropfen Ihres Lieblingsöls auf die Handinnenfläche geben und auf dem Kopfkissen ausstreichen oder das Öl auch direkt daraufträufeln.

Und wenn Sie dann richtig »einsteigen« wollen, finden Sie in diesem Buch viele einfache Rezepte für wohlduftende, wirksame Körperöle, Bäder, Cremes, Shampoos, Inhalationen, Massagen und andere Anwendungen von ätherischen Ölen.

Die Grundausstattung

Haus- und Reiseapotheke

Wenn man mehr über die wunderbare Wirkung der ätherischen Öle weiß, möchte man am liebsten gleich alle Öle haben. Da sie teilweise aber recht teuer sind, würde Sie dieser Wunsch eine Menge Geld kosten. Für den Anfang genügen durchaus einige wenige ätherische Öle, um für vieles gerüstet zu sein.
Worauf Sie beim Kauf achten sollten, finden Sie auf Seite 23; Bezugsquellen für qualitativ gute ätherische Öle nenne ich auf Seite 174.
Mit den folgenden ätherischen Ölen haben Sie einen guten Grundstock, der Ihnen zu Hause und im Urlaub hilft.

Cajeput-Öl *(Seite 34)*
Lavendel-Öl *(Seite 45)*
Pfefferminz-Öl *(Seite 60)*
Rosen-Öl *(Seite 63, ersatzweise* ***Geranien-Öl,*** *Seite 96)*
Tea-Tree-Öl *(Seite 70)*
Zedernholz-Öl *(Seite 80)*
Zitronen-Öl *(Seite 82)*

Sicher wird sich Ihre Hausapotheke, wenn Ihnen die ätherischen Öle vertrauter geworden sind und Sie eigene Erfahrungen gesammelt haben, im Lauf der Zeit verändern und erweitern.

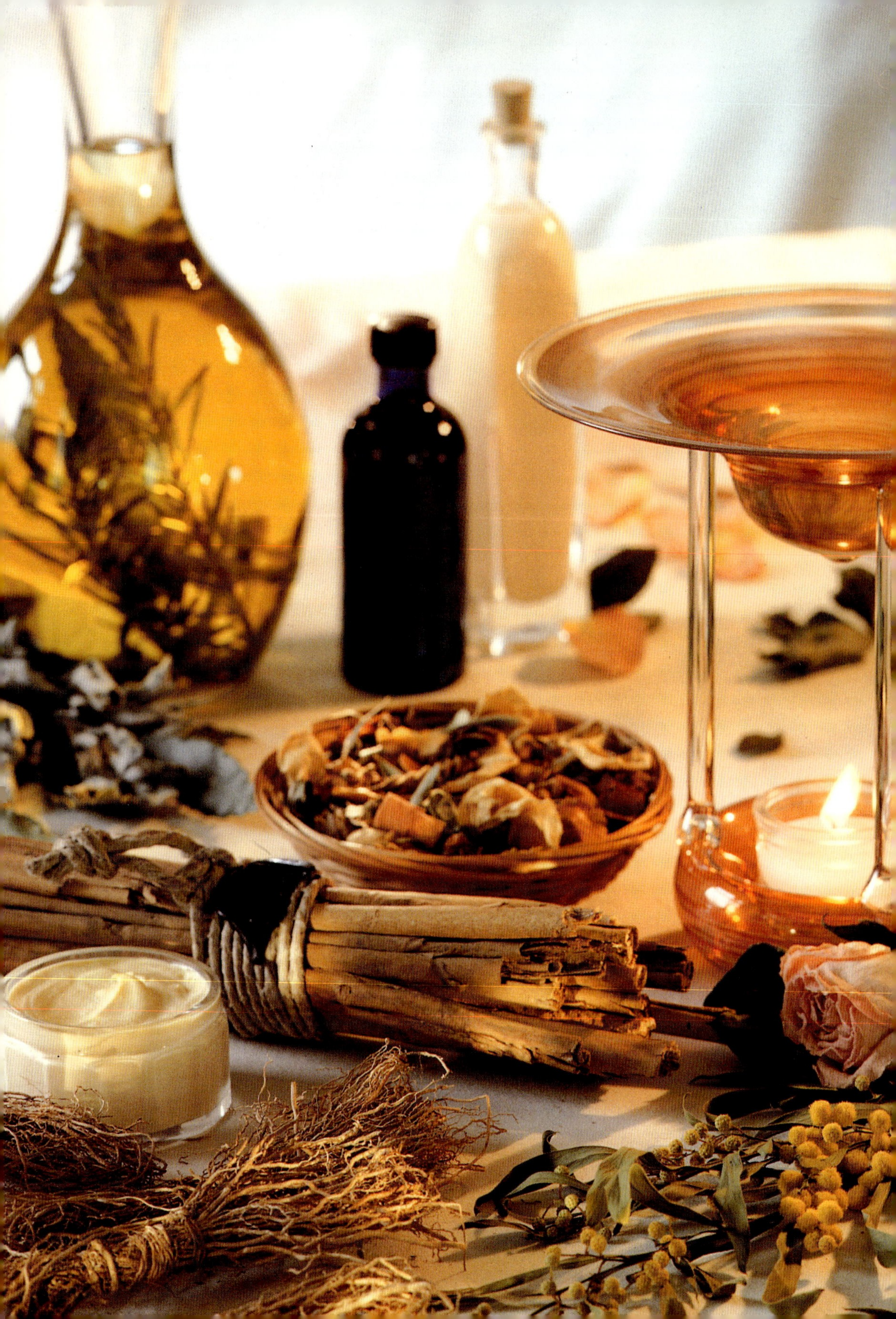

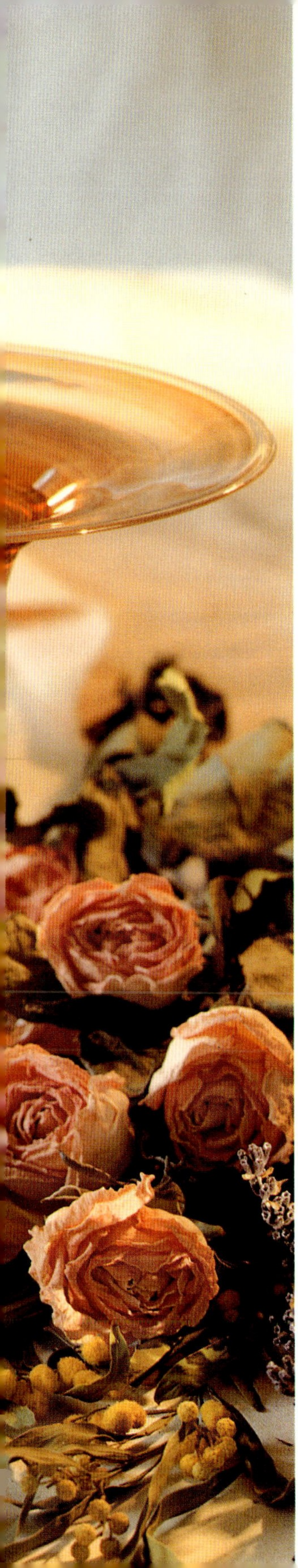

Monika Werner

ÄTHERISCHE ÖLE

Duftende Heilpflanzen-Essenzen
zum Helfen und Heilen, Pflegen und Wohlfühlen,
zum Würzen und Aromatisieren.
Bewährte Rezepte, wirksame Anwendungen.
Mit Wegweiser zum passenden Öl.

GU GRÄFE UND UNZER

Inhalt

Pflegen und Wohlfühlen 152

In Küche und Haushalt 164

Zum Nachschlagen 172

Ein Wort zuvor

Sie duften nicht nur wunderbar und tragen zum Wohlbefinden bei, auch zur Behandlung von körperlichen und seelischen Beschwerden sind die ätherischen Öle in ganz besonderer Weise geeignet.

Als ich zum ersten Mal ein ätherisches Öl roch, war ich überwältigt von diesem unglaublich intensiven Duft, der mir da aus dem kleinen braunen Fläschchen entgegenkam. Voller Begeisterung begann ich, mit Düften zu experimentieren und ihre Wirkung zu erproben – wie sie die Atmosphäre eines Raums positiv verändern, die eigene Stimmung beeinflussen und allgemein zu mehr Wohlbefinden beitragen. So fand ich für mich Düfte wie Vetiver oder Rose, die mich tief im Innersten berührten.

Als Therapeutin interessierte mich natürlich besonders die Heilwirkung der ätherischen Öle; ich besuchte Kurse und Vorträge im In- und Ausland, um möglichst viel über diese faszinierenden Heilmittel zu erfahren. In meiner Praxis erzielte ich bald überwältigende Heilerfolge und fand großen Anklang selbst bei skeptischen Patienten, denn die Öle überzeugen nicht nur durch ihre Heilkraft – sie machen die Behandlung auch besonders angenehm, weil sie so wunderbar duften und dadurch wohltuend auf den ganzen Menschen wirken.

Aber wie ist es möglich, daß der Duft einer Pflanze die Stimmung heben kann und zugleich wirksam gegen Rückenschmerzen oder Schnupfen ist? Fragen dieser Art, denen ich immer wieder begegne, hatte ich anfangs natürlich auch; deshalb beschäftigte ich mich intensiv nicht nur mit den Erfahrungen anderer Therapeuten, sondern auch damit, auf welche Weise die Öle wirken, was es mit Inhaltsstoffen auf sich hat und warum sie auf Körper und Seele zugleich wirken können.

Im Laufe der Jahre habe ich in meiner Praxis umfangreiche und immer wieder überzeugende Erfahrungen gesammelt mit ätherischen Ölen – bei der Behandlung sowohl körperlicher als auch seelischer Beschwerden. Natürlich läßt sich nicht alles mit ätherischen Ölen behandeln, insbesondere für die Selbstbehandlung gibt es Grenzen; bei vielen Krankheiten aber können die Öle mit ihrer die Seele stärkenden Kraft andere Heilmethoden auf sinnvolle Weise unterstützen. Für den Behandlungsteil dieses Buches habe ich vielfach erprobte und bewährte Anwendungen ausgewählt, die zur Selbstbehandlung oder als therapiebegleitende Maßnahmen geeignet sind.

Als Einstieg in die Welt der Düfte gebe ich Ihnen zunächst eine kurze Einführung in die Geschichte, die Wirkweise und den praktischen Umgang mit ätherischen Ölen.
Das Herzstück des Buches ist die Vorstellung all jener Öle, die ich besonders schätzen gelernt habe; hier möchte ich Ihnen einen ersten Zugang zu Charakter und Wirkweise der ätherischen Öle ermöglichen. Düfte werden allerdings auf sehr individuelle Weise wahrgenommen – wie alles, was die Gefühle berührt –, und so kann es gut sein, daß Ihnen ein Duft gar nicht behagt, den ich als ganz wunderbar beschreibe ... Wie Sie zu »Ihren« Ölen finden können, ist Schritt für Schritt in der vorderen Umschlagklappe beschrieben.
Im Praxisteil des Buches finden Sie eine Fülle von Vorschlägen und Rezepten für die Anwendung – zum Helfen und Heilen, Pflegen und Wohlfühlen, in Küche und Haushalt. Tips und Anleitungen zu allen wichtigen Anwendungen, auch für den Betrieb der Duftlampe, finden Sie in der hinteren Umschlagklappe.
Obwohl der Schwerpunkt auf der Behandlung von Beschwerden liegt, soll das Vergnügen nicht zu kurz kommen – das Sinnliche der Düfte, die Freude und das Wohlbefinden, die sie uns schenken können. Ob Sie ein Entspannungsbad für den Abend brauchen, sich eine frische, anregende Stimmung im Zimmer wünschen, wohlduftende, natürliche Körperpflegeprodukte oder Ihr eigenes Parfum herstellen wollen, vielleicht auch beim Kochen mit ätherischen Ölen würzen oder im Haushalt bewährte Tricks einsetzen möchten – die Möglichkeiten sind vielfältig, und die Wirkung ist immer komplex: Mit einem Würzöl haben Sie zugleich ein Mittel, das die Verdauung fördert, mit einem Parfum aus ätherischen Ölen sprechen Sie immer auch Ihre Seele an.
In wohltuenden und heilenden Duftlampen, Bädern, Inhalationen, Wickeln, in Cremes, Körperölen und Parfums, in köstlichen Getränken und Gerichten – mit Hilfe bewährter Rezepte wird es Ihnen nicht schwerfallen, die Öle auf Anhieb erfolgreich einzusetzen. Ich wünsche Ihnen viele gute Erfahrungen mit den ätherischen Ölen!

Ob in der Duftlampe, im Bad oder im Körperöl, im Parfum oder auch als Gewürz – ätherische Öle können Sie auf vielfältige Weise einsetzen.

Die Erarbeitung dieses Buches hat Spaß gemacht und mich sehr bereichert; ich danke meinem Mann, der mich während der Entstehung immer unterstützt und ermutigt hat, und meinen Freunden für ihr großes Interesse an dieser Arbeit und für ihre vielen Anregungen.

Monika Werner

Einführung in die Welt der Düfte

Was ist so faszinierend an den Düften? Schon seit Jahrtausenden sind wohlriechende Pflanzen und Öle hochgeschätzt und begehrt – in Parfums, zur Pflege und als Heilmittel. Wie die duftenden ätherische Öle wirken und wie man sie heute nutzen kann, möchte ich Ihnen in diesem Kapitel vorstellen.

Wer hat es nicht schon erlebt, daß ihm plötzlich ein ganz bestimmter Duft in die Nase stieg und ihn unvermittelt in die Kindheit zurückversetzte? Oder stellen Sie sich vor, Sie riechen an einem prachtvollen Strauß Rosen – haben Sie nicht auch das Gefühl, daß Ihr Herz sich öffnet, Ihre Stimmung sich hebt?

Der Geruchssinn ist der älteste unserer Sinne und direkt verbunden mit dem Teil unseres Gehirns, in dem die Gefühle entstehen; was wir riechen, vermag uns in unserer Seele weitaus mehr zu erschüttern als alles, was wir nur hören oder sehen.

Über die Nase nehmen wir instinktiv wahr, was für die anderen Sinne nicht wahrnehmbar ist – »Atmosphärisches«, drohende Gefahren oder auch die ganz individuelle »Ausstrahlung«, den spezifischen Duft eines Menschen, der mit Parfum letztlich nicht zu überdecken ist. Unsere Nase ist unbestechlich: Das Äußere eines Menschen kann durchaus angenehm wirken, trotzdem ist es möglich, daß wir ihn »nicht riechen können«. Insbesondere bei der sexuellen Anziehungskraft ist der Körpergeruch von großer Bedeutung.

Der sinnlichste aller Sinne spielt in unserem täglichen Leben eine größere Rolle, als uns oft bewußt ist. Über diesen Sinn erreichen die Düfte der ätherischen Öle unser innerstes Wesen.

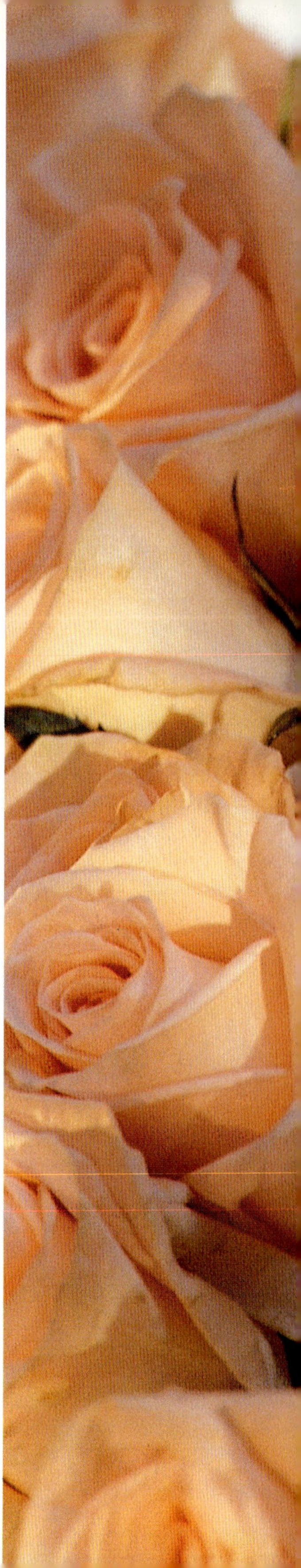

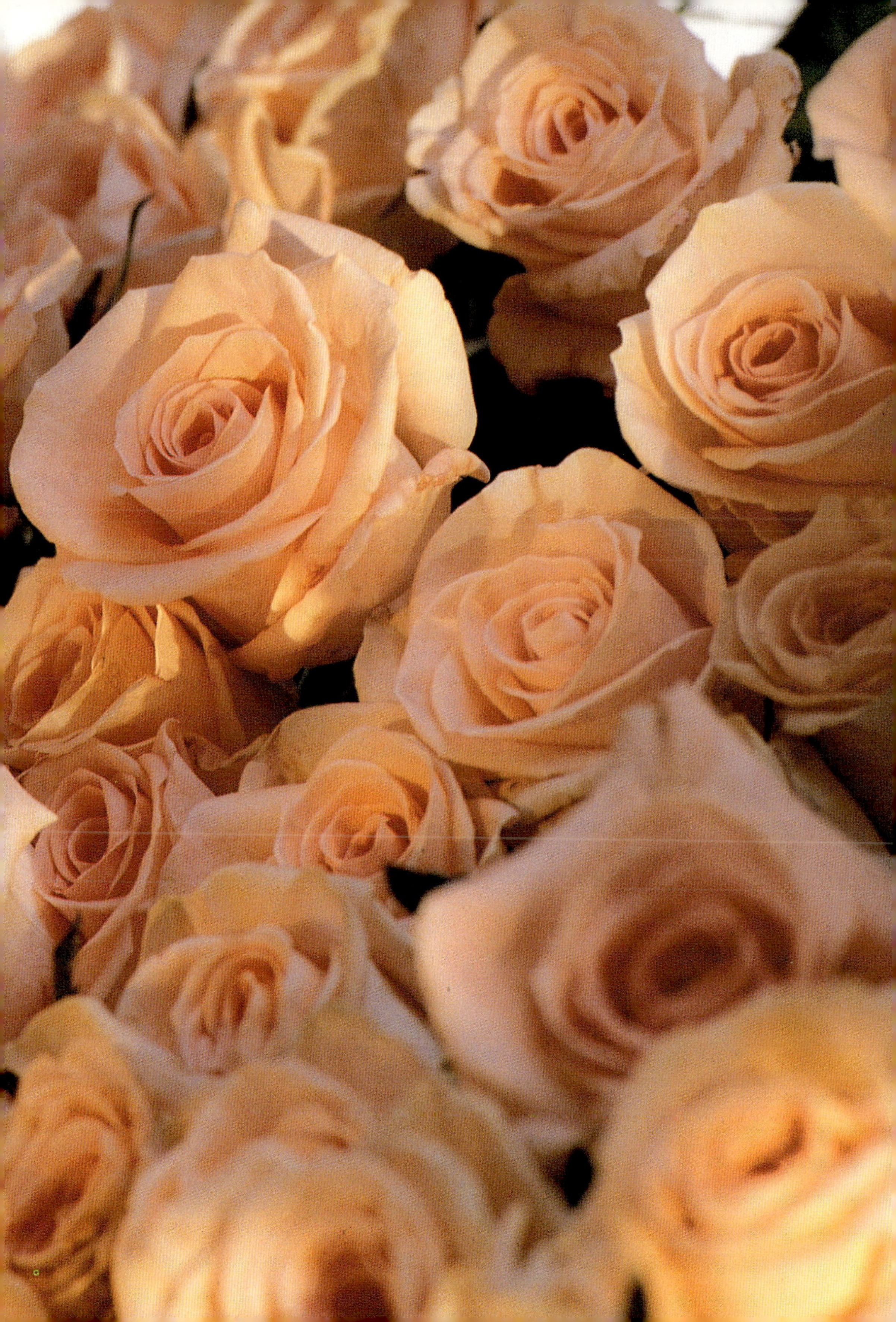

Ihr Einfluß auf geistig-seelischer Ebene geht einher mit einer ausgezeichneten Wirkung der Inhaltsstoffe ätherischer Öle auf viele körperliche Beschwerden.
Es ist ja, trotz aller medizinischen und technischen Fortschritte, mit unserer körperlichen (und seelischen) Gesundheit nicht zum besten bestellt. Etwas scheint verlorengegangen zu sein: Die uralte Erkenntnis, daß der Mensch ein Ganzes ist, eine Einheit von Körper, Geist und Seele; daß er krank wird, wenn sich dieses Ganze im Ungleichgewicht befindet, und gesund, wenn es im Gleichgewicht, in Harmonie ist.
Auf dem Wissen von der Ganzheitlichkeit des Menschen gründen viele überlieferte Behandlungsmethoden – auch die Aromatherapie: die ganzheitliche Behandlung von Beschwerden und Krankheiten mit ätherischen Ölen.

Kurze Geschichte des Dufts

Man vermutet, daß es schon lange vor unserer Geschichtsschreibung eine »Duftkultur« gab. Uralte mündliche Überlieferungen, wie sie uns in Mythen, Sagen und Symbolen erhalten geblieben sind, belegen das – manche reichen mehr als 5000 Jahre zurück.

Räucherwerk und Salböle

In alter Zeit war es Brauch, die Götter mit duftenden Rauchopfern aus Pflanzen und Hölzern gewogen zu stimmen. Priestern und Priesterinnen blieb es vorbehalten, diese heiligen Zeremonien auszuführen.

Mit dem Verbrennen von Harzen, Hölzern und aromatischen Pflanzen drückten die Menschen in grauer Vorzeit ihre Verehrung für die Götter aus. Rauchopfer sollten zudem die Gesunden stärken, die Kranken heilen und die Toten schützen helfen. Den Priestern und Priesterinnen – weisen Männern und Frauen, die auch als Heiler und Heilerinnen in hohem Ansehen standen – war es vorbehalten, die heiligen Opferzeremonien auszuführen.
4000 Jahre alten akkadischen Texten ist zu entnehmen, daß man zu dieser Zeit bereits die Kunst der Herstellung von Duftsalben, Parfumölen (Salbölen) und Duftwässern beherrschte. Sie wurden bei religiösen Zeremonien und zur Reinigung und Heilung verwendet. Auch im alten Testament ist viel von Salbölen und Räucherwerk die Rede.
Die alten Ägypter wußten wie kein anderes Volk, konservierende Öle und Spezereien zum Einbalsamieren der Toten zu verwenden und duftende Gewürze zum Aromatisieren oder Haltbarmachen von Speisen einzusetzen.

Auch in China, Indien und Persien gab es bereits vor mehr als 2000 Jahren ein umfangreiches Wissen um die Schönheitspflege und das Heilen mit ätherischen Ölen, und man beherrschte dort schon sehr früh die Kunst des Destillierens.
Duftstoffe und Gewürze gehörten zu den begehrtesten Tausch- und Handelswaren. Es gab zum Beispiel schon sehr früh einen Handel zwischen Ägypten und Indien mit Rohstoffen aller Art für die Herstellung von Räucherwerk und Parfumartikeln.

In Vorder- und Zentralasien besaß man schon lange vor uns genaue Kenntnisse über ätherische Öle und ihre Anwendung in Aromatherapie und Kosmetik.

Heilkunst und Lustgewinn

Bei den Griechen befaßten sich vor allem die Ärzte und Philosophen ausführlich mit den Düften und ihrer Wirkung auf den Menschen.
Die alten Römer dagegen entwickelten einen bemerkenswerten Hang zum Wohlleben, bei dem die Duftstoffe eine wichtige Rolle spielten. In jeder Lebenslage umgab man sich mit den köstlichsten Düften, und in Bädern, Salben, Ölen und Parfums waren sie unentbehrlich. So kommt auch das Wort Parfum aus dem Lateinischen: *per fumum* = durch den Rauch.
Durch den Zusammenbruch des römischen Weltreiches und die Wirren der Völkerwanderung ging viel von dem alten Wissen um die Heilkraft der Öle verloren. Besonders dramatisch war die Vernichtung wertvoller Schriften und Wissensschätze durch die Araber, die den Islam mit Feuer und Schwert verbreiteten und neben dem Koran nichts gelten ließen.
Doch gerade zwei Arabern, dem Schriftsteller Abulcasis und dem berühmten Arzt Avicenna (arabisch Ali Ibn-Sinah, von 980 bis 1037) verdanken wir genaue Aufzeichnungen über die Wasserdampfdestillation. Avicennas Werk *Canon medicinae* wurde Grundlage der abendländischen Heilkunde; er lehrte die Kunst des Heilens mit ätherischen Ölen. Über Spanien und durch die Kreuzzüge gelangte dieses arabische Wissen nach Europa.

Avicenna – der berühmte arabische Arzt des Mittelalters – wurde zum Begründer der abendländischen Heilkunst. Seine Methode des Destillierens ätherischer Öle wird in ihren Grundzügen noch heute angewendet.

In Italien und in Frankreich brachte man den Düften großes Interesse entgegen, und die Kenntnis von den Ölen und Wässern zu Heilzwecken und zur Schönheitspflege erweiterte sich ständig.
Im zeitgenössischen Deutschland dagegen war man nicht so sehr auf Wohlgerüche aus; die Freude an der Sexualität und allem, was damit zu tun hatte – auch die Düfte –, war verpönt.

Hexenjagd und frühe Wissenschaft

Der »offizielle« Umgang mit Heil-, Gewürz- und Duftpflanzen, mit ätherischen Ölen und Wässern war der Kirche vorbehalten. Gelehrte Mönche und Nonnen studierten die wissenschaftliche Literatur in ihren umfangreichen Bibliotheken, kultivierten die

In Deutschland blieb das Wissen um die Heilkraft der Pflanzen und ihrer Öle lange Zeit vor allem der Kirche vorbehalten.

Pflanzen in ihren Klostergärten und stellten daraus Medikamente her. Unerbittlich verfolgte die Kirche indes die »gottlosen« Alchimisten, die unter anderem auch auf der Suche nach dem Lebenselixier, der »Quinta Essentia«, waren und mit dem Destillieren von Ölen experimentierten. Die Heiler und Heilerinnen aus dem Volk, die viel Wissen um die Heilkraft der Pflanzen besaßen, wurden von der Kirche als Hexen oder Zauberer während des gesamten Mittelalters geächtet und verbrannt.
Aber Ärzte und Wissenschaftler beschäftigten sich trotzdem zunehmend mit diesem Bereich. Im 16. Jahrhundert brachte der berühmte Arzt Paracelsus (1493 bis 1541) die Wirkung von ätherischen Ölen und Pflanzen erstmals mit bestimmten Inhaltsstoffen in Verbindung. Zur gleichen Zeit schrieb der Straßburger Arzt Hieronymus Brunschwig ein hochgeschätztes Buch über das Destillieren.

Der Einstieg ins »Parfum-Zeitalter«

Seit dem 18. Jahrhundert, dem Beginn des »Parfum-Zeitalters«, wurden auch bei uns wohlriechende Öle und raffinierte Düfte aus Italien und Frankreich importiert. Es herrschte großer Bedarf, denn Waschen und Baden galt damals als äußerst ungesund, und man brauchte dringend solche Düfte, um die nicht immer angenehmen Körpergerüche zu überdecken.
Durch Verbesserung der Gewinnungsverfahren wurde eine industrielle Parfumherstellung möglich, und der hochangesehene Beruf des Parfumeurs entstand. Venedig entwickelte sich zum größten europäischen Umschlagplatz für Duftstoffe aus aller Welt. In Frankreich wurde die Stadt Grasse in der Provence zum Zentrum des Duftölhandels und der Parfumherstellung.

In Italien und Frankreich entwickelte sich die Parfumindustrie in Zeiten, da jegliches Baden und Waschen als äußerst »gesundheitsschädlich« galt ...

Ziel der Destillation in den Apothekerlaboratorien waren nicht die ätherischen Öle, sondern die heilsamen aromatischen »gebrannten Wässer«. Daraus entstanden das »Ungarische Wasser«, ein Destillat aus Rosmarin, der »Karmelitergeist« und das »Kölnisch Wasser« (Eau de Cologne). Man benutzte sie lange ausschließlich als Heilwässer, die sowohl äußerlich als auch innerlich angewendet wurden.
Ende des 18. Jahrhunderts begannen vor allem französische und deutsche Chemiker, die Inhaltsstoffe von ätherischen Ölen näher zu erforschen; nun konnte man die ersten synthetischen Duftstoffe herstellen: Zimt und Vanille.

Manipulation – der Anfang ist gemacht

Wir sind inzwischen überall von (synthetischen) Duftstoffen umgeben und merken es kaum noch. Die Industrie weiß sehr wohl um die subtile Wirkung der Düfte und nutzt sie gezielt zur

Beeinflussung der Menschen. So ist die Mehrzahl der Produkte in Supermärkten parfumiert, Duftstoffe sorgen dafür, daß Kunststoff nach Leder riecht, Zahnpasta nach Pfefferminze, Wurst nach Wurst. Für Gebrauchtwarenhändler gibt es »Neuwagensprays«, durch die Kunden zum Kauf eines Autos verleitet werden sollen. Eine britische Firma besprüht ihre Mahnschreiben mit Andosteron, einem Hormon, das im Unterbewußtsein des Empfängers Angst auslöst! In Amerika wird in Verkaufsräumen, die gezielt beduftet werden, mehr Umsatz gemacht, und in Japan sollen Duftstoffe – unterhalb der Wahrnehmungsgrenze über die Klimaanlage verteilt – die Arbeitslust der Angestellten steigern.

Mit vielen künstlichen Düften lassen wir uns heute mehr und mehr »an der Nase herumführen« – oft werden sie so subtil eingesetzt, daß wir dies nicht einmal wahrnehmen.

Die Anfänge der Aromatherapie

Anfang des 20. Jahrhunderts wurde die Heilkraft der ätherischen Öle von dem französischen Chemiker René-Maurice Gattefossé (1881 bis 1950) für die moderne Medizin »wiederentdeckt«; er prägte auch den Begriff Aromatherapie. Im ersten Weltkrieg behandelte er die Verwundeten in den Lazaretten mit ätherischen Ölen: Sie verhinderten Wundbrand, heilten Wunden, sorgten für rasche Vernarbung, senkten Fieber und linderten Schmerzen; weil sie auch auf die Seele wirken, stärkten sie den Lebenswillen der Kranken und trugen auf diese Weise zusätzlich zur Heilung bei.

Zwar verdrängte die Entdeckung der chemisch gewonnenen Medikamente zeitweilig dieses neugewonnene Wissen; aber dank Gattefossés 1937 erschienenem Buch »Aromatherapie« war es dem französischen Arzt Dr. Jean Valnet möglich, die ätherischen Öle auch im zweiten Weltkrieg erfolgreich einzusetzen.

Gattefossé, dem »Vater« der modernen Aromatherapie, verdanken wir die Renaissance der Kunst des Linderns und Heilens vieler Beschwerden und Erkrankungen mit ätherischen Ölen.

Marguerite Maury und Micheline Arcier – Schülerinnen von Valnet – brachten ihr Wissen über die Aromatherapie nach England, wo sie in kurzer Zeit viele Anhänger fand.

In Italien erforschten die Wissenschaftler Dr. Renato Cayola und Dr. Giovanni Gatti zwischen 1920 und 1930 die Wirkweise der ätherischen Öle; sie untersuchten vor allem den Einfluß auf Psyche und Nervensystem und die keimtötende Wirkung vieler Öle. An der Universität Mailand richtete Prof. Paolo Rovesti als erster einen Lehrstuhl für Aromatherapie ein.

Inzwischen hat die Aromatherapie weltweit an Bedeutung gewonnen; immer mehr Menschen interessieren sich für diese sanfte, ganzheitliche Naturheilmethode.

Aromatherapie darf heute in Frankreich und Italien von Ärzten praktiziert werden, in England kann sie darüber hinaus jeder anerkannte Heiler, in Deutschland jeder zugelassene Heilpraktiker anwenden. Vor allem in England wird sie seit etwa 20 Jahren

vielfach in Krankenhäusern und Therapiezentren genutzt und vor allem bei Massagen eingesetzt.
Auch in Amerika und Japan ist das Interesse an der Aromatherapie in den letzten Jahren stark gestiegen.

Das Wesen der ätherischen Öle

In den ätherischen Ölen ist das Wesentliche, die Kraft und die Energie einer Pflanze in konzentrierter Form enthalten. Deshalb ist ihre Wirkung auch so weitreichend.

»Ätherisch« kommt von »aither«, was bei den Griechen »Himmelsluft« oder »Weite des Himmels« bedeutet, die Alchimisten sprachen von der »Quinta Essentia« (lat. »das fünfte Seiende« – neben den bekannten vier Elementen); Franzosen und Engländer nennen die ätherischen Öle »essences« und »essential oils« – »wesentliche Öle« – und drücken damit treffend ihr Wesen aus: Die ätherischen Öle sind das Essentielle, die Lebenskraft, die Energieträger, kurz: *die Seele der Pflanzen.*

Die Duftstoffe der Pflanzen

Ätherische Öle sind kleinste Öltröpfchen, die in den Öldrüsen in oder auf dem Pflanzengewebe gebildet werden; sie sind in Blüten, Samen, Fruchtschalen, Blättern, Wurzeln, Harzen, Rinden oder im Holz enthalten. Sie sind es, die den Duft einer Pflanze erzeugen, mit dem Insekten angelockt oder ferngehalten werden.
Diese leicht entzündbaren flüchtigen Substanzen brauchen viel Licht und viel Wärme, um sich bilden zu können – Sonnenwärme ist das Element der ätherischen Öle. Die Mehrzahl der Pflanzen, die ätherisches Öl bilden, gedeiht deshalb in den warmen Regionen.

Um das ätherische Öl einer Pflanze freizusetzen, genügt vielfach schon die Einwirkung der Sonne; bei manchen Pflanzen bedarf es dazu mechanischer Hilfe.

Oft genügt schon intensive Wärmeeinwirkung, damit sie ihren Duft entfalten können. Bei anderen Pflanzen werden die ätherischen Öle freigesetzt durch Berühren oder Zerreiben des Pflanzenteils, der sie enthält. Auch ätherische Öle, die in Wurzeln (Ingwer) oder im Holz (Zeder) gebildet werden, können sich erst durch mechanisches Aufbrechen der Zellen verflüchtigen, indem man die Wurzeln oder das Holz zerreibt oder zermahlt. Bei den Zitrusfrüchten sitzen die ätherischen Öle in den Schalen, die ausgepreßt werden müssen, damit sie ihren Duft entfalten.

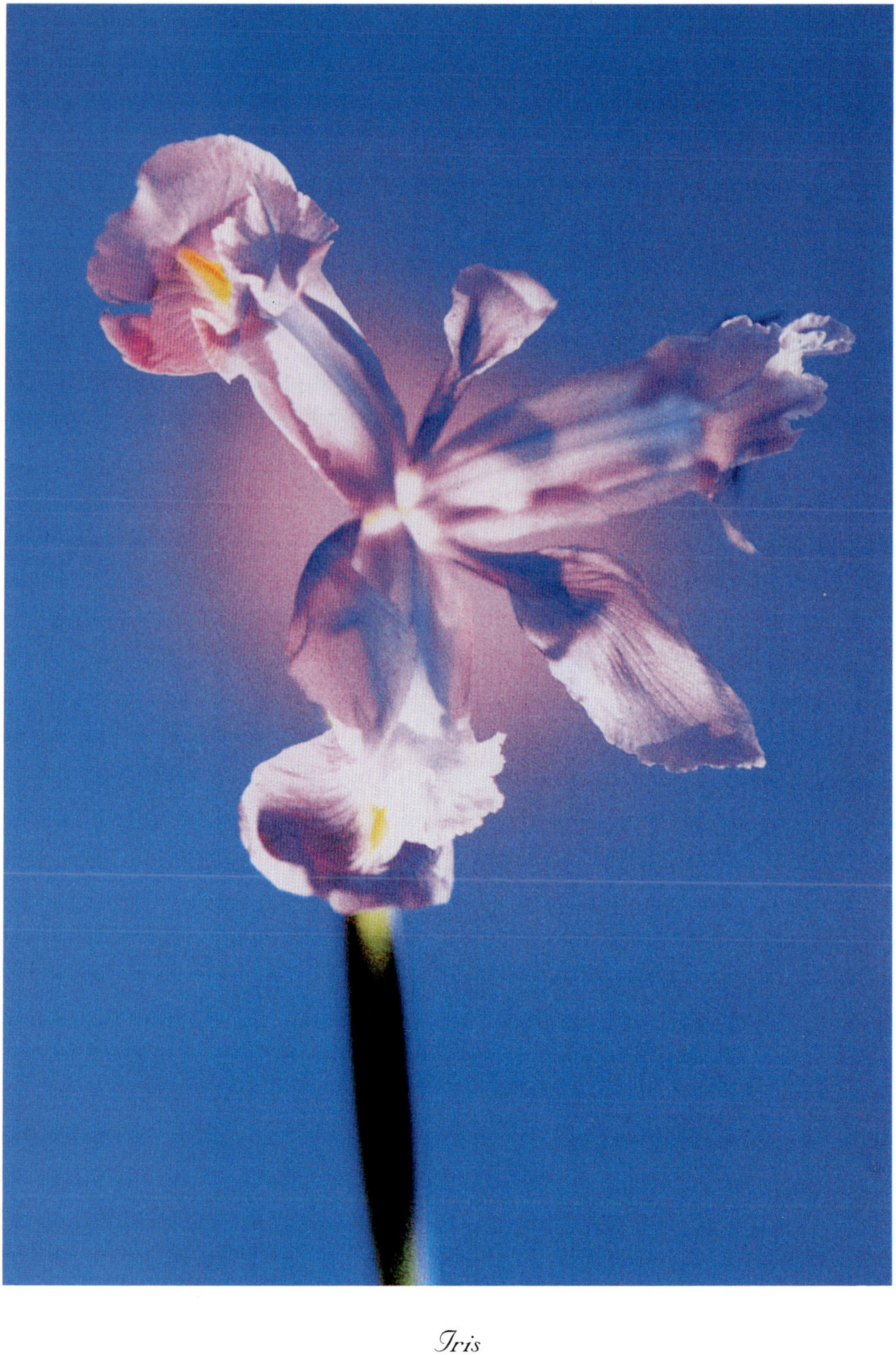

Iris

Ätherische Öle sind keine fetten Öle wie Salatöle. Deshalb darf man auch bei Verbrennungen Lavendel-Öl auftragen, da es keinen dichten Film bildet, sondern sich sogleich verflüchtigt.

Chemische Eigenschaften

Ätherische Öle sind farblose oder hellgelbe, orangefarbene bis bräunliche oder grünliche Flüssigkeiten, die sich vollständig verflüchtigen. Sie sind keine fetten Öle; auf Fließpapier geträufelt, verursachen sie einen transparenten Fleck, der sich, im Gegensatz zu fettem Öl, allmählich verflüchtigt. Bei zähflüssigen und solchen Ölen mit kräftigen Farben bleibt ein farbiger Rückstand. Ätherische Öle haben eine geringere Dichte als Wasser und sind nicht wasserlöslich, lösen sich jedoch sehr gut in fetten Ölen (zum Beispiel Olivenöl), in Sahne, Honig, Alkohol und in anderen organischen Lösungsmitteln wie etwa Petroläther, Äther oder Chloroform. Sie zeichnen sich durch intensiven Geruch und Geschmack aus – Pfefferminz-Öl etwa schmeckt man noch bei einer Verdünnung von 1:4 Millionen.

Zwei Wege – zwei Wirkweisen

Ätherische Öle wirken einerseits über Haut und Schleimhaut auf den Körper, andererseits über den Geruchssinn auf das Gehirn.

Ätherische Öle werden durch die Haut und – noch schneller – durch die Schleimhäute vom Körper aufgenommen. So wirken sie auf den gesamten Organismus.

Körperliche Wirkung über die Haut

Aufgrund ihrer fettlöslichen Eigenschaften werden ätherische Öle über Haut und Schleimhäute vom Körper besonders gut aufgenommen (resorbiert); so gelangen sie rasch über das Blut ins Gewebe und zu den einzelnen Organen. Auf diese Weise beeinflussen die Inhaltsstoffe der ätherischen Öle den gesamten Organismus.

Über die Haut wirken sie durch Körperöle und Bäder, Massagen und Einreibungen auf die Organe ein und verstärken die Wirkung von Massagen der Reflexzonen, Headschen Zonen und Akupunkturpunkte.

Eine noch schnellere und intensivere Wirkung haben die ätherischen Öle, wenn sie über die Schleimhäute vom Körper aufgenommen werden. Bei Anwendung in der Duftlampe verdampfen sie und gelangen durch Einatmen zur Lunge und so über das Blut in den Kreislauf. Mit Inhalationen, Sitzdampfbädern, Spülungen, Gurgeln und Tampons erzielt man eine noch stärkere Wirkung.

Geistig-seelische Wirkung über den Geruchssinn

Die Nase ist direkt verbunden mit dem »limbischen System«, einer Art Schaltzentrale im Gehirn; sie steuert unser vegetatives Nervensystem und alle unsere seelischen Regungen.

Je nach Duftreiz werden hier bestimmte Stoffe freigesetzt, die sowohl unser Schmerzempfinden bei körperlichen Beschwerden und Krankheiten steuern als auch unsere Gefühle beeinflussen. In der Nase, rechts und links neben der Nasenwurzel, befinden sich Riechschleimhäute, die zum Riechkolben (Riechhirn) gehören. Nur jeweils etwa zwei Quadratzentimeter groß, sind sie mit etwa 10 Millionen Nervenzellen besetzt, die für unser Riechen verantwortlich sind und eine unvorstellbare Menge an »Informationen« aufnehmen können. Diese Nervenzellen bilden Büschel feinster Riechhärchen (Cilien), auf denen sich Rezeptoren (Empfänger) befinden; diese sind chemisch so beschaffen, daß die Moleküle (Bausteine) der Duftstoffe exakt in sie hineinpassen. Trifft nun ein bestimmtes Duftmolekül auf den passenden Rezeptor, gibt dieser die Information über den Riechkolben und die Nervenbahnen an das limbische System weiter.

Der zweite Weg der ätherischen Öle führt über den Geruchssinn direkt zum Gehirn – und zwar dorthin, wo unsere Gefühle und unser Schmerzempfinden gesteuert werden.

Die Duftstoffe der ätherischen Öle wirken also als Informationsträger direkt auf das Gehirn.

Durch diese beiden Wirkweisen – körperliche und seelische – eignen sich die ätherischen Öle so hervorragend zur ganzheitlichen Behandlung.

Die ganzheitliche Wirkung der Aromatherapie

Die Aromatherapie ist ein Teilbereich der Naturheilkunde, nicht aber eine eigenständige Therapie. Leichtere Beschwerden lassen sich gut ausschließlich mit ätherischen Öle behandeln; oft aber kann die Aromatherapie nur ergänzend zu medizinischen, pysikalischen oder psychologischen Therapieformen eingesetzt werden.

Richtig dosiert und angewendet, können die ätherischen Öle eine große Hilfe bei vielen Beschwerden und Krankheiten sein. Doch vor der Behandlung steht eine genaue Diagnose.

Das Aufstellen einer Duftlampe zur Raumbeduftung oder das Mischen von wohlriechenden Körperölen ist noch keine Aromatherapie. *Therapie* bedeutet vielmehr, daß bei Beschwerden oder Krankheiten zuerst eine Diagnose erstellt werden muß; denn erst in genauer Kenntnis der Ursache können die ätherischen Öle, gezielt eingesetzt, wirklich helfen und heilen.

Einheit von Körper, Geist und Seele

Die Aromatherapie gründet auf der ganzheitlichen Sicht des Menschen, die besagt, daß der Mensch eine Einheit von Körper, Geist und Seele und jeder Bereich eng mit dem anderen verbun-

Die Aromatherapie geht immer vom ganzen Menschen aus, denn oft ist es seine Seele, die mit körperlichen Beschwerden um Hilfe ruft.

den ist. Sie berücksichtigt also, daß die Seele, die Psyche, bei fast jeder akuten oder chronischen Krankheit nicht nur eine tragende Rolle spielt – oft »bestimmt« sie sogar, welches Organ erkranken soll; dementsprechend müssen Körper, Seele und Geist gleichermaßen behandelt werden, um wirkliche *Heilung* zu erreichen. Damit hat die Aromatherapie einen deutlich anderen Ansatz als die Schulmedizin, die Krankheiten vorwiegend symptomatisch, also nur ihr äußeres Erscheinungsbild behandelt.

Die ganzheitliche Wirkung der ätherischen Öle läßt sich am besten an einem Beispiel veranschaulichen: Patienten, die gleichzeitig an Schnupfen und einem nervösen Magen litten, konnte ich mit einer Mischung von Angelika- und Basilikum-Öl (Seite 117) bei beiden Beschwerden helfen. Das läßt sich eigentlich leicht erklären, denn sowohl über die Nase als auch über den Magen drückt der Körper oft seelische Probleme aus. Wir alle kennen Sätze wie »Mir liegt etwas im Magen« oder »Ich habe es satt«. Auch ein Schnupfen – »Ich habe die Nase voll« – kann ausdrücken, daß wir belastet sind. Angelika- und Basilikum-Öl wirken hier auf der körperlichen Ebene entzündungshemmend, durchblutungsfördernd und entkrampfend; doch darüber hinaus stärkt Angelika-Öl – auch »Angst- und Kraftöl« genannt – das Nervensystem und verleiht die Kraft, sich dem Alltag zu stellen; Basilikum-Öl wiederum gilt als »Balsam der Seele« – es stärkt das Selbstvertrauen, so daß wir den Dingen gelassener entgegentreten und Probleme besser bewältigen können.

Deshalb sind die ätherischen Öle auf einfache Weise häufig so wirksam: Ihre Heilkraft besteht vor allem darin, das innere Ungleichgewicht, wie es sich in einer körperlichen Krankheit äußert, wieder ins Lot zu bringen. Sie wirken also nicht symptomatisch, das heißt, sie »bekämpfen« nicht das Symptom, durch das sich die Krankheit zeigt, sondern wirken vielmehr ausgleichend, harmonisierend auf den ganzen Menschen.

Wissenswertes für die Praxis

Eigenschaften der Inhaltsstoffe

Charakteristischer Duft und besondere Wirkweise eines ätherischen Öls werden durch seine Inhaltsstoffe und deren Zusammenspiel bestimmt. Ein ätherisches Öl kann aus einigen wenigen, aber auch aus hundert und mehr verschiedenen Substanzen bestehen.

Die Duftnote

Vielfach wird die Duftnote eines Öls nur durch einen einzigen Inhaltsstoff geprägt; das Rosen-Öl etwa würde ohne seinen großen Anteil an *Geraniol* nicht nach Rose duften. So sind manche Inhaltsstoffe in hohen Anteilen, andere oft nur in Spuren in einem ätherischen Öl enthalten; in ihrer jeweiligen Kombination bewirken sie die vielen unterschiedlichen Duftnuancen.

Anteile und Kombination der Inhaltsstoffe entscheiden über Duft und Wirkung eines Öls.

Die Wirkweise

Nicht allein des Duftes wegen lohnt sich der Blick auf die Inhaltsstoffe – sie sind auch verantwortlich für die therapeutische Wirkung eines ätherischen Öls. Man hat wissenschaftlich nachgewiesen, daß die ganzheitlich heilende Wirkung eines Öls nicht durch einen einzelnen Inhaltsstoff, sondern erst durch Kombination und Zusammenspiel aller Inhaltsstoffe bestimmt wird; ebenso, daß sich jedem Inhaltsstoff grundsätzliche Eigenschaften, das heißt bestimmte Wirkweisen zuordnen lassen. Ist dieser Inhaltsstoff in einem Öl vorrangig vertreten, kann er auch die Wirkweise des Öls bestimmen:

Bergbohnenkraut-Öl beispielsweise, das einen besonders hohen Anteil der chemischen Substanz *Phenol* aufweist, wirkt vor allem antiinfektiös, schützt uns also vor Ansteckung. Ähnlich wirkt Zitronen-Öl, das jedoch nicht Phenol enthält, sondern einen hohen Anteil an *Mono-Terpen.* Wichtigster Inhaltsstoff des Zimtrinden-Öls ist ein *Aldehyd* – deshalb wirkt es besonders entzündungshemmend. Eukalyptus-Öl beispielsweise wirkt durch die enthaltenen *Oxide* schleimlösend. Öle wie Lavendel fein, Kamille Römisch oder Muskatellersalbei enthalten viel *Ester* und wirken deshalb beruhigend, ausgleichend und entzündungshemmend.

Öle wie das Poleiminze-Öl, deren wichtigster Inhaltsstoff das Nervengift *Keton* ist, wirken neurotoxisch und können Lähmungen oder Übererregbarkeit hervorrufen und abtreibend (abortiv) wirken; Pulegon, Fenchon und Thujon gehören zur Gruppe der Ketone. Ätherische Öle, die einen hohen Anteil an *Ketonen* aufweisen, werden in diesem Buch nicht für die Selbstbehandlung empfohlen.

Manche Inhaltsstoffe können auch unangenehme Nebenwirkungen auslösen. Bei der Beschreibung der Öle wird jeweils dort, wo Vorsicht geboten ist, darauf hingewiesen.

Bergamotte- und Grapefruit-Öl – in geringerem Maße auch alle anderen Zitrus-Öle – enthalten den Inhaltsstoff *Furocumarin,* der die Lichtempfindlichkeit der Haut, die Photosensibilität, erhöht. Bei unsachgemäßer Anwendung der Öle kann dies zu Pigmentflecken oder gar Hautentzündungen führen. Der wichtigste Inhaltsstoff von Johanniskraut, *Hypericin,* erhöht die Photosensibilität ebenfalls. Dennoch sind beide wertvolle Inhaltsstoffe, da sie auch nervenberuhigend wirken.

Pflanzenart, Herkunftsland, Anbauweise und jeweiliger Ernteausfall bestimmen die Anteile der Inhaltsstoffe eines ätherischen Öls.

Verwirrspiel um die Anteile

In der Literatur finden sich unterschiedliche Angaben zu den Inhaltsstoffen und ihren Anteilen in einem ätherischen Öle, was häufig zu Verwirrungen führt. Es gibt für diese Uneinheitlichkeit mehrere Erklärungen.

Einmal kann es sein, daß verschiedene Arten einer Pflanze chemisch analysiert wurden. Vom Eukalyptus beispielsweise gibt es mehrere Arten, aus denen ätherisches Öl gewonnen wird; alle werden jedoch unter dem gleichen Namen gehandelt (achten Sie deshalb bitte auf die lateinischen Pflanzennamen, siehe Seite 24).

Ebenso gibt es Differenzen durch die unterschiedlichen Herkunftsländer, Klimaverhältnisse und Anbaubedingungen. Auch können die Anteile der Inhaltsstoffe je nach Zeitpunkt der Ernte sehr unterschiedlich sein.

Deshalb wäre es hilfreich, wenn die Hersteller detaillierte Angaben zu den wichtigsten Inhaltsstoffen ihrer Öle machen würden.

Wenn Sie sich für Inhaltsstoffe und ihre biochemischen Eigenschaften interessieren, empfehle ich Ihnen das Buch von Dr. Pénoël »L'aromatherapie exactement« (siehe Seite 176).

Die Gewinnungsverfahren

Je nach Pflanze werden unterschiedliche Pflanzenteile verwendet. Auch heute noch erfordert die Gewinnung sehr viel Arbeit und Zeit.

Überall in der Welt werden heute die ätherischen Öle aus einheimischen aromatischen Pflanzen gewonnen. Die Verarbeitung der Pflanzen findet vor allem in kleinen und mittleren Betrieben statt; diese stellen den überwiegenden Anteil der Weltjahresproduktion.

Erfreulich ist, daß zunehmend ein kontrolliert-biologischer Anbau gefördert wird; das heißt: artgerechte Anpflanzung, weniger Belastung durch Unkrautvernichtungsmittel (Pestizide) und somit eine bessere Qualität der ätherischen Öle.

Verarbeitet werden Blüten, Stengel und Blätter; Früchte und Samen; Fruchtschalen; Wurzeln; Kräuter und Gräser; Holz, Rinden, Zweige und Nadeln; Harze und Moose.

Manche Pflanzen, etwa der Orangenbaum, liefern sogar mehrere Öle: Aus den Blüten gewinnt man Neroli-, aus den Blättern und Fruchtansätzen Petit-grain-, aus den Früchten Orangen-Öl.

Wasserdampfdestillation

Bei der gebräuchlichsten Gewinnungsart von ätherischen Ölen wird das Pflanzengewebe in heißem Wasser oder Wasserdampf aufgequollen, die ätherischen Öle werden freigesetzt, verflüchtigen sich mit dem Dampf und steigen nach oben. Durch Ab-

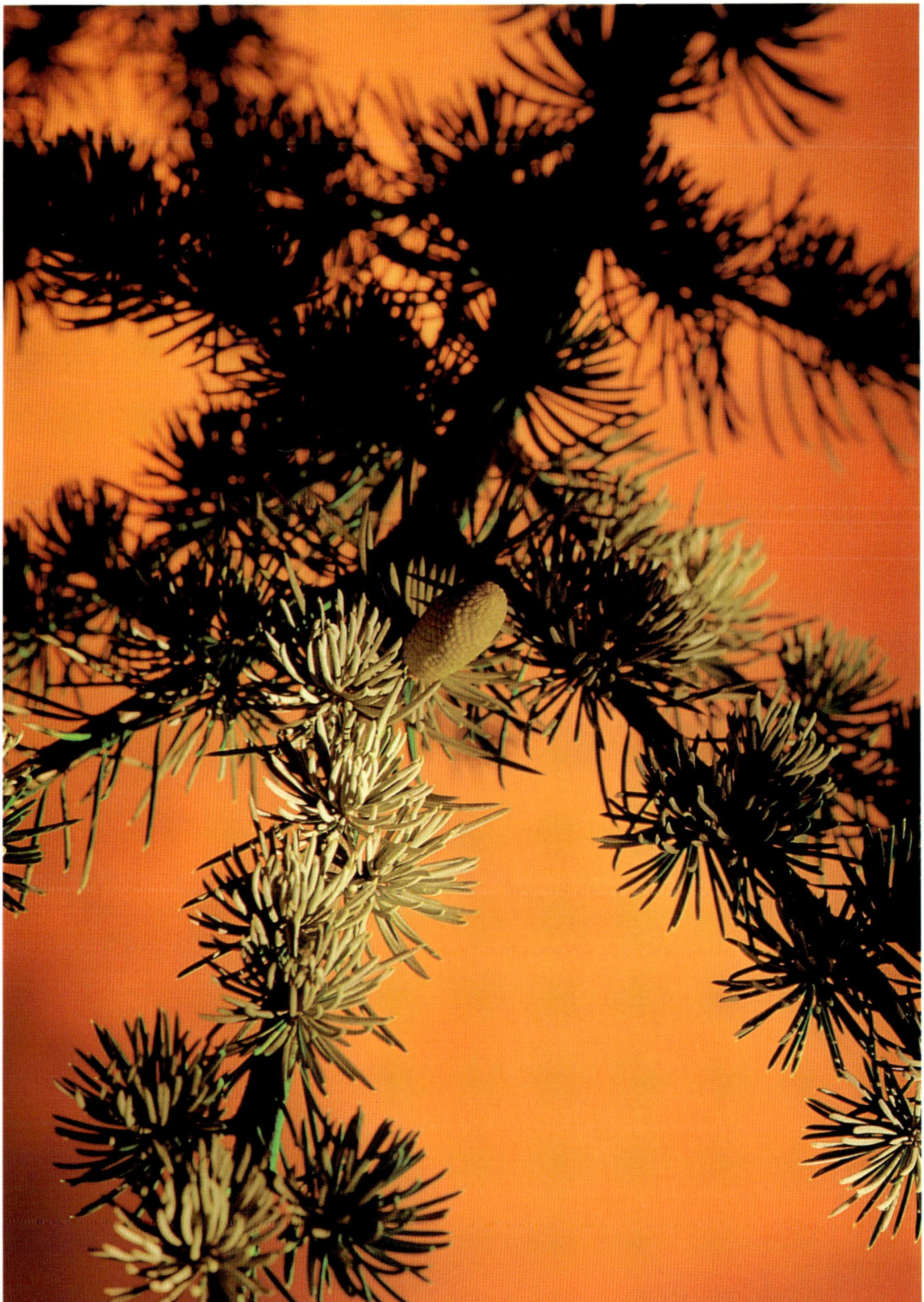

Zeder

Die meisten Öle werden durch Wasserdampfdestillation gewonnen. Auch das daraus resultierende »Abfallprodukt«, das Hydrolat, läßt sich für Aromatherapie und -pflege nutzen.

kühlen schlagen sich die von den ätherischen Ölen durchsetzten Wasserdämpfe im Kühler des Destillationsapparates nieder. Da ätherisches Öl zumeist leichter als Wasser ist und nicht wasserlöslich, kann es anschließend von der Wasseroberfläche abgenommen werden; das Wasser, in dem Spuren des ätherischen Öls und fast alle wasserlöslichen Bestandteile der Pflanze zurückbleiben, wird als *Hydrolat* bezeichnet, zum Beispiel Rosenhydrolat (Rosenwasser).

Um Ihnen einen kleinen Einblick zu geben: Bei manchen Pflanzen, etwa Lavendel, dauert die Destillation von 400 kg Pflanzenmaterial ungefähr 30 Minuten, für die gleiche Menge Sandelholz braucht man dagegen 80 bis 100 Stunden!

Extraktion (Auszug)

Die *Enfleurage* ist ein altes Verfahren zur Extraktion der Öle mit Hilfe tierischer Fette, vor allem aus sehr empfindlichen Blüten, ist aber wegen der zu hohen Herstellungskosten kaum mehr gebräuchlich.

Einige Absolues sind zähflüssig und aus diesem Grund nur schwer oder gar nicht zu tropfen. Auf Seite 161 finden Sie Tips zur Handhabung zähflüssiger Öle.

Heute werden durch *Extraktion mit flüchtigen Lösungsmitteln* wie Butan, Petroläther oder Benzol, neuerdings auch Kohlendioxid, etwa 80 % der Blütenöle gewonnen. Dabei wird das Pflanzenmaterial in eines dieser Lösungsmittel getaucht, das den Blüten neben den ätherischen Ölen auch Farbstoffe und Wachse entzieht. Wurde das Lösungsmittel im Vakuum entzogen, bleibt eine wachsartig-weiche Masse übrig – die »Essence concrète«. Durch Extraktion mit Alkohol, der anschließend abgedampft wird, entsteht das »Absolue«.

Kaltpressung (Expression)

Die Auspressung der Schalen ist ein schonendes Verfahren zur Gewinnung von Zitrusölen. Dabei entsteht zunächst eine Emulsion aus ätherischen Ölen und Flüssigkeit. Durch anschließendes Zentrifugieren und Filtrieren gewinnt man das reine ätherische Öl.

Synthetische Öle

Vor hundert Jahren konnten bereits 150 Duft- und Geschmacksstoffe künstlich hergestellt werden, heute sind es 4000.

Der Chemie ist es aber bis heute nicht gelungen, alle Inhaltsstoffe der natürlichen ätherischen Öle zu erforschen und entsprechend nachzuahmen. Die Lebenskraft, die vielschichtige Wirkung eines natürlichen ätherischen Öls, das aus einem lebendigen Organismus, einer Pflanze, gewonnen wird, läßt sich in der Retorte auch mit großem Aufwand bisher nicht nachvollziehen.

Außerdem reift der Duft vieler Öle – wie guter Wein – bei sorgfältiger Lagerung nach. Schon deswegen sind sie um ein Vielfaches interessanter, lebendiger als synthetisch hergestellte Öle, die immer gleich duften.

Es gibt synthetische Düfte, die sich auf natürliche Weise gar nicht herstellen lassen, weil die Gewinnung nicht rentabel ist oder weil der Duft der Pflanze nicht unbeschadet entzogen werden kann. Dazu gehören Geißblatt, Grüner Apfel, Apfelblüte, Pfirsich, Lotus, Veilchenblüte, Flieder, Maiglöckchen, Fresie, Mandelblüte und Lilie.

Natürlich ist es für einen Laien schwierig, wenn nicht sogar unmöglich, einen künstlichen Duft von einem natürlichen zu unterscheiden. In Frankreich etwa verkauft man jährlich siebenmal mehr »echtes« Lavendel-Öl, als tatsächlich produziert wird. Der Schluß liegt nahe, daß hier mit synthetischen Ölen gestreckt wird.

Um synthetische Zusätze identifizieren zu können, braucht man einen Gas-Chromatographen oder ein Massen-Spektralmeter. Nur mit diesen Geräten lassen sich die einzelnen Bestandteile des Öles voneinander trennen und ihre Konzentration bestimmen.

Im Vergleich zu den natürlichen ätherischen Ölen fehlt es den synthetischen an Lebendigkeit und »Tiefe«. Viele der künstlich hergestellten Öle gibt es überdies auf natürlicher Basis gar nicht!

Öle tierischen Ursprungs

Seit Tausenden von Jahren haben die starken, besonderen Gerüche tierischer Sekrete, Drüsen und Organe die Menschen in ihren Bann gezogen. Man schrieb ihnen magische Kräfte zu und verwendete sie zu religiösen und kultischen Zwecken. Als Arzneimittel und Duftstoffe kennt man sie seit dem Altertum, und noch heute zählen sie zu den kostbarsten Düften der Parfumerie.

Seit den 30er Jahren stellt man *Ambra-, Moschus-, Zibet-* und *Bibergeilduft* auch synthetisch her. In der Aromatherapie und -pflege werden aus Gründen des Artenschutzes – Moschus, Pottwal und Biber werden dafür getötet – die Düfte tierischen Ursprungs nicht verwendet.

Ambra ist ein Stoffwechselprodukt des Pottwals, Moschus ein Geschlechtssekret des asiatischen Moschushirschen, Zibet das Markierungssekret der äthiopischen Zibetkatze und Bibergeil (Castoreum) ein Geschlechtssekret des Bibers.

Leitfaden für den richtigen Einkauf

Das Angebot in Geschäften und Apotheken ist inzwischen fast unüberschaubar geworden, und es gibt enorme Preisunterschiede, die in der Regel auf die Qualität schließen lassen. Bei der Anwendung von ätherischen Ölen ist aber eine hochwertige Qualität von entscheidender Bedeutung; deshalb nenne ich Ihnen einige Kriterien für den Einkauf.

Aufgrund des Mehraufwandes sind ätherische Öle aus kontrolliert-biologischem Anbau oder aus Wildsammlung, die zudem schonend gewonnen werden, oft nicht billig. Doch nur dies garantiert Ihnen qualitativ hochwertige Öle.

Daran erkennen Sie ein gutes ätherisches Öl

Auf dem Etikett und in der Preisliste der Anbieter müssen folgende Angaben stehen:

- »100 % reines ätherisches Öl«; »naturidentisch« würde bedeuten: synthetisch!
- die lateinische Bezeichnung der Herkunftspflanze.
- das Ursprungsland.
- die Anbauweise (kontrolliert-biologisch oder konventionell, das heißt mit chemischen Düngemitteln, Pestiziden oder Herbiziden), oder aus kontrolliert-biologischer oder normaler Wildsammlung. Je natürlicher die Bedingungen, unter denen die Pflanze angebaut wurde, desto besser und rückstandsfreier ist auch das Öl. Dies ist besonders wichtig bei innerlicher Einnahme.
- der Pflanzenteil, aus dem das Öl gewonnen wurde.
- das Gewinnungsverfahren; bei Extraktion die Benennung des Lösungsmittels, und ob es auf Rückstände kontrolliert wurde.
- Zusatz und Mischungsverhältnis in % bei zähflüssigen Ölen wie Benzoe Siam, Mimose oder Tonka, die oft mit Weingeist (Alkohol) oder Jojobaöl versetzt werden, um sie anwendungsfreundlicher zu machen.
- gegebenenfalls ein Trägeröl – wie beim Iris-Öl, das unverdünnt fast unbezahlbar ist und dessen Duft erst in hoher Verdünnung zur richtigen Entfaltung kommt.

Ätherische Öle erleben zur Zeit einen wahren Boom und werden deshalb auch fast überall angeboten. Gute ätherische Öle bekommen Sie vor allem in Naturkosmetikgeschäften, Naturkostläden und in vielen Apotheken.

Kaufen Sie kritisch!

- Kaufen Sie grundsätzlich nur in Läden, in denen Sie eine ausführliche und kompetente Beratung bekommen.
- Sparen Sie nicht an der Qualität! Ein Öl, dessen Ursprungspflanze unter natürlichen Bedingungen wachsen konnte und von dem Sie wissen, daß es bei der Gewinnung auf Rückstände geprüft worden ist, hat seinen Preis. Auch daß es nicht mit anderen Ölen gestreckt oder mit »naturidentischen«, das heißt synthetischen Ölen versetzt ist, läßt ein Öl mehr kosten als die oft angebotenen Billig-Öle, bei denen stets Vorsicht geboten ist!
- Intensives und vergleichendes Riechen kann Ihnen möglicherweise helfen, ein Öl zu beurteilen.
- Verzichten Sie auf ätherische Öle, für die Tiere ihr Leben lassen mußten (Seite 23).
- Es werden auch (synthetische) Öle verkauft, die als reine natürliche ätherische Öle gar nicht herzustellen sind (Seite 23).

Wichtig: Vom Kauf folgender Öle rate ich ab, da sie aufgrund ihrer Inhaltsstoffe (Seite 19) nicht von Laien angewendet werden dürfen: ätherische Öle aus Weinraute, Eberraute, Bittermandel,

Boldo, Fenchel bitter (Seite 96), indischer Kalmus, Sadebaum, Gänsefuß, Beifuß, Meerrettich, Sassafras, Thuja (Seite 88) und Poleiminze (Seite 61).

Über die richtige Aufbewahrung

Damit Ihre ätherischen Öle lange wirksam bleiben und Sie mit ihrem Duft erfreuen, sollten Sie folgendes beachten:

Licht- und Wärmeschutz

- Ätherische Öle sind hochkonzentrierte Stoffe, die auf Licht sehr empfindlich reagieren. Bewahren Sie die Öle deshalb nur in dunklen Glasfläschchen auf. Für eigene Ölmischungen können Sie Braunglasfläschchen in allen Größen in Naturkosmetikgeschäften, Naturkostläden und in der Apotheke bekommen.
- Die Öle vertragen keine ständigen Temperaturschwankungen. Eine gleichbleibende mittlere Raumtemperatur gewährt lange Haltbarkeit und Qualität. Bitte nicht neben der Heizung aufbewahren!
- Auch allzu viel Kontakt mit Sauerstoff tut ihnen nicht gut. Öffnen Sie die Fläschchen deshalb nicht unnötigerweise, und verschließen Sie sie nach jedem Gebrauch sorgfältig – die Öle verflüchtigen sich schnell. Verwenden Sie zur Aufbewahrung möglichst kleine Fläschchen.

Wenn Sie Ihre licht-, luft- und temperaturempfindlichen ätherischen Öle richtig aufbewahren, werden Sie lange ungetrübte Freude an ihnen haben! Manche Öle werden im Lauf der Zeit sogar noch besser als in »jungen Jahren«.

Reifeprozesse und Haltbarkeit

- Einige ätherische Öle, etwa Rosen-Öl, reifen im Lauf der Zeit weiter und gewinnen so zusätzlich an Qualität.
- Grundsätzlich sind ätherische Öle bei entsprechender Lagerung sehr lange haltbar, nicht jedoch die Zitrus-Öle. Aufgrund ihrer Gewinnungsart bleibt ihre Qualität nur begrenzte Zeit erhalten (mindestens 1 bis 2 Jahre); sie sollten deshalb – vor allem in der warmen Jahreszeit – im Kühlschrank aufbewahrt werden. Einige Hersteller geben den Jahrgang oder ein Haltbarkeitsdatum an.
- Auch die meisten Trägeröle sind nur begrenzt haltbar, außer Jojoba-Öl (Seite 111).
- Wenn sich der Geruch eines Öl merklich verändert oder wenn es ausflockt, hat das Öl an Qualität verloren.

Wie Sie bei der Auswahl der Öle vorgehen, wie Sie zu »Ihren« Ölen finden, was Sie für den Anfang brauchen und wie Sie ohne großen Aufwand Ihre ersten Erfahrungen mit den ätherischen Ölen machen können – das alles ist in der vorderen Umschlagklappe ausführlich beschrieben.

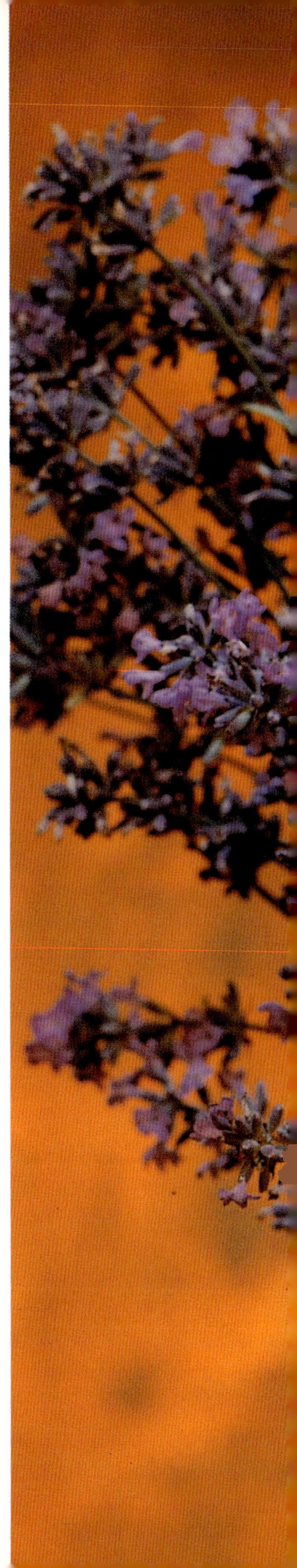

Ätherische Öle von A bis Z

In diesem Kapitel stelle ich Ihnen eine Auswahl von 65 ätherischen Ölen und 5 Trägerölen vor – einen Teil ausführlicher, weil sie in meiner Praxis eine besonders große Rolle spielen, die anderen in Kürze mit den wichtigsten Informationen für die Anwendung.

Wir verfügen heute über eine große Anzahl ätherischer Öle. Jedes dieser Öle hat etwas Besonderes, Individuelles, mit dem es sich deutlich von den anderen unterscheidet. Sie alle ausführlich zu beschreiben, ist im Rahmen dieses Buches unmöglich. Eine Auswahl von 24 Ölen, die ich in meiner Praxis besonders häufig verwende und zu denen ich durch meine Erfahrung auch persönlich einen besonderen Bezug habe, stelle ich Ihnen ausführlich vor. Diese Öle haben in den Öl-Mischungen des Anwendungsteils auch die Funktion der »Leit-Öle« (Seite 114), die die Hauptwirkweise einer Mischung vorgeben.

Bei jedem dieser »großen« Öle mache ich Sie zunächst mit der Pflanze bekannt, aus der es gewonnen wird – oft erklärt sich das Charakteristische eines Öls nämlich schon aus seiner Herkunft; mich selbst hat die Erfahrung des wunderbaren Duftes einer blühenden Pflanze oder einfach ihrer »Aura« manches Mal motiviert, mich näher mit dem entsprechenden ätherischen Öl zu befassen.

Es wird Ihnen auffallen, daß viele meiner ersten persönlichen Begegnungen mit den Pflanzen in Südfrankreich stattgefunden haben. Seit Jahren verbringe ich dort mit meiner Familie die meisten Ferien – wir lieben diese Landschaft und das Leben dort sehr –, und die Begegnung mit der Natur und den vielen duftenden Pflanzen der Provence hat meine Beziehung zu den ätherischen Ölen in besonderer Weise geprägt.

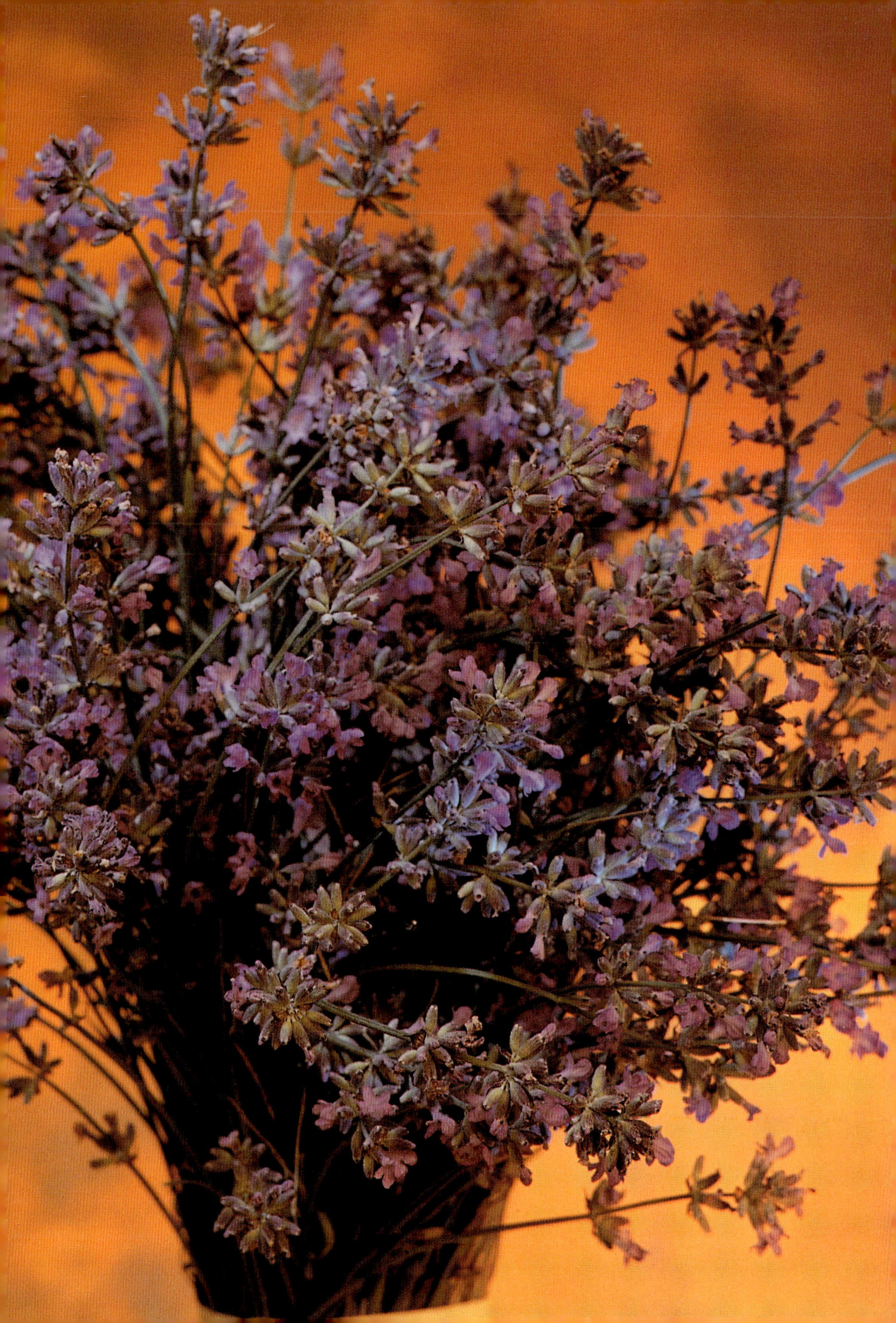

Mit kleinen Rückblicken in die Geschichte des jeweiligen Öls, mit Interessantem über Anbau und Gewinnung und mit Berichten von besonders überzeugenden Erfahrungen aus meiner Praxis möchte ich Ihnen einen möglichst umfassenden Eindruck vom spezifischen Charakter eines jeden Öls vermitteln.

Die Beschreibung der besonderen »Persönlichkeit« jedes dieser ätherischen Öle soll Ihnen bei der Auswahl behilflich sein. Lassen Sie sich dabei aber immer auch von Ihrer Nase leiten!

Weitere ätherische Öle

Neben den Ölen, die ich ausführlich behandle, stelle ich Ihnen viele weitere ätherische Öle in Kurzfassung vor. Ihre therapeutische Bedeutung ist deshalb aber keinesfalls geringer als die der ausführlich besprochenen Öle.

Ihr Weg in die praktische Anwendung

Die meisten ätherischen Öle verfügen über ein sehr breites Wirkungsspektrum: So können Sie viele Öle sowohl im medizinischen Bereich einsetzen als auch in der Kosmetik; manche Öle sind darüber hinaus raffinierte Gewürz-Öle für die feine Küche, andere wieder können Ihnen im Haushalt und bei der Pflege von Haustieren und Pflanzen von Nutzen sein.
Bei jedem Öl führen Seitenverweise in die Anwendungskapitel. Dort finden Sie genaue Anleitungen für den praktischen Einsatz der ätherischen Öle.

Angelika-Öl

Angelika – die Erzengelwurz

Eine Abbildung der Angelikawurzel finden Sie auf Seite 125.

Der Legende nach soll die große Heilkraft dieser Pflanze den Menschen von einem Engel offenbart worden sein, daher auch der Name Angelika (lat. *angelus*, gr. *angelos* = Engel) und die volkstümlichen Bezeichnungen wie Erzengelwurz oder Heiliggeistwurz.
Auf einer Reise durch die Bretagne und die Normandie begegnete ich der Angelika zum ersten Mal, und ich war unmittelbar beeindruckt von der Kraft, die diese imposante Pflanze ausstrahlt.

Über die Pflanze: *Angelica archangelica;* Doldenblütler (Apiaceae).
Volksnamen: Engelwurz, Erzengelwurz, Engelbrustwurz, Edle oder Zahme Angelika, Heiligenbitter, Gartenangelik, Giftwürze, Heiliger Geist, Heiliggeistwurz, Theriakwurzel.

Nach etwa 4 Jahren erreicht die Angelika eine Höhe von 1,5 bis 2 Metern; der Hauptstamm ist fast armdick – mit seinen feinen Rillen weckt er in mir Erinnerungen an die Tempelsäulen der Akropolis; er trägt hellgrüne, sehr große Laubblätter, verzweigt sich nach oben hin, und auf den Stengeln thronen ausladend große, zwanzig- bis vierzigstrahlige grünlich-weiße Blütendolden. Blütezeit ist Juni und Juli.
Herkunft: Ungarn, Polen, Belgien, Frankreich, Deutschland, Niederlande und Nordindien; wildwachsend in ganz Europa, auf Wiesen und an Flußufern.

Die Angelika ist eine der wenigen Pflanzen, aus denen ätherisches Öl gewonnen wird, die nicht in südlichen Ländern beheimatet ist.

Allheilmittel im Mittelalter

In alten Kräuterbüchern ist viel über die Heilwirkung der Angelikawurzel zu finden. Im Mittelalter galt sie unter den Ärzten als *das* Vorbeugemittel gegen Ansteckung und zugleich als großes Heilmittel für viele Krankheiten. Als die Pest das Leben vieler Menschen bedrohte und auslöschte, nahmen die Ärzte die Angelikawurzel mit zu den Patienten, um sie damit zu heilen und sich selbst zu schützen: Tief vermummt besuchten sie die Kranken und trugen dabei unter ihren Kutten, an einem Band um den Hals gehängt, eine Angelikawurzel, von der sie öfter ein Stück abbissen und als Schutz vor Ansteckung kauten.
Mönche bauten die Angelika in ihren Klostergärten an und bereiteten aus den Wurzeln heilkräftige Elixiere. Aus dieser Zeit stammen der heute noch bekannte Melissengeist der Karmeliterinnen und der berühmte Chartreuse-Likör der Kartäusermönche des Klosters La Grande Chartreuse nahe Grenoble in Savoyen/Frankreich.

Das Angst- und Kraftöl

Schon seit vielen Jahren weiß ich von der großen Heilwirkung des Angelika-Öls. Meine Zuneigung zu diesem ätherischen Öl wuchs jedoch erst im Laufe der Zeit, als ich durch häufige Anwendungen sein umfangreiches Wirkungsspektrum entdeckte.
Dieses Öl wird auch »Angst- und Kraftöl« genannt, weil es ängstlichen Menschen die Angst nehmen und ihnen wieder Kraft verleihen kann. Es »erdet« allzu kopflastige Menschen – es hilft denen, die dazu neigen, in ihren Gedanken zu kreisen und »abzuheben«, wieder festen Boden unter den Füßen zu spüren, und gibt ihnen so mehr innere Sicherheit.
Sowohl auf der seelischen als auch auf der körperlichen Ebene ist Angelika-Öl vielseitig einsetzbar. Es ist mir in manch kritischer Situation eine große Hilfe.

Angelika-Öl gibt uns Halt und ist ein vielseitiger Helfer in kritischen Situationen, in denen wir meinen, den Boden unter den Füßen zu verlieren.

Angelika-Öl
wirkt im seelischen Bereich nervenberuhigend, aufbauend, stabilisierend; im körperlichen Bereich stark antiseptisch, abwehrsteigernd, mild schleimlösend, durchblutungsfördernd, verdauungsfördernd, magenstärkend, entblähend.

Über das Öl: Aus 300 kg Wurzeln der *Angelica archangelica* gewinnt man durch Wasserdampfdestillation 1 kg ätherisches Öl – von hellgelber Farbe, mit stark erdigem, würzigem Duft.
Angelika-Öl harmoniert gut mit allen Zitrus- und Nadelholz-Ölen sowie mit Lemongrass, Wacholder, Muskatellersalbei, Pfefferminze, Zimt, Ysop und Tea-Tree.

Wichtig: Wegen seines Inhaltsstoffs *Furocumarin* erhöht Angelika-Öl die Lichtempfindlichkeit der Haut – Vorsicht also mit Hautölen, die Angelika enthalten, wenn Sie sonnenbaden wollen! Siehe auch Bergamotte-Öl, Seite 33.

Anwendung • Zum Helfen und Heilen: zur Vorbeugung von Erkältungskrankheiten (Seite 116), bei Schnupfen (Seite 117), Husten und Bronchitis (Seite 118), Kopfschmerzen (Seite 122), Schlafstörungen bei Kindern (Seite 146), großer Empfindsamkeit, mangelndem Selbstvertrauen (Seite 147), depressiven Verstimmungen (Seite 148), Reisefieber (Seite 149), Ängsten (Seite 149).

Basilikum-Öl

Seit alters ein Heil- und Würzkraut

Im Altertum war Basilikum unter anderem ein begehrtes Schönheitsmittel; auch eine die Fruchtbarkeit steigernde Wirkung schrieb man ihm zu.

Die Heimat des Basilikums ist wahrscheinlich Indien; dort gilt es als heilige, dem Gott Vishnu geweihte Pflanze. Noch heute wird seine Heilwirkung in der indischen Medizin sehr geschätzt.
Über Persien – so nimmt man an – kam Basilikum nach Ägypten, Griechenland und Rom. Die Pflanze galt dort im Altertum als Mittel gegen den bösen Blick. Im alten Ägypten flocht man Kränze aus Basilikum – wahrscheinlich war die ausgezeichnete Heilwirkung des Basilikums auf den gesamten Kopfbereich den Menschen schon damals bekannt. Basilikum bedeutet in der Übersetzung »königlich«.
Schon seit dem 16. Jahrhundert gewinnt man das ätherische Öl aus Basilikum und wußte es vor allem bei Magen- und Darmstörungen, aber auch bei Niedergeschlagenheit einzusetzen.
Heute ist Basilikum vor allem ein geschätztes Würzkraut, besonders typisch für die italienische Küche. Touristen aus allen Ländern nahmen es wegen seines durchdringenden, würzigen und appetitanregenden Aromas aus Italien mit in ihre heimischen Küchen, und es ist auch bei uns zu einem der beliebtesten Gewürze geworden.

Über die Pflanze: *Ocimum basilicum L.;* Lippenblütler (Lamiaceae).
Volksnamen: Basilienkraut, Königskraut, Krampfkräutl, Braunsilge, Deutscher Pfeffer
Die einjährige Pflanze wird etwa 50 cm hoch, hat langstielige, eiförmige Blätter und blüht weiß, rosa oder tiefrot.
Herkunft: wildwachsend im gesamten Mittelmeerraum, bei uns nur in Kulturen.

Das Öl – Balsam der Seele

Leider ist die ausgezeichnete Heilwirkung des Basilikum-Öls etwas in Vergessenheit geraten. Im körperlichen Bereich wirkt es entkrampfend und beruhigend, im seelischen Bereich hilft es, zu entspannen und aufzumuntern – nicht umsonst nennt man Basilikum-Öl auch den »Balsam der Seele«.
Bei der Komposition von Herrenparfums ist Basilikum als Herz-(Gewürz-)note (Seite 159) beliebt.
Basilikum-Öl wird heutzutage vor allem zum Aromatisieren von Speisen und zur Likörherstellung verwendet. Auch in meiner Küche hat das Basilikum-Öl als Würz-Öl aus zwei Gründen seinen festen Platz: Zum einen schätze ich seine verdauungsfördernde Wirkung, zum anderen ist es ein »Zaubermittel«, das einfachste Gerichte verfeinert. So kann ich, wenn überraschend Besuch kommt, mit Dosentomaten und einem Teelöffel Basilikum-Würzöl im Handumdrehen eine köstlich schmeckende Suppe servieren.

Basilikum-Öl
wirkt im seelischen Bereich entspannend und aufmunternd; im körperlichen Bereich entkrampfend, beruhigend und antiseptisch.

Über das Öl: Aus 750 kg blühendem Kraut des *Ocimum basilicum* gewinnt man durch Wasserdampfdestillation 1 kg ätherisches Öl – hellgelb und würzig duftend.
Basilikum-Öl harmoniert gut mit Lavendel, Angelika, Grapefruit, Muskatellersalbei, Patchouli, Estragon, Salbei, Ysop sowie mit Rosmarin.

Anwendung • Zum Helfen und Heilen: bei Schnupfen (Seite 117), Husten und Bronchitis (Seite 118), Kopfschmerzen (Seite 122), Verdauungsproblemen (Seite 134), nervösem Magen (Seite 135), Menstruationsbeschwerden (Seite 138), bei Schlafstörungen und »seelischem Bauchweh« bei Kindern (Seite 146 und 147), depressiven Verstimmungen (Seite 148), bei Ängsten (Seite 149). • ***Zum Pflegen und Wohlfühlen:*** in Damenparfums (Seite 162) und Duftlampen. • ***In Küche und Haushalt:*** als Gewürz und im Würzöl (Seite 167).

Bergamotte-Öl

Der Bergamotte-Baum

Der Name »Bergamotte« kommt von dem türkischen Beg-âr mû dî, was »Fürst der Birnen« bedeutet; er hat nichts mit der italienischen Stadt Bergamo zu tun.
(Aus dem 1693 in Lyon erschienenen Buch »Le parfumeur François par le Sieur Barbe«).

Die Heimat der Bergamotte ist nicht genau bekannt, dürfte aber in Indien liegen. Der sehr empfindliche Baum hat hohe Ansprüche an Klima und Boden; Hauptanbaugebiet ist heute Reggio di Calabria in Italien.

Über die Pflanze: *Citrus aurantium var. bergamia*; Rautengewächse (Rutaceae).
Volksname: Bergamotte-Birne.
Der etwa 5 Meter hohe Zitrusbaum gehört wie die Orangen- und Zitronenbäume zu den Rautengewächsen, ist in seiner Gestalt jedoch etwas zarter. Er wird – ähnlich wie dies bei den Zitronenbäumen geschieht – durch Veredelung auf Stecklingen der bitteren Orange gezüchtet.
Die reifen Früchte der Bergamotte ähneln in Form und Farbe den Quitten und werden, kandiert oder eingelegt, auf Sizilien als beliebte Beigabe zu den Mahlzeiten angeboten.
Die Erntezeit der unreifen Früchte, aus denen das ätherische Öl gewonnen wird, ist von November bis Februar.
Herkunft: Italien, Südamerika, Westafrika, Spanien, Kalifornien, Asien.

Das Öl – Lichtblick für trübe Stimmungen

Bergamotte-Öl gilt als der »Edelstein« unter den Zitrusölen. Sein Duft wirkt aufmunternd und hilft bei Angst und depressiven Verstimmungen.

Das Bergamotte-Öl ist wie ein »Lichtblick« für trübe Stimmungen. Ich verwende es in vielen Duftmischungen, weil es ihnen diese wohltuend frische, aufhellende Note gibt; außerdem ist es wie ein starker Katalysator, ein Reaktionsbeschleuniger, der seine eigene Wirkung und die der anderen Öle erst in der Mischung, im Zusammenwirken, zur vollen Entfaltung bringt.
Wissenschaftliche Untersuchungen von dem Aromatherapeuten Professor Paolo Rovesti an der Universität Mailand ergaben, daß Bergamotte-Öl angstlösend und nervenentspannend wirkt und deshalb bei depressiven Verstimmungen und Angstzuständen heilend und regulierend auf das Nervensystem einwirkt – so vermag es die Stimmung zu heben und aufzumuntern.
Im körperlichen Bereich wirkt Bergamotte-Öl stark antiseptisch (keimtötend), antiviral (virentötend), fiebersenkend und entkrampfend.
In der Parfumindustrie ist das Öl wegen seines spritzigen Duftes sehr beliebt und in vielen Duftkompositionen enthalten.

Der Earl-Grey-Tee erhält sein typisches Aroma durch Zusatz von Bergamotte-Öl.

Achtung: Pigmentflecken
Da Bergamotte-Öl durch seinen Inhaltsstoff *Furocumarin* (Seite 19) die Lichtempfindlichkeit der Haut stark erhöht (Photosensibilisierung), wurde es früher schnellbräunenden Sonnenschutzmitteln zugesetzt. Dabei stellte sich jedoch heraus, daß dies bei einigen Menschen zu starker Pigmentierung (Dunkelfärbung) und zu allergisch-entzündlichen Reaktionen der Haut führte.

Wichtig: Pigmentflecken können auch dann auftreten, wenn ein Parfum, in dem Bergamotte-Öl enthalten ist, auf die bloße Haut aufgetragen wird; ebenso, wenn Bergamotte Bestandteil eines Hautöls ist. Vermeiden Sie deshalb starke Sonnenbestrahlung bei der äußerlichen Anwendung von Bergamotte-Öl.

In einigen Aromatherapiebüchern ist zu lesen, daß Bergamotte-Öl bei *Herpes labialis* (Lippenbläschen) anstelle von Melissen-Öl eingesetzt werden kann. Davon möchte ich dringend abraten, da Herpes labialis sehr oft durch große körperliche Belastung zum Ausbruch kommen kann, etwa bei anstrengenden Bergtouren im Sommer oder Winter, bei denen die Lippen häufig starker Sonnenbestrahlung ausgesetzt sind. Wird dann Bergamotte-Öl angewendet, kann dies ebenfalls äußerst unschöne Pigmentierungen am Mund hinterlassen. Viel besser hilft in diesem Fall eine Behandlung mit Tea-Tree-Öl (Herpes labialis, Seite 127).

> **Bergamotte-Öl**
> *wirkt im seelischen Bereich beruhigend, entspannend, angstlösend; anregend, stimulierend, stimmungsaufhellend; im körperlichen Bereich stark antiseptisch, antiviral, fiebersenkend, entkrampfend. Vorsicht: erhöht die Lichtempfindlichkeit!*

Über das Öl: Aus 200 kg Fruchtschalen des *Citrus bergamia* gewinnt man durch Kaltpressung der unreifen grünen Fruchtschalen 1 kg ätherisches Öl – hellgrün bis smaragdgrün, dünnflüssig, mit klarem, fruchtigem, frischem, leicht süßlichem Duft.
Bergamotte-Öl harmoniert gut mit allen anderen Zitrus-Ölen und mit Neroli, Ylang-Ylang, Rose, Zedernholz, Vetiver, Geranie, Rosenholz, Lavendel, Eisenkraut, Schafgarbe und Kamille.

Anwendung • Zum Helfen und Heilen: bei Halsschmerzen (Seite 116), Fieber (Seite 119), Kopfschmerzen (Seite 122), Verdauungsproblemen (Seite 134), nervösem Magen (Seite 135), Menstruationsbeschwerden (Seite 138), Beschwerden während der Wechseljahre (Seite 138), Lymphstau nach Brustamputation (Seite 139), Blasenentzündung (Seite 140); bei Konzentrationsschwierigkeiten (Seite 144), nervös bedingten Muskelverspannungen (Seite 145), Schlafstörungen (Seite 145), Schlafstörungen bei Kindern (Seite 146), depressiven Verstimmungen (Seite 148) • ***Zum Pflegen und Wohlfühlen:*** in der Duftlampe, in Haarshampoos (Seite 154), Haarwässern (Seite 154), Bädern (Seite 156), Herren- und Damenparfums (Seite 162), Rasierwässern (Seite 162), in der Sauna (Seite 158). • ***In der Küche:*** als Gewürz (Seite 166).

Cajeput-Öl

Heilöl fernöstlicher Herkunft

Cajeput – »Kayu-puthi«, das »weiße Holz« – ist schon seit uralten Zeiten ein wichtiges Heilmittel.

Auf den Molukken, dem östlichen Teil Indonesiens, ist den Einheimischen die Wasserdampfdestillation zur Gewinnung des Cajeput-Öls schon seit Jahrhunderten bekannt, noch heute wird es dort mit Hilfe einfachster Mittel hergestellt. Im 17. Jahrhundert brachten die Holländer – die damaligen Kolonialherren – das Cajeput-Öl nach Europa. In China gilt es seit alters als bewährtes Heilmittel.
Seinen Namen erhielt der Cajeput in Anlehnung an »kayu-puthi«, was »weißes Holz« bedeutet.

Über die Pflanze: *Melaleuca Cajuputii leucadendron;* Myrtengewächse (Myrtaceae). Der wildwachsende, sehr widerstandsfähige Baum kann bis zu 15 Meter hoch werden.
Herkunft: Nordaustralien, Indien, Philippinen, Malaysia und Molukken.

Das Erkältungs-Öl für Kinder

Cajeput-Öl ist eine sanfte Hilfe für verschnupfte (Kinder-)Nasen und wenn es gilt, Nerven- und Muskelschmerzen zu lindern.

Dieses Öl gehört zu den ätherischen Ölen, die ich in meiner Praxis am häufigsten anwende. Es ist ein starkes Antiseptikum (keimtötendes Mittel), das heute vor allem in der Naturheilkunde bei der Behandlung von Erkältungskrankheiten Verwendung findet.
Besonders gern setze ich Cajeput-Öl ein bei Kindern, die erkältet sind – in Mischungen und für Hustensalben anstelle von Eukalyptus- und Pfefferminz-Öl, denn es wirkt milder als diese Öle.
Auch bei Neuralgien, schmerzhaften Nervenentzündungen, die nur schwer zu behandeln sind, sowie bei Muskelschmerzen hat sich Cajeput-Öl in meiner Praxis immer wieder hervorragend bewährt.

Über das Öl: Aus 100 kg Blättern und kleinen Zweigspitzen des *Melaleuca leucadendron* gewinnt man durch Wasserdampfdestillation 1 kg ätherisches Öl; es ist gelblich bis grünlich, und sein Duft ähnelt stark dem des Eukalyptus, ist aber etwas sanfter, mit einer feinen fruchtigen Note, die an Nelke erinnert.
Cajeput-Öl harmoniert gut mit Ingwer, Wacholder, Lavendel, Nelkenblättern, Pfefferminze und Eukalyptus sowie mit Nadel- und Agrumen-Ölen. Cajeput-Öl entfaltet seine volle Wirksamkeit erst in Verbindung mit anderen ätherischen Ölen.

Cajeput-Öl
wirkt im körperlichen Bereich stark antiseptisch, schmerzlindernd, schleimlösend, muskelentspannend.

Anwendung • Zum Helfen und Heilen: bei Halsschmerzen (Seite 116), Schnupfen (Seite 117), Bronchitis (Seite 118), Fieber (Seite 119), Muskelkater (Seite 123), Nervenentzündungen (Seite 124).

Cistrosen-Öl

Die Blume der Garrigue

Die *Garrigue,* typischer Standort der Cistrose, bestimmt mit ihrem wilden, schier undurchdringlichen Gesträuch über weite Flächen die südfranzösische Landschaft. Bei einem Osterurlaub in der Provence erlebte ich sie erstmals zu der Zeit, in der Cistrosensträucher und Schopflavendel in voller Blüte stehen. Der Anblick war überwältigend. Ich war umgeben von einem Meer rosafarbener und weißer Blüten, durchwirkt vom Grün der Blätter und dem Blau des dazwischen wachsenden Schopflavendels. Die Luft war von einem kaum zu beschreibenden, balsamischen, fast amberartigen Duft erfüllt. Von nahem sah jede dieser Blüten so zart, so luftig aus mit ihren verknitterten Blütenblättern, umschwärmt von unzähligen Bienen ... Mein Herz ging auf bei diesem Duft und diesem Anblick, und ich konnte angesichts der zarten Blüten nachvollziehen, was ich vorher nur aus Büchern gewußt hatte – daß Cistrosen-Öl dem »verknitterten Seelchen« helfen soll.

Den wunderbaren Duft und die Zartheit der Cistrosen-Blüten offenbart das ätherische Öl erst in Verdünnung – pur riecht es sehr streng.

Über die Pflanze: *Cistus ladaniferus L.;* Cistrosengewächse (Cistaceae).
Die Cistrose – nicht mit der Rose verwandt! – ist eine typische Pflanze der Mittelmeerlandschaft. Es gibt verschiedene, auch rosa blühende Cistrosen-Arten. Das ätherische Öl gewinnt man jedoch einzig aus der *Cistus ladaniferus.*

Der bis zu 2,5 Meter hohe, wildwachsende Strauch blüht im Frühling und Frühsommer; ähnlich der Heckenrose bestehen die großen Blüten aus fünf Blütenblättern: Sie sind weiß, mit einem leuchtend gelben Sternchen in der Mitte, sie wirken zerbrechlich-zart und stets etwas zerknittert.
Die dunkelgrün-glänzenden Blätter und Zweige sondern große Mengen eines sehr würzig riechenden Harzes ab, das *Gummi-Labdanum.*
Herkunft: Südfrankreich, Spanien, Portugal, Italien, ehemaliges Jugoslawien, Türkei, Griechenland; ursprünglich kommt sie vermutlich aus Kleinasien.

Schon immer begehrt: Labdanumharz

Ladan, das »klebrige Kraut«, kennt man bei uns erst seit dem Mittelalter. Nach wie vor ist es wichtiger Bestandteil vieler Parfums.

Das Labdanumharz der Cistrose ist als Duftstoff schon seit der Antike sehr begehrt, bei den alten Ägyptern und den Juden war es zudem wichtiger Bestandteil von Rauchopfern. Syrisch-phönizische Parfumeure nannten die Cistrose »Ladan« – klebriges Kraut, das sie sowohl zur Schönheitspflege als auch in Arzneimitteln und Salben verwandten. In Mischungen mit anderen ätherischen Ölen, Wein und Honigmet diente es der Wundheilung und als Schmerzmittel; außerdem war es ein bewährtes Hustenmittel.
Durch die Kreuzzüge des Mittelalters wurde das Labdanumharz ins Abendland gebracht.
Sein Duft spielt in der Parfumindustrie auch heute noch eine große Rolle.
Auf Kreta und Zypern wird das Labdanumharz heute nach der gleichen Methode geerntet wie in der Antike: Man treibt Ziegen und Schafe durch die Cistrosenbüsche; dabei bleibt am Fell der Tiere das Harz hängen; man nimmt es ab, reinigt es und knetet es zu Stangen, die gut zu lagern sind. Für die Weiterverarbeitung in der Parfumindustrie wird es mit Alkohol gelöst.

Das Öl für »verknitterte Seelchen«

Cistrosen-Öl hat die Kraft, verschlossene Herzen zu öffnen und die Seele zu »erwärmen«.

Als ich vor vielen Jahren das ätherische Öl der Cistrose kennenlernte, konnte ich mich mit dessen etwas herbem, harzigem Duft lange nicht so recht anfreunden. Erst als ich durch das Erlebnis der blühenden Cistrosen-Felder wirklich verstand, was es mit den »verknitterten Seelchen« auf sich hat, begann ich, das Öl mit Erfolg all den Menschen zu verordnen, die aufgrund früherer psychischer Verletzungen unter Gefühlskälte oder dadurch ausgelösten Krankheitssymptomen litten.

Neben seiner wichtigen Wirkung auf die Psyche hilft das Cistrosen-Öl im körperlichen Bereich durch seine durchblutungsfördernd, erwärmend, entkrampfend, entstauend und antiseptisch wirkenden Eigenschaften.

Über das Öl: Cistrosen-Öl wird auch Cistus- oder Labdanum-Öl genannt.
Das aus dem rohen Labdanumharz des *Cistus ladaniferus* durch Wasserdampfdestillation gewonnene ätherische Öl wird auch als »unechtes« Cistrosen-Öl bezeichnet. Es ist flüssig, goldgelb und dunkelt auf Dauer nach; sein Duft ist warm, süß, amberartig, mit einem holzigen Unterton.
Öl, das man aus den Blättern und Zweigen des *Cistus ladaniferus* gewinnt – ebenfalls durch Wasserdampfdestillation –, wird »echtes« Cistrosen-Öl genannt; 17 kg Pflanzenmaterial ergeben 1 kg Öl; dieses Öl hat eine fruchtigere Duftnote. Cistrosen-Öl riecht unverdünnt streng und stark, in der Verdünnung jedoch verschwindet dieser Eindruck.
Für die Therapie verwende ich das »echte« Öl.
Cistrosen-Öl harmoniert gut mit allen Zitrus-Ölen sowie mit Rose, Jasmin, Zedernholz, Ylang-Ylang, Neroli und Immortelle.

Cistrosen-Öl
wirkt im seelischen Bereich stimmungsaufhellend, ausgleichend, öffnend; im körperlichen Bereich durchblutungsfördernd, erwärmend, entkrampfend, entstauend und antiseptisch.

Anwendung • Zum Helfen und Heilen: bei nervösem Juckreiz der Haut (Seite 126), Menstruationsbeschwerden (Seite 138), Lymphstau nach Brustamputation (Seite 139); bei großer Empfindsamkeit und mangelndem Selbstvertrauen (Seite 147). • ***Zum Pflegen und Wohlfühlen:*** in Körperölen (Seite 156), Bädern (Seite 156) und in der Duftlampe (Seite 163).

Iris-Öl

Iris – Göttin des Regenbogens

In Deutschland ist die Iris, auch Schwertlilie oder Himmelsblüh genannt, kaum noch anzutreffen; in Südfrankreich dagegen fand ich sie häufig. Einmal führte mich eine Bauersfrau stolz zu ihrem großen Feld, auf dem Tausende von Irispflanzen in vielen Farben blühten. Es war, als hätte sich ein Regenbogen über die Wiese gelegt, und ich konnte mich gar nicht satt sehen an dieser Farbenfülle.

Eine Abbildung der Iris finden Sie auf Seite 15.

Später erst erfuhr ich, daß man schon zur Zeit des Hippokrates, des berühmten Arztes des antiken Griechenlands, die schillernde Farbenpracht der Schwertlilien mit den Farben des Regenbogens verglich und ihr deshalb den Namen der griechischen Göttin Iris, der Göttin des Regenbogens, verlieh.

Die wenigsten wissen, daß die berühmten Veilchenwurzeln in Wirklichkeit Iriswurzeln sind.

Kleinen Kindern gibt man bei uns noch heute »Veilchenwurzeln« als Zahnungshilfe. Diese so wunderbar nach Veilchen duftenden Wurzelstückchen sind aber Iriswurzeln, die durch eine spezielle Behandlung nicht mehr bitter, sondern süßlich schmecken. Durch kräftiges Beißen auf der Wurzel bildet sich – zusammen mit dem Speichel – ein milder Schleim, der auf das Zahnfleisch eine kühlende, beruhigende und abschwellende Wirkung hat.

Über die Pflanze: Blasse Schwertlilie – *Iris pallida Lam.;* Deutsche Schwertlilie, auch: Iris von Verona – *Iris germanica L.;* Florentiner Schwertlilie – *Iris florentina L.;* Schwertliliengewächse (Iridaceae).
Volksname: Himmelsblüh
Die Iris wird 30 bis 100 cm hoch, ihre schwertförmigen Blätter stehen parallel zum Blütenstengel, die langen, dicken und festen Wurzeln (Rhizome) sind häufig an der Erdoberfläche zu sehen. Die Blasse Schwertlilie blüht hellblau, die Florentiner Schwertlilie hat weiße Blüten mit schwach blauem Schimmer, die Deutsche Schwertlilie violette Blüten. Der Kelchgrund erstrahlt in sonnigem Gelb. Durch Kreuzungen gibt es heute auch Irisblüten in den Farben Blau, Weiß, Gelb und Hellbraun. Blütezeit ist zwischen Ostern und Pfingsten, um »Johanni« herum.
Die Iris hat erstaunliche Fähigkeiten, sich ihrer jeweiligen Umgebung anzupassen. Häufig wächst sie an sonnigen Wasserstellen, man kann sie jedoch ebenso in trockenen, heißen Gegenden oder sogar unter schattigen Bäumen finden. Ungewöhnlich ist auch ihre Fortpflanzung: Sie vermehrt sich sowohl durch ihre starken Wurzeln als auch durch Samen.
Herkunft: Italien (Umgebung von Florenz), Marokko (Atlasgebirge), Rußland, Südfrankreich. Wildwachsend in ganz Europa.

Ein Juwel unter den Ölen

Das kostbare Iris-Öl ist eines der teuersten ätherischen Öle überhaupt.

Iris-Öl ist etwas ganz Besonderes – ein Juwel unter den ätherischen Ölen und ein Geschenk des Himmels. Einmal daran gerochen und ich mußte es haben, egal, was es kostete. Vor fünf Jahren leistete ich mir 1 ml Iris-Öl, von dem ich heute immer noch die Hälfte habe! Der herrliche Duft des Iris-Öls entfaltet sich nämlich erst in hoher Verdünnung richtig, und es ist deshalb sehr sparsam im Verbrauch.

Als Fixativ in Parfums verwendet, lassen sich mit ihm unglaublich schöne, blumige und erotisierende Duftkompositionen herstellen, die jeden verzaubern können und sich zudem sehr lange auf der Haut halten. Man mag sich immer wieder selbst gerne riechen.

Im seelischen Bereich wirkt Iris-Öl vor allem ausgleichend, beruhigend und stimmungshebend, wird jedoch wegen seines hohen Preises nur sehr selten angewendet. Auch ist Iris-Öl zu wertvoll, um in der Duftlampe eingesetzt zu werden; dagegen eignet es sich vorzüglich für Mischungen in Körperölen und Parfums.

Mit Iris-Öl können Sie wunderbar duftende Damenparfums und Körperöle kreieren.

Über das Öl: Die äußerst aufwendige Pflege der Irispflanzungen, die anschließende dreijährige Lagerung der Wurzeln, aus denen das Iris-Öl gewonnen wird, sowie die komplizierte Verarbeitung machen das Iris-Öl zu einem der teuersten ätherischen Öle überhaupt. Heute kostet 1 kg Iris-Öl auf dem Weltmarkt zwischen 80 000 und 120 000 DM; im Geschäft müssen Sie derzeit für 1 ml etwa 250 DM bezahlen.

Aus diesem Grund wird Iris-Öl leider oft gefälscht. Manche Firmen bieten es auch mit Jojoba-Öl verdünnt an. Dagegen ist nichts zu sagen, jedoch sollte dies auf den Etiketten der Fläschchen vermerkt sein. Achten Sie beim Einkauf auf die Garantie des Herstellers, daß es sich wirklich um 100 % reines Iris-Öl handelt (Leitfaden für den kritischen Einkauf, Seite 24).

Iris-Öl
wirkt im seelischen Bereich ausgleichend, beruhigend, stimmungshebend.

Das ätherische Öl wird gewonnen aus den Wurzeln aller drei Iris-Arten *(Iris pallida, germanica* oder *florentina).* Qualitative Unterschiede entstehen vor allem durch die Rohware, die richtig geerntet, gelagert und sorgfältig verarbeitet werden muß.

Aus etwa 100 kg geschälten und getrockneten Wurzeln gewinnt man durch Wasserdampfdestillation etwa 100 ml ätherisches Öl, die »Irisbutter« (Beurre d'Iris). Durch »Ausfrieren«, also durch Abkühlen der Irisbutter, können die Pflanzenwachse getrennt und durch Zugabe von hochprozentigem Trinkbranntwein herausgelöst werden. Dieser Trinkbranntwein wird anschließend vollständig abgedampft.

Iris-Öl ist gold-bernsteinfarben. Sein Geruch erinnert an den des Veilchens mit leicht herb-würzigen, süßen, fruchtig-blumigen Nuancen bis hin zu einem warm-holzigen Duft.

Iris-Öl harmoniert gut mit allen ätherischen Ölen, vor allem aber mit Mimose, Tonka, Neroli, Tuberose, Vanille, Ylang-Ylang sowie mit allen Zitrus-Ölen, allen Rosen-Ölen und allen Gewürz-Ölen.

Anwendung • Zum Pflegen und Wohlfühlen: in Duftlampen und Damenparfums (Seite 162).

Jasmin-Öl

Anbau mit langer Tradition

In Indien nennt man den so verführerisch duftenden Jasmin poetisch den »König der Blüten« oder auch »Mondlicht im Hain« ...

Überlieferungen zufolge ist die Heimat des Jasmins sehr wahrscheinlich das indische Himalajagebiet. Dort wird er seit uralter Zeit wegen seiner weißen Blüten und seines bezaubernden Duftes angebaut. Durch die Mauren kam der Jasmin im 16. Jahrhundert nach Spanien. Der großblumige Jasmin *(Jasminum grandiflorum)* wird auch »Spanischer Jasmin« oder »Jasmin à grande fleur« oder »Jasmin royal« genannt. Bereits im 17. Jahrhundert hatte die Pflanze den gesamten Mittelmeerraum erobert; spanische Seeleute bauten den Jasmin in der Gegend von Grasse in der Provence/Frankreich an. Man veredelte hier des Klimas wegen den kleinblütigen, robusten Jasmin mit dem großblumigen Jasmin.

Über die Pflanze: Wilder Jasmin – *Jasminum officinale L.,* Kultivierter Jasmin – *Jasminum grandiflorum L.;* Ölbaumgewächse (Oleaceae).
Der Strauch mit zarten weißen Blüten blüht von Anfang August bis Ende Oktober.
Herkunft: Grasse (Südfrankreich), Indien (Punjab, Mysore und Uttar), Calabrien (Sizilien), Ägypten, Libanon, Syrien, Israel, Marokko, Tarragona (Spanien), Schwarzes Meer und Georgien. In China und Taiwan wird Jasmin ebenfalls angebaut und auch zur Parfümierung von Tees verwendet.

Ein betörender, erotisierender Duft

Jasmin-Öl ist ein Öl vor allem für Frauen, das tiefste Gefühlsebenen zu berühren vermag.

Die außerordentlich erotisierende Wirkung des Jasmins war schon in früheren Zeiten bei den Indern und Arabern beliebt.
Die Inder nannten den Jasmin »König der Blüten« und »Mondlicht im Hain«. Es war ihnen bekannt, daß der Duft des Jasmins die Gefühlsebene auf besondere Weise beeinflußt, indem er Ängste besänftigt, euphorisch stimmt und überdies hilft, verlorenes Selbstvertrauen wiederzugewinnen.
Das Jasmin-Öl ist ein sehr weibliches Öl; vor allem Frauen lieben diesen betörenden, schweren, süßen, erotisierenden Duft mit der leicht fruchtigen Note.
Es gehört mit zu den kostbarsten Ölen, gilt als der »Edelstein« unter den ätherischen Ölen und ist in vielen berühmten Parfums enthalten.

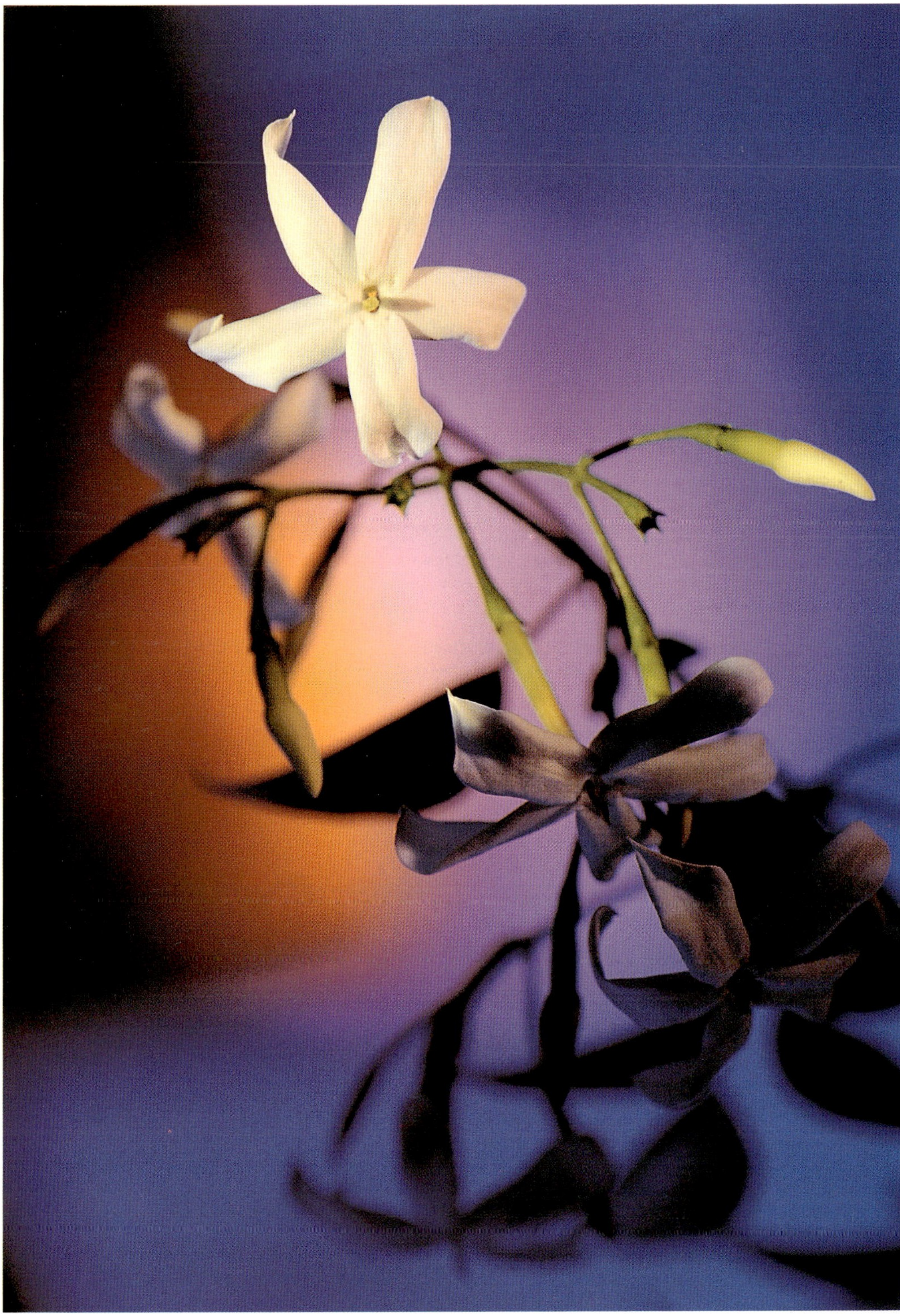

Jasmin

In meiner Praxis habe ich immer wieder die Erfahrung gemacht, daß Jasmin-Öl auf ganzheitliche Art wirkt – vor allem im geistig-seelischen Bereich durch seine krampflösenden, tonisierenden und harmonisierenden Eigenschaften. Seine erotisierende Kraft hilft, Hemmungen aufzulösen und heiter zu stimmen, es beflügelt die Phantasie und läßt uns leichter aus uns herausgehen, uns hingeben.
Deshalb setze ich Jasmin-Öl gerne bei jenen Patienten ein, die ihre Gefühle nur schwer leben können; dieses ätherische Öl hilft ihnen, ihre Fähigkeit zu lieben (wieder-)zu entdecken und Vertrauen und Hingabe zu entwickeln.

Jasmin-Öl
wirkt ganzheitlich krampflösend, entspannend, tonisierend, harmonisierend; außerdem erotisierend, beflügelnd.

Über das Öl (Absolue): Weltweit wird Jasmin hauptsächlich in kleinen Familienbetrieben angebaut und verarbeitet. Menge und Qualität des Jasmin-Öls sind abhängig von der Jahreszeit und dem richtigen Zeitpunkt der Ernte. Dann ist die ganze Familie in den frühen Morgenstunden vor Sonnenaufgang damit beschäftigt, die weißen Blüten zu ernten, ehe sie ihren Duft in der Sonne verströmen; nach der Ernte müssen die Blüten schnell verarbeitet werden – auch beim Welken verlieren sie zunehmend ihren Duft.
Das orange-braune ätherische Öl gewinnt man durch zwei Verfahren: einmal durch Enfleurage (Seite 22), die aber nur noch in wenigen Ländern, in Spanien und in Indien angewandt wird, da sie sehr arbeitsintensiv und das Öl dadurch sehr teuer ist; andererseits durch Extraktion (Seite 22), das häufiger angewandte, kostengünstigere Verfahren – aus 1000 kg Jasminblüten (etwa 8 Millionen (!) Blüten des *Jasminum officinale* oder *grandiflorum*) gewinnt man 1 kg Absolue.

10 ml Jasmin-Öl kosten derzeit etwa 250 DM. Wenn man bedenkt, daß jede einzelne Blüte von Hand gepflückt werden muß, erscheint ein solcher Preis durchaus als angemessen ...

Das Jasmin-Öl gehört zu den kostbarsten ätherischen Ölen, die Weltjahresproduktion liegt bei 5 bis 6 Tonnen. Durch seine lange Tradition hat das Öl aus Grasse/Südfrankreich zwar den Nimbus des »besten« und ist besonders gefragt – der Bedarf ist jedoch aus Grasse allein bei weitem nicht zu decken, und so kommt der größte Teil des »Grasser« Jasmin-Öls aus Indien – wie mir ein indischer Produzent verriet – und ist qualitativ absolut vergleichbar.
Jasmin-Öl ist eine komplizierte Mischung verschiedener Bestandteile und war lange Zeit chemisch nicht herstellbar.

Wichtig: Da der Duft in zu hoher Konzentration betäubend und ekelerregend wirken kann, achten Sie bei der Anwendung von Jasmin-Öl auf niedrigste Dosierung. 1 Tropfen ist schon reichlich!

Jasmin-Öl harmoniert gut mit Rose, Neroli, Sandelholz, Rosenholz, Geranie sowie mit allen Zitrus- und Gewürz-Ölen.

Anwendung • Zum Helfen und Heilen: bei Menstruationsbeschwerden (Seite 138), bei Beschwerden während der Wechseljahre (Seite 138), zur Geburtsvorbereitung (Seite 142) und bei der Geburt (Seite 142), zur Babymassage (Seite 143); bei Schlafstörungen (Seite 145) und depressiven Verstimmungen (Seite 148). • ***Zum Pflegen und Wohlfühlen:*** in Damenparfums (Seite 162), Duftlampen und Körperölen.

Kamillen-Öl

»Unkraut« mit großer Heilkraft

Kamille und Mohnblumen wachsen häufig zusammen an Wegrändern und Feldrainen – ein Farbenspiel, dessen Anblick immer wieder bezaubert: das Weiß und Gelb der Kamille gemischt mit dem leuchtenden Rot des Mohns inmitten des frischen Frühsommer-Grüns.

Eine Abbildung der Deutschen Kamille finden Sie auf Seite 157.

Leider sind bei uns durch Flurbereinigung und Unkrautvernichtung diese Bilder selten geworden. Um so mehr freue ich mich über jedes Fleckchen Erde, das trotz aller Kultivierung seine natürliche Schönheit noch nicht ganz verloren hat – wie im ländlichen Süden Frankreichs, wo die Weinberge gesäumt sind mit blühenden Kräutern, Blumen und Sträuchern, die vielen Vogel-, Schmetterlings- und Insektenarten Lebensraum bieten.

Über die Pflanze:
Volksnamen: Feldkamille, Mägdeblume, Hermel, Kummerblume, Garmille.
Die Kamillen blühen von Mai bis Juni.
Wichtig für die Aromatherapie sind folgende Kamillenarten (Korbblütler/Asteraceae):

Für die nordischen Völker symbolisierte die gelbe Blütenscheibe der Kamille die Sonne. Sie verglichen sie mit dem Sonnengott Baldur und sahen sie als heilig an.

- Deutsche Kamille, auch Echte Kamille, Kamille blau – *Matricaria recutita L.* oder *Matricaria Chamomilla L.:*

Aus einer kurzen Wurzel treibt sie einen 25 bis 50 cm hohen Stengel mit zwei- bis dreifach gefiederten Blättern. Die Blütenköpfchen sitzen am Ende der Triebspitzen. Sie bestehen aus einem Kranz weißer Strahlenblüten und vielen gelben, röhrenförmigen Scheibenblüten.
Herkunft: Ägypten (kontrolliert-biologischer Anbau).

• Wilde Kamille – *Anthemis mixta* oder *Chamaemelum ormensis:* Die Wilde Kamille ähnelt der Deutschen Kamille, ist aber etwas kleiner. *Herkunft:* vor allem Marokko.

• Römische Kamille – *Anthemis nobilis L.* oder *Chamaemelum nobile L.:* Die Römische Kamille ist 20 bis 30 cm hoch, mit behaartem Stengel und gefüllten weißen Blütenköpfchen.
Herkunft: Frankreich (kontrolliert-biologischer Anbau).

Das Öl gegen Wund-Sein

Es gibt wohl keinen Menschen, der Kamillentee nicht kennt. Kamille hilft gegen vieles und sollte in keinem Haushalt fehlen – diese Ansicht kenne ich schon von meiner Großmutter.

Kamillen-Öl verleiht den Kranken Trost und heilt seelisches und körperliches Wund-Sein.

In der Volksmedizin ist die heilende Wirkung der Kamille seit Jahrhunderten bekannt; sie gehört zu den am besten erforschten Heilpflanzen. Ihre große Heilwirkung kommt immer dann zum Tragen, wenn es gilt, »Wund-Sein« zu heilen.

Mit dem Duft von Kamillen-Öl verbinden sich für mich viele Kindheitserinnerungen, die fast immer mit Kranksein zu tun haben. Manchmal fand ich den Geruch himmlisch, ein anderes Mal konnte ich ihn kaum ertragen. Warum das so war, wußte ich nicht zu sagen. Die gleiche Wirkung schildern mir heute viele meiner Patienten; deshalb mische ich Kamillen-Öl oft mit anderen ätherischen Ölen. Vor allem Bergamotte und Eisenkraut passen gut zur Römischen Kamille. Eine Mischung aus diesen drei ätherischen Ölen – fein dosiert in der Duftlampe – schafft eine angenehme, entspannende Atmosphäre (Seite 145).

Im seelischen Bereich haben sich die Öle aller drei Kamillenarten durch ihre beruhigenden und entkrampfenden Eigenschaften bewährt.

Das Öl der Deutschen Kamille ist in vielen pharmazeutischen Präparaten enthalten, die vor allem entzündungshemmend und entkrampfend wirken. Auch in Krankenhäusern wird es häufig für Spülungen, Bäder, Kompressen, Inhalationen und in Salben angewandt.

Wenn Sie Ihr Haar regelmäßig mit dem Öl der Römischen Kamille waschen, wird es einen seidigen Glanz bekommen. Auch hat das Öl bei blonden Haaren eine leicht aufhellende Wirkung.

In der Kosmetik eignet sich insbesondere das Öl der Römischen Kamille vorzüglich zur Pflege blonder Haare.

Über das Öl: • Deutsche Kamille, auch: Echte Kamille oder Kamille blau: Aus etwa 500 kg Blüten gewinnt man durch Wasserdampfdestillation 1 kg ätherisches Öl, das kräuterartig duftet und – durch den hohen Gehalt an Azulen – von tiefblauer Farbe ist. Dieses Öl wird aufgrund der stark entzündungshemmenden Eigenschaft des Inhaltsstoffs Azulen bevorzugt zum Heilen körperlicher Beschwerden eingesetzt.

• Römische Kamille und Wilde Kamille: Aus etwa 60 kg Blüten gewinnt man durch Wasserdampfdestillation 1 kg ätherisches Öl – farblos und fruchtig-süß, erfrischend duftend. Diese beiden Öle eignen sich vorwiegend für die Duftlampe und für Kosmetika, da bei ihnen die ausgleichende, entkrampfende Wirkung im Vordergrund steht.

In der Homöopathie gilt Kamillen-Öl – wie auch der Kamillen-Tee – als Antidot (Gegenmittel). Während meiner langjährigen Praxis konnte ich diese Wirkung allerdings nicht bestätigen. Wenn Sie sich nicht sicher sind, sprechen Sie darüber mit Ihrem Heilpraktiker oder Arzt.
Die Kamillen-Öle harmonieren gut mit Bergamotte, Eisenkraut, Melisse, Lavendel, Schafgarbe und Zedernholz.

Kamillen-Öl
wirkt im körperlichen Bereich entzündungshemmend, entkrampfend, im seelischen Bereich beruhigend, entkrampfend.

Anwendung* • *Zum Helfen und Heilen: bei Husten und Bronchitis (Seite 118), Keuchhusten (Seite 119), Hautenzündungen (Seite 126), Hautjucken (Seite 126), Akne (Seite 127), Gürtelrose (Seite 128), rissiger, aufgesprungener Haut (Seite 129), Hämorrhoiden (Seite 136), Blasenentzündung (Seite 140); bei nervös bedingten Muskelverspannungen (Seite 145), Schlafstörungen bei Kindern (Seite 146), »seelischem Bauchweh« bei Kindern (Seite 147), Ängsten (Seite 150). • ***Zum Pflegen und Wohlfühlen:*** in Haarshampoos (Seite 154) und Duftlampen.

Lavendel-Öl
Lavandin-Öl

Lavendelanbau in der Provence

Unvergessen bleibt mir ein Aufenthalt in Südfrankreich zur Zeit der Lavendelernte, als die Luft schwer war vom allgegenwärtigen Duft dieser Pflanze.

Eine Abbildung des Lavendels finden Sie auf Seite 27.

In der Provence wächst Lavendel nicht nur wild; groß angelegte Lavendelfelder färben mit ihren Blüten Täler und Berghänge dieser wunderbaren Landschaft – ein typisches Provence-Motiv auf Ansichtskarten. Hier ist aus der wilden Gebirgspflanze eine Nutzpflanze geworden, hier wird Duft angebaut, um schließlich Duft zu ernten. Für den Anbau verwendet man die besonders blütenreiche Lavendelsorte *Lavandin* – eine dankbare Nutzpflanze (im Gegensatz zum wilden Berglavendel): sehr ertragreich, leicht mit Maschinen abzuernten und an Behandlung mit Pestiziden gewöhnt.

Je höher der Lavendel wächst, desto größer sind die Mühen der Ernte ... desto besser ist aber auch die Qualität des ätherischen Öls.

In etwas höherer Lage entdeckte ich damals zu meiner großen Freude Lavendelfelder, die nicht in reinem Blau strahlten, sondern weiß und grün getupft waren von Wildkräutern, deren Wachstum von keinem Vertilgungsmittel gebremst wurde – ein ökologischer Anbau also! Der Besitzer erzählte mir von der Mühsal der biologischen Landwirtschaft, vor allem vom zeitaufwendigen Jäten der Beikräuter (er nannte sie nicht »Unkräuter«!), für das man im ersten Jahr der Anpflanzung 250 Stunden Arbeitszeit pro Hektar braucht. Im zweiten Jahr sind es noch 150 Stunden, und erst danach ist die Pflanze stark genug, sich selbst zu verteidigen. Außerdem erfuhr ich, daß die Pflanzen durch regelmäßiges Schneiden größer und kräftiger werden und daß wilder Lavendel in der Mittagshitze geerntet werden muß – kein leichtes Unterfangen bei 35 °C und mehr in der felsigen, schattenlosen Umgebung.

Die Art der Verarbeitung des Lavendels hat eine jahrhundertealte Tradition, an der sich bis heute nur wenig geändert hat.

Zum Destillieren des Lavendels braucht dieser Bauer keine zusätzliche Energie. Er zeigte mir das zuvor ausdestillierte Lavendelstroh, das Feuerungsmaterial für seine Destillier-Anlage ist und von dem er einen kleinen Teil zum Kompostieren zurückhält, um damit wieder der Landwirtschaft zu dienen. Dieser energiesparende Vorgang ist seit Jahrhunderten bekannt, und bis heute hat sich nichts daran geändert. Nur sind die Kessel inzwischen nicht mehr aus Kupfer, sondern aus rostfreiem Stahl.

Über die Pflanze:

- Lavendel – *Lavandula officinalis Chaix/Lavandula vera/Lavandula angustifolia Miller;*
- Lavandin – *Lavandula fragrans,* ein Hybrid aus *Lavandula latifolia/Lavandula spica (Spike-Lavendel)* und *Lavandula officinalis.*

Lippenblütler (Lamiaceae).

Der etwa 60 cm hohe Halbstrauch mit schmalen, länglichen, graugrünen Blättern trägt blauviolette Blüten, die zu langstieligen, quirlartigen Blütenständen zusammengefaßt sind. Blütezeit: von Juli bis August.

Herkunft: vor allem französische Seealpen und Provence, außerdem Spanien, Marokko, Italien, ehemaliges Jugoslawien, England, Tasmanien und Argentinien. Wilder Lavendel wächst im gesamten Mittelmeergebiet auf kargen, kalkhaltigen Böden.

Altbewährt gegen Ansteckung

Lavendel ist eine der wenigen Pflanzen, die seit Jahrtausenden bis heute in vielfältiger Weise genutzt wird.

Schon Perser, Griechen und Römer verbrannten die stark duftenden Lavendelzweige als Abwehrmittel gegen »schlechte Dünste« in Krankenzimmern und beim Ausbruch von Epidemien. Die Römer verwendeten Lavendel auch als wohlduftenden Badezusatz; von ihnen hat »Lavendel« seinen Namen bekommen: lateinisch *lavare* = waschen.

Lavendel hat schon Königen zu gutem Schlaf verholfen. Sein charakteristischer Duft begleitet uns seit Generationen in Parfums und Duftwässern.

Auch im nördlichen Europa wurden dem Lavendel große Heilkräfte zugeschrieben. Zusammen mit anderen Kräutern wie Rosmarin, Angelika oder Zitrone verwendete man die Lavendelzweige zum Ausräuchern von Pesthäusern. Als Schutz vor Ansteckung stellte man auch einen Kräuteressig her, der unter anderem Lavendel enthielt; mit dem tränkte man Tücher und Schwämme, die vor Mund und Nase gehalten wurden.

Zu Pestzeiten im 17. Jahrhundert gab es in London das erste Lavendelwasser, das sich bis zum heutigen Tag als »nationale Duftmarke« Englands erhalten hat. In den dreißiger Jahren dieses Jahrhunderts wurde es schließlich auch bei uns zu *dem* Modeparfum.

Schlüssel-Erlebnisse

Ehrlich gesagt hatte ich früher eine gewisse Abneigung gegen den Lavendelgeruch, weil er mich an das Lieblingsparfum meiner ungeliebten Tante Rosa erinnerte. Die ersten Erfahrungen mit qualitativ guten ätherischen Lavendel-Ölen ließen meine Abneigung jedoch bald in Begeisterung umschlagen, und ich begann, mich mit diesem Öl intensiver auseinanderzusetzen.

Endgültig überzeugte mich das Lavendel-Öl mit seiner Heilwirkung, als sich mein Mann an einem noch glühenden Stück Holz im Kamin die Fingerspitzen stark verbrannte. Wir hielten die Finger sofort unter kaltes Wasser, um den Verbrennungsprozeß zu stoppen. Unmittelbar darauf betupfte ich seine stark schmerzenden Fingerspitzen mit unverdünntem Lavendel-Öl mehrmals kurz hintereinander. Das Ergebnis übertraf alle meine Erwartungen: Die Schmerzen ließen überraschend schnell nach, es bildeten sich keine Blasen und es kam nicht zu einer Entzündung. Am nächsten Tag waren die verbrannten Fingerspitzen von einer weißen, verhornten Haut bedeckt, die sich nach einigen Tagen ablöste, ohne Narben zu hinterlassen.

Lavendel-Öl ist das beste ätherische Öl bei Verbrennungen und Verbrühungen. Seine außerordentliche Heilkraft bewirkte sogar (indirekt) die Wiedergeburt der modernen Aromatherapie.

Seit diesem Erlebnis hat ein Fläschchen Lavendel-Öl seinen festen Platz in meiner Haus- und Reiseapotheke. In meiner Praxis ist es durch seine vielseitigen Eigenschaften zum beliebtesten und meisteingesetzten Öl geworden.

Später erst las ich, daß der französische Chemiker Dr. Gattefossé in den 20er Jahren bei einem Laborversuch schwerste Verbren-

nungen an der Hand erlitten hatte und diese zwar eher durch einen Zufall, aber äußerst erfolgreich mit Lavendel-Öl behandelte. Dieses Erlebnis beeindruckte ihn so sehr, daß er sich fortan intensiv mit der Heilwirkung ätherischer Öle auseinandersetzte und auf diese Weise zum »Vater« der modernen Aromatherapie wurde (Seite 13).
Die Entwicklung der chemischen Medikamente und ihr Siegeszug in der Medizin verdrängte langsam das Wissen um die Heilkräfte des Lavendel-Öls, doch heute wird es, wie viele andere ätherische Öle, mehr und mehr (wieder-)entdeckt.

Das Öl mit dem größten Wirkungsspektrum

Lavendel-Öl ist das ätherische Öl mit den umfangreichsten therapeutischen Einsatzmöglichkeiten sowohl im körperlichen als auch im seelischen Bereich (siehe Kasten Seite 49).

Lavendel-Öl hilft, Extreme auszugleichen und das innere Gleichgewicht wiederzufinden.

Es gibt eine scheinbar paradoxe Wirkung des Lavendel-Öls: Es kann sowohl anregen als auch entspannen, bei Abgeschlagenheit erfrischen und bei Streß beruhigen; Grund dafür ist die große ausgleichende Kraft des Lavendels, die die Extreme besänftigt und hilft, wieder ins Gleichgewicht zu kommen.
Im übrigen ist es das beste Mittel zur Ersten Hilfe bei Verbrennungen und Verbrühungen, das ich kenne. Neben seiner Heilkraft hilft es auf der seelischen Ebene durch seine beruhigende Wirkung, den mit jeder Verbrennung verbundenen Schock aufzufangen. Es wird unverdünnt direkt auf die Haut aufgetragen.
Lavendel-Öl eignet sich durch seine milde und zugleich die Durchblutung anregende Wirkung für viele Kosmetika und ist für jeden Hauttyp verträglich. Die ätherischen Öle aller Lavendelarten sind wichtiger Bestandteil von berühmten Parfums, zum Beispiel des klassischen »Eau de Lavande«.

Über das Öl:

• *Lavendel-Öl* (aus *Lavandula officinalis, L. angustifolia* und *L. vera)* wird aus den frisch geschnittenen, blühenden Rispen des in den Seealpen Südfrankreichs noch in Höhen von 800 bis 1200 Meter gedeihenden Lavendels gewonnen.
Dabei unterscheidet man den in höherer Gebirgslage wildwachsenden »kleinen Lavendel« (Petite Lavande oder Lavendel »extra«) von dem in etwas niedrigerer Höhe kultivierten »Mittleren Lavendel« (Moyenne Lavande oder Lavendel »fein«).
Die Güte des Lavendel-Öls wird nach seinem Ester-Gehalt (Seite 19) bemessen: Je höher die Gebirgslage, in der Lavendel wächst, desto größer ist sein Gehalt an Ester und damit die Qualität; des-

halb gilt das Öl des Lavendel »extra« als das beste unter den ätherischen Lavendel-Ölen. In der Wirkweise von Lavendel »extra« und Lavendel »fein« bestehen jedoch nur geringe Unterschiede.
Leider wird Lavendel-Öl durch Zusatz synthetischer Stoffe oder durch Zugabe von Rosmarin- oder Lavandin-Öl häufig verfälscht. Achten Sie also beim Einkauf darauf, nur wirklich reines Lavendel-Öl zu bekommen (Leitfaden für den richtigen Einkauf, Seite 23).
Aus 120 kg Blütenrispen gewinnt man durch Wasserdampfdestillation 1 kg ätherisches Öl – klar bis gelblich-grünlich mit frischem, herbem, leicht holzigem Duft.

- Der *Lavandin (Lavandula fragrans)* gedeiht in Höhenlagen zwischen 300 und 600 Meter. Die jährliche Produktion von Lavandin-Öl übersteigt die des Lavendel-Öls um fast das Zehnfache und ist um die Hälfte billiger. Aus 70 kg Blütenrispen gewinnt man durch Wasserdampfdestillation 1 kg ätherisches Öl – klar bis gelblich-grünlich, sein Duft hat eine frischere, krautigere Note als das Lavendel-Öl.

Lavandin-Öl unterscheidet sich vom Lavendel-Öl durch die Zusammensetzung seiner Inhaltsstoffe, insbesondere durch seinen hohen Kampfer-Anteil; sein Wirkungsspektrum ist nicht so umfangreich wie das des Lavendel-Öls, deshalb ist es für die Aromatherapie von geringerer Bedeutung.

Wichtig: Wenn Ihnen im Notfall, insbesondere bei einer Verbrennung, einmal kein Lavendel-Öl zur Verfügung stehen sollte, können Sie aber durchaus auf Lavandin-Öl zurückgreifen.

> ***Lavendel-Öl***
> *wirkt im körperlichen Bereich antibakteriell, antiviral, antiseptisch, antimykotisch, wundheilend, schmerzlindernd, durchblutungsfördernd, krampflösend; insektenabweisend; im seelischen Bereich wirkt es ausgleichend, beruhigend, aufbauend, anregend und erfrischend.*

Das ätherische Öl von »Lavendel extra« und »Lavendel fein« wird vor allem für therapeutische Zwecke genutzt. Das Lavandin-Öl findet hauptsächlich Verwendung bei der Herstellung von Seifen, Waschmitteln, Schaumbädern und ist in vielen Parfums enthalten.
Lavendel-Öl harmoniert wegen seiner »verbindenden« Eigenschaften gut mit allen ätherischen Ölen.

Anwendung • Zum Helfen und Heilen: zur Vorbeugung von Erkältungskrankheiten (Seite 116), bei Halsschmerzen (Seite 116), Schnupfen (Seite 117), Husten und Bronchitis (Seite 118), Ohrenschmerzen (Seite 118), Fieber (Seite 119), Keuchhusten (Seite 120); bei erhöhtem Blutdruck (Seite 121); bei Kopfschmerzen (Seite 122), Nervenentzündungen (Seite 124); bei Sportverletzungen und Wunden (Seite 123); bei Hautjucken (Seite 126), Akne (Seite 127), Gürtelrose (Seite 128), Windpocken (Seite

Lavendel-Öl ist eines der am vielseitigsten anwendbaren ätherischen Öle.

128), Fußschweiß (Seite 130), Verbrennungen (Seite 130), Sonnenbrand (Seite 131), Kopfläusen (Seite 132); zur Zahnpflege (Seite 133), bei Verdauungsproblemen (Seite 134), nervösen Magenschmerzen (Seite 135); bei Krampfadern (Seite 136) und Hämorrhoiden (Seite 136); bei Menstruationsbeschwerden (Seite 138), Entzündungen im Vaginalbereich (Seite 139), Beschwerden während der Wechseljahre (Seite 138), Lymphstau nach Brustamputation (Seite 139), Blasenentzündung (Seite 140); Wasseransammlung in den Beinen (Seite 141), Schwangerschaftsstreifen (Seite 141), zur Geburtsvorbereitung (Seite 142) und bei der Geburt (Seite 142), bei Wochenfluß (Seite 142), Brustdrüsenentzündungen (Seite 143); bei nervös bedingten Muskelverspannungen (Seite 145), Schlafstörungen (Seite 145), Schlafstörungen bei Kindern (Seite 146), Pubertätskrisen (Seite 147), depressiven Verstimmungen (Seite 148) und Ängsten (Seite 149).

• ***Zum Pflegen und Wohlfühlen:*** in Haarshampoos (Seite 154), Haarwässern (Seite 154), Gesichtswasser (Seite 155), Herren- und Damenparfums (Seite 162) und Duftlampen (Seite 163).

• ***In Küche und Haushalt:*** als Gewürz und im Würzöl (Seite 166); Zum Putzen (Seite 170), zur Wäschepflege (Seite 170), gegen Ungeziefer (Seite 171). Gegen Ungeziefer, Ekzeme, Wunden und Geschwüre von Hunden und Katzen (Seite 171) und Ungeziefer auf Pflanzen (Seite 171).

Melissen-Öl

Die (Zitronen-)Melisse

Eine Abbildung der Zitronenmelisse finden Sie auf Seite 97.

Den Bienen, die ihren Duft besonders lieben, verdankt die Melisse ihren Namen: griech. *melissa* = Honigbiene.

Vor einigen Jahren schenkte mir eine Freundin ein kleines Melissenpflänzchen, das sich in unserem Garten inzwischen zu einer kräftigen Staude entwickelt hat. Sie vermehrt sich so stark, daß ich immer wieder neue Pflänzchen entdecke, die wie kleine Nester an vielen Stellen auftauchen. Auf jeden Fall können wir mit der Ernte aus unserem Garten unseren gesamten Melissenteebedarf decken.

Über die Pflanze: Melisse oder Zitronenmelisse – *Melissa officinalis L.;* Lippenblütler (Lamiaceae).

Volksnamen: Bienenkraut, Herzkraut oder Frauenkraut.

Die Melisse ist eine 30 bis 70 cm hohe Staude mit vierkantigem Stengel und herz- bis eiförmigen, gezähnten Blättern. In den Blattachsen stehen weiße oder weißgelbliche Blüten. Sie blüht von Juni bis August.
Herkunft: Frankreich, Spanien, Deutschland, Italien, Balkanländer, Nordamerika. Wildwachsend vor allem im Mittelmeergebiet und im Orient.

Allheilmittel in der Volksmedizin

Heimat der Melisse ist Vorderasien. Benediktinermönche brachten sie über die Alpen zu uns und bauten sie in den Klostergärten an. Bald galt sie in der Volksmedizin als Allheilmittel, das gegen vielerlei Beschwerden half – bei Magen-, Darm- und Leberleiden, Herzbeschwerden, Menstruationsproblemen, Schlaflosigkeit und Nervosität. Deshalb befahl Karl der Große seinen Untertanen um das Jahr 810, die Melisse weitläufig anzubauen.
Im berühmten Karmelitergeist *(Spiritus Melissae compositus)* – von Mönchen des Karmeliterordens im 17. Jahrhundert erstmals hergestellt – ist die wichtigste Zutat ein Melissenauszug, der zusammen mit Gewürznelken, Muskat und Zimt in Alkohol (!) angesetzt wird. Schon manche ältere Dame, die Karmelitergeist als Allheilmittel regelmäßig zu sich nahm, wurde – ohne es zu bemerken – davon abhängig.
Die moderne Wissenschaft hat die beruhigende, krampflösende, galletreibende, appetitanregende und entblähende Wirkung der Melisse längst bestätigt; 1988 wurde sie zur Heilpflanze des Jahres gewählt.

Ihres Duftes wegen wurde die Melisse schon in der Antike von Griechen, Römern und Arabern angebaut. Bald galt sie als wichtige Heil- und Gewürzpflanze.

Das Öl gegen Unruhe und Streß

Einer befreundeten Krankenschwester erzählte ich, daß sich Melissen-Öl – zusammen mit Rosen-Öl – wegen seiner beruhigenden, schmerzlindernden und gleichzeitig antiviralen Eigenschaften besonders gut zur Heilung von Patienten eigne, die an der sehr schmerzhaften Gürtelrose (Zoster) leiden. Sie machte einen Versuch und setzte diese ätherischen Öle, nach Absprache mit dem Arzt, bei ihren Patienten ein. Ihre Beobachtung ergab, daß diese Patienten nach der Anwendung von Melissen- und Rosen-Öl weit weniger Schmerz- und Beruhigungsmittel benötigten als zuvor und daß es zu einer rascheren Ausheilung der Beschwerden kam.
In meiner Praxis verwende ich Melissen-Öl aufgrund seiner nervenberuhigenden Wirkung besonders gerne für hypermotorische Kinder; auch bei älteren nervösen Patienten kann ich mit

Das frische, nach Zitrone duftende Melissen-Öl ist Balsam für nervöse Kinder und hilft den strapazierten Nerven der Erwachsenen.

diesem ätherischen Öl immer wieder gute Erfolge erzielen. Melissen-Öl wirkt im seelischen Bereich beruhigend, ausgleichend, stärkend und belebend, im körperlichen Bereich antiviral, antibakteriell, entkrampfend, entblähend und ebenfalls beruhigend. Bei Verdauungsbeschwerden verordne ich übrigens lieber Melissentee als Melissen-Öl. Der Tee ist um vieles billiger und hat außerdem auf das Verdauungssystem eine bessere Wirkung als das Melissen-Öl.

Melissen-Öl
wirkt im körperlichen Bereich antiviral, antibakteriell, schmerzlindernd, entkrampfend, beruhigend, entblähend, galletreibend, appetitanregend; im seelischen Bereich ausgleichend, beruhigend, stärkend und belebend.

Über das Öl: 100 % reines Melissen-Öl gehört zu den kostbarsten und teuersten ätherischen Ölen. Für 10 ml müssen Sie derzeit etwa 312 DM bezahlen! Man braucht sehr große Mengen, um 1 kg ätherisches Öl zu gewinnen. Leider wird deshalb von vielen Händlern *Oleum melissae indicum* – ein Citronellagras-Öl, das mit Melissenblättern destilliert wird – fälschlicherweise als Melissen-Öl verkauft. Dieses Öl ist zwar viel billiger, hat jedoch keinesfalls die gleiche Heilwirkung wie reines Melissen-Öl.
Wichtig: Ich rate Ihnen deshalb, beim Kauf von Melissen-Öl genau auf die Angaben des Herstellers zu achten. Auf dem Fläschchen muß entweder »100 % Melisse« stehen oder – wenn es gemischt ist – zum Beispiel »30 % Melisse mit 70 % Citronellagras *(Cymbopogon nardus)*«, was dann natürlich weniger wirksam ist als das 100%ige Melissen-Öl.

Aus 5 bis 8 Tonnen ganzem Kraut der *Melissa officinalis*, vor dem Aufblühen geerntet, gewinnt man durch Wasserdampfdestillation 1 kg ätherisches Öl; es ist flüssig, klar, mit einem frischen, zitronenartigen, krautigen Duft.
Melissen-Öl harmoniert gut mit Myrte, Rose, Neroli, Lavendel, Zitrone, Grapefruit, Rosenholz, Kamille, Cistrose, Tea-Tree und Geranie.

Anwendung • Zum Helfen und Heilen: bei Halsschmerzen (Seite 116), Husten und Bronchitis (Seite 118), Keuchhusten (Seite 120), Nervenentzündungen (Seite 124), nervösem Hautjucken (Seite 126), Herpes labialis (Seite 127), Gürtelrose (Seite 128), Windpocken (Seite 128), Soor (Seite 129), Beschwerden während der Wechseljahre (Seite 138), Blasenentzündung (Seite 140); bei Schlafstörungen (Seite 145), Schlafstörungen und »seelischem Bauweh« bei Kindern (Seite 146 und 147), Ängsten (Seite 150). • ***Zum Pflegen und Wohlfühlen:*** in Haarshampoos (Seite 154), Gesichtswässern (Seite 155) und Duftlampen.

Mimosen-Öl

Empfindsam wie eine Mimose

Das kraftvolle Erwachen der Natur zu neuem Leben habe ich nie wieder so eindrucksvoll erlebt wie bei meinem ersten Frühjahrsurlaub in der Provence: Als wir in Vioune, in der Nähe von Draguignan, ankamen, regnete es in Strömen, und die Landschaft war wie in einen grauen Mantel gehüllt – meine Enttäuschung war natürlich groß. Am nächsten Morgen aber erstrahlte die Natur im schönsten Sonnenlicht, und rund um unser Haus und so weit der Blick reichte stand alles in voller Blüte und duftete. Es war wie ein Zauber.

Einmal hatte ich das Glück, das duftende Wunder der Mimosenblüte im Frühling zu erleben…

Auf ausgedehnten Spaziergängen entdeckte ich bald einen Hain mit Mimosenbäumen, die gerade voll erblüht waren – inmitten des zarten Grüns der Frühlingslandschaft plötzlich ein strahlend gelber Fleck! Ihr Anblick und ihr bezaubernder Duft waren überwältigend. Unter diesen Bäumen zu stehen, gab mir das Gefühl, in wohligduftende Watte gepackt zu sein.

Wir machten dort Rast und beobachteten lange Zeit fasziniert das Spiel des Windes mit den zarten Blättern und Blüten. Es schien, als ob sie sich tänzerisch leicht und sanft bewegten – es war wie der Tanz von Elfen…

Seitdem kann ich gut verstehen, warum man sagt, jemand sei »zart und empfindsam wie eine Mimose«.

Über die Pflanze: *Acacia decurrens var. dealbata;* Schmetterlingsblütler (Fabaceae).

Der Mimosenbaum trägt zarte, gefiederte, bläulich-grüne Blätter und sonnengelbe Blütenstände, die sich traubenförmig wie winzige Wattebällchen aneinanderreihen; er blüht im Frühjahr. Seine Heimat ist wahrscheinlich Australien.

Der Mimosenbaum mit seinen zarten Blättern gedeiht nur auf kieselhaltigem Boden.

Herkunft: Norditalien (Piemont), Marokko; dort auch wildwachsend, ebenso in den Wäldern von Südfrankreich (Provence).

Das Öl – Rarität mit zauberhaftem Duft

Das ätherische Öl der Mimose mit seinem zauberhaften Duft ist etwas Besonderes unter den ätherischen Ölen und bei uns noch weitgehend unbekannt. Durch seine nur sehr geringe Ausbeute (0,8 %) ist echtes Mimosen-Öl eine Rarität und dazu nicht ganz billig. Häufig wird es deshalb auf synthetischem Weg hergestellt (Leitfaden für den richtigen Einkauf, Seite 24).

Der so besondere Duft des Mimosen-Öls hilft vor allem zarten, empfindsamen Menschen.

Ich verwende Mimosen-Öl in meiner Praxis gerne als Bestandteil von Körperölen bei der Massage und fand dabei heraus, daß es vor allem blonden, zarten, ängstlichen Menschen durch seine erheiternde, stimmungsaufhellende Wirkung eine große Hilfe sein kann.
Die Parfumindustrie verwendet hauptsächlich synthetischen Mimosenduft für jugendlich-leichte, blumig-zarte Parfums und Parfumkompositionen.
In der Parfumstadt Grasse/Südfrankreich kann man sogar Rubbel-Ansichtskarten mit – natürlich ebenfalls künstlichem – Mimosenduft kaufen.

Über das Öl (Absolue): Durch Extraktion (Seite 22) der Blüten der *Acacia dealbata* gewinnt man das »Concrète«, aus dem das wächserne Absolue hergestellt wird.
Es ist ein gelbes, zähflüssiges ätherisches Öl mit einem bezaubernden warmen, süßen, zarten, blumigen Duft.
Die Gesamtheit seiner Inhaltsstoffe ist bisher noch weitgehend unbekannt.

Mimosen-Öl
wirkt im seelischen Bereich erheiternd, stimmungsaufhellend, ausgleichend, ermutigend.

Wichtig: Mimosen-Öl hat eine festere Konsistenz. Deshalb liegt manchem Fläschchen ein Plastikspatel bei. Aber auch mit einem Glasstäbchen (aus dem Fachhandel) kann man solche dickflüssigen Öle gut entnehmen und dosieren.
Ich nehme die Menge, die an dem Spatel oder Glasstäbchen haften bleibt – das entspricht etwa einem Tropfen –, und schwenke sie im Trägeröl aus.
Als Badezusatz verwendet, löst sich Mimosen-Öl besser in Honig als in Sahne.
In der Duftlampe lösen Sie das Öl mit ein wenig Alkohol auf, bevor Sie Wasser in die Lampe geben.

Mimosen-Öl harmoniert gut mit allen Zitrus-Ölen sowie mit Rose, Vanille, Sandelholz, Rosenholz, Immortelle und Geranie.

Anwendung • Zum Helfen und Heilen: bei großer Empfindsamkeit und mangelndem Selbstvertrauen (Seite 147). • ***Zum Pflegen und Wohlfühlen:*** in Körperölen (Seite 156), Bädern (Seite 156), Damenparfums (Seite 162) und in der Duftlampe (Seite 163).

Muskatellersalbei-Öl

Berauschender Blütenduft

Eine Abbildung des Muskatellersalbei finden Sie auf Seite 57.

Meine erste Begegnung mit dem Muskatellersalbei hatte ich während einer Studienreise durch Italien, als ich eine Destille in der Region Parma besuchte. Dort werden viele verschiedene Duftpflanzen unter kontrolliert-biologischen Bedingungen angebaut.
Der Muskatellersalbei stand gerade in voller Blüte, und vor meinen Augen breitete sich ein Teppich in den zartesten rosa bis lila Farbtönen aus. Die Luft war erfüllt von einem würzigen, fast berauschenden Duft und dem Summen von Tausenden von Bienen. Hier erwachte meine Liebe zu dieser Pflanze.

Über die Pflanze: *Salvia sclarea;* Lippenblütler (Lamiaceae).
Der Muskatellersalbei ist eine etwa 1 Meter hohe Staude mit großen rauhen, grau-grünen Blättern, die auf der Erde eine Rosette bilden; daraus wächst ein kräftiger Stengel, der sich in mehrere Seitentriebe verzweigt. Blütezeit ist von Mai bis September; die Farben der Blüten reichen vom zartesten Rosa über Violett und Lila bis zu Magenta und Blau.
Der Muskatellersalbei gehört zu den Pflanzen, bei denen sowohl die Blüten als auch die Blätter einen starken Duft verströmen. Auf der Oberseite der großen, samtigen Blätter lassen sich die empfindlichen Ölzellen erkennen.
Herkunft: Der Anbau lohnt sich nur in klimatisch sicheren Zonen, da bereits ein kräftiger Regenschauer die Ölzellen zerreißen und so die Ernte vernichten kann. Die Heimat des Muskatellersalbei war sehr wahrscheinlich die griechische Insel Kreta. Heute wächst er wild im gesamten Mittelmeerraum und in England; angebaut wird er in Rußland, Frankreich, Italien, im ehemaligen Jugoslawien und in Spanien.

Zugang zu Geistern und Göttern

Vor 2000 Jahren nutzten die Kelten den Muskatellersalbei als Zugang zu ihren spirituellen Kräften.

Daß der Muskatellersalbei eine berauschende Wirkung hat, wußten vor über zweitausend Jahren schon die Kelten: Sie stellten Tees und wäßrige Auszüge her, die sie bei ihren religiösen Zeremonien tranken, um sich in rituelle Rauschzustände zu versetzen.
Aus der Überlieferung geht hervor, daß diese Rauschzustände in ihrem Erscheinungsbild einem epileptischen Anfall sehr ähnelten. Epilepsie galt als die »Krankheit der Götter« und man glaub-

Muskatellersalbei wurde früher von den Weinbauern zwischen die Reben gepflanzt und zum Aromatisieren und Veredeln der Weine genutzt.

te, daß die von der »heiligen Krankheit« Befallenen einen besonderen Zugang zu den Geistern und Göttern hatten.
Heutige Untersuchungen haben ergeben, daß es durchaus möglich ist, mit extrem hochdosiertem Muskatellersalbei einen epileptischen Anfall hervorzurufen. Diese Tatsache hat jedoch leider zu schwerwiegenden Mißverständnissen geführt; in manchen Aromatherapie-Büchern gibt es unsinnige Hinweise, die davor warnen, das ätherische Öl des Muskatellersalbei bei Menschen mit Veranlagung zur Epilepsie anzuwenden. Richtig dosiert aber wirkt es – im seelischen wie im körperlichen Bereich – vor allem entspannend und entkrampfend.
Mancher Winzer benutzte übrigens früher den Muskatellersalbei, um seinen minderwertigen Wein geschmacklich aufzubessern, so daß er dem echten Muskatellerwein ähnelte. Für manchen Weintrinker hatte dieser Wein dann unangenehme Folgen – aber zu dem übermäßig starken Rausch kam es sicher nicht durch den (sehr geringen) Anteil Muskatellersalbei, sondern weil der Wein nun so gut schmeckte und man viel zuviel von dem guten Tropfen trank ...

Das Öl für die inspirierte Entspannung

Das Öl des Muskatellersalbei löst Verkrampfungen, weckt die Kreativität und bringt neue Farben in das Zusammenleben zweier Menschen.

Ein Teil meiner therapeutischen Tätigkeit besteht in Partnerschafts- und Lebensberatung, bei der es häufig gilt, Mißverständnisse und Verhärtungen zu klären und aufzuarbeiten. Dabei ist Muskatellersalbei-Öl eine wertvolle Hilfe; durch seine entkrampfende und entspannende Wirkung eignet es sich vorzüglich, unsichtbare Mauern aufzulösen und neue Energien freizusetzen. Zugleich wirkt es vitalisierend, anregend, inspirierend, erotisierend. Kurz, dieses Öl ist mein »Geheimtip« bei Partnerschaftsproblemen, denn es regt die Phantasie an und aktiviert die kreativen Kräfte, die das Zusammenleben wieder lebendiger und farbenfroher werden lassen.
Darüber hinaus gilt das Muskatellersalbei-Öl vor allem bei streßbedingten Erkrankungen als eines der am stärksten entspannenden ätherischen Öl der Aromatherapie und ist damit *das* ätherische Öl unserer Zeit.
Muskatellersalbei-Öl ist als interessante Herznote (Seite 159) in vielen Herrenparfums beliebt.

Über das Öl: Aus 100 kg blühendem Kraut der *Salvia sclarea* gewinnt man durch Wasserdampfdestillation 1 kg farbloses ätherisches Öl, das einen warmen, würzigen, frischen, leicht harzigen Duft hat.

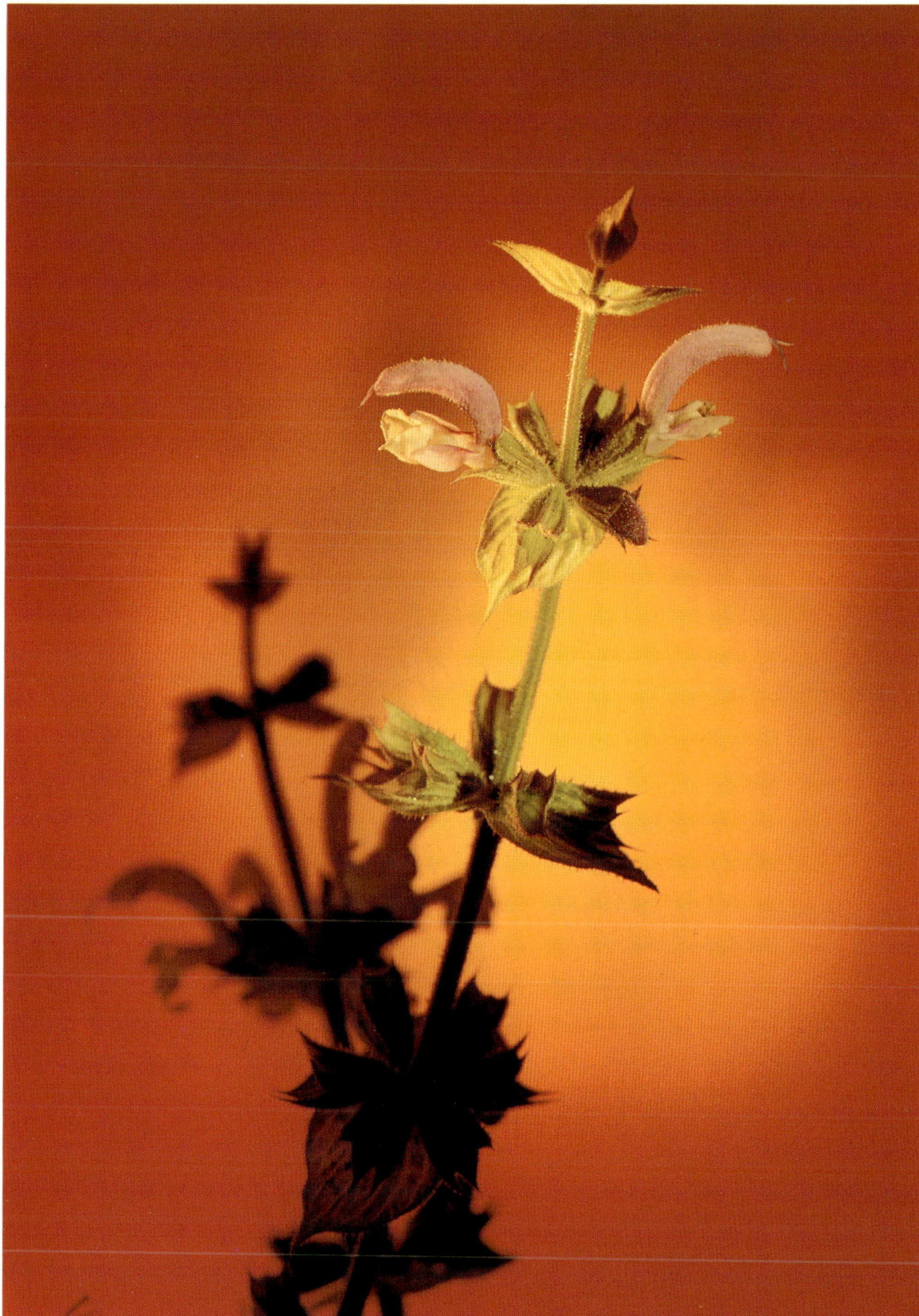

Muskatellersalbei

Wichtig: Der Muskatellersalbei ist botanisch mit dem Gewöhnlichen Salbei *(Salbei officinalis)* verwandt, die ätherischen Öle der beiden sind jedoch sehr verschieden und dürfen nicht verwechselt werden: Das ätherische Öl des Salbei officinalis enthält bis zu 45 % *Thujon* (Seite 19), das bei nicht sachgerechtem Umgang zu einer Vergiftung führen und abtreibend (abortiv) wirken kann.

Muskatellersalbei-Öl *wirkt im seelischen und körperlichen Bereich entkrampfend, entspannend; vitalisierend, anregend, inspirierend, erotisierend.*

Muskatellersalbei-Öl harmoniert gut mit Jasmin, Sandelholz, Lavendel, Bergamotte, Neroli, Pfefferminze, Zedernholz, Rose, Kamille, Geranie und Zitrone.

Anwendung • Zum Helfen und Heilen: zur Vorbeugung von Erkältungskrankheiten (Seite 116), bei Husten und Bronchitis (Seite 118), Keuchhusten (Seite 120), Asthma (Seite 120), erhöhtem Blutdruck (Seite 121), Kopfschmerzen (Seite 122), Muskelschmerzen und Verletzungen (Seite 123), Blähungen (Seite 134), bei Menstruationsbeschwerden (Seite 138), Beschwerden während der Wechseljahre (Seite 138), Blasenentzündung (Seite 140), zur Geburtsvorbereitung und bei der Geburt (Seite 142); bei nervös bedingten Muskelverspannungen (Seite 145), großer Empfindsamkeit, mangelndem Selbstvertrauen (Seite 147), depressiven Verstimmungen (Seite 148). • ***Zum Pflegen und Wohlfühlen:*** in Haarwässern (Seite 154), Herrenparfums (Seite 162), Rasierwässern (Seite 162) und Duftlampen (Seite 163).

Neroli-Öl

Bitterorangen in Blüte

Der vielseitige Bitterorangenbaum liefert uns verschiedene Duftstoffe. Aus den Blüten wird das Neroli-Öl hergestellt, aus Blättern, kleinen Zweigen und unreifen Früchten gewinnt man das Petit-Grain-Öl (Seite 103) und aus den Fruchtschalen Bitterorangen-Öl.

Vor vielen Jahren lud mich eine Freundin ein, die im Botanischen Garten arbeitet, sie dort zu besuchen. Sie wollte mir etwas Besonderes zeigen und führte mich zu einem großen Gewächshaus. Dort bat sie mich, die Augen zu schließen und mich beim Eintreten nur auf das Riechen zu konzentrieren.

Es war umwerfend – der ganze Raum war erfüllt von einem unbeschreiblich eigenwilligen, kraftvoll-schönen Duft. Die Bitterorangenbäume standen in voller Blüte. Strahlend weiße, kräftige Blütenkelche schmückten die Bäume – es war wie im Traum. Mit dem ätherischen Neroli-Öl habe ich zum Glück die Möglichkeit, mir diesen Traum ins Zimmer zu holen.

Über die Pflanze: *Citrus bigaradia Risso;* Rautengewächse (Rutaceae).
Volksname: Pomeranze
Der Bitterorangenbaum wird bis zu fünf Meter hoch, hat Dornen, lederartige Blätter und große weiße kräftige Blüten. Er blüht während des ganzen Jahres; die besten Blüten zur Herstellung des Neroli-Öls trägt er allerdings erst nach zwanzig Jahren. Sie verströmen einen exotischen, fast betäubenden Duft.
Herkunft: Italien, Marokko, Tunesien, Algerien, Ägypten und Frankreich.

Um die Bitterorangenbäume vor starken Winden zu schützen, pflanzt man in Tunis schnellwachsende Zypressen um die Plantagen.

Duft-Öl mit langer Tradition

Im alten China war man von dem Duft der Blüten so fasziniert, daß man ihn bereits damals mit einer einfachen Methode »einfing« – die Blüten wurden in fettes Öl gelegt – und zum Parfumieren von Bädern nutzte. Im 12. Jahrhundert n. Chr. berichtet Chang Shin-nan über die Gewinnung des ätherischen Öls durch Wasserdampfdestillation der Blüten.
Bei uns war das bittere Orangen-Öl schon im 16. Jahrhundert bekannt und beliebt und wurde ein Jahrhundert später unter dem Namen »Neroli« zum Modeparfum dieser Zeit – es war der Lieblingsduft der Herzogin Flavia Orsini, Prinzessin von Neroli. Seither ist es wichtiger Bestandteil vieler Duftkompositionen.
Neroli-Öl gehört zu den wichtigsten ätherischen Ölen in der Parfumherstellung und bildet die Grundlage für den typischen Duft des »Eau de Cologne« (Kölnisch Wasser 4711), das seit 1763 in unveränderter Weise hergestellt wird. Kaiser Napoleon liebte das Eau de Cologne, das er in großen Mengen auf seinen Feldzügen mit sich führte und verschwenderisch gebrauchte. Auch Goethe war ein großer Liebhaber dieses besonderen Duftwassers.

Schon seit drei Jahrhunderten ist Neroli-Öl einer der begehrtesten Duftstoffe in der Parfum- und Kosmetikindustrie. Auch Napoleon und Goethe waren von seinem Duft fasziniert.

Das Öl, das entspannt und beruhigt

Aufgrund seiner außergewöhnlich beruhigenden Wirkung setze ich Neroli-Öl vor allem dann ein, wenn es gilt, Ängste abzubauen, die durch seelische Verletzungen – etwa Schock – ausgelöst wurden. Es wirkt beruhigend, entspannend und stimmungsaufhellend.
Orangenblütenwasser oder -hydrolat, das als Kondenswasser bei der Destillation des Neroli-Öls abfällt, nennt man auch das »Eau de Fleurs d'Oranger«. In der Kosmetik wird es häufig zur Herstellung von wertvollen Gesichtswässern, Cremes und Körperölen verwendet.

Neroli-Öl
wirkt im seelischen Bereich beruhigend, entspannend, stimmungsaufhellend; im körperlichen Bereich beruhigend und entkrampfend.

Über das Öl: Die Herstellung des ätherischen Öls ist sehr arbeitsaufwendig, da jede Blüte sorgfältig von Hand gepflückt werden muß und nur die sich gerade öffnenden Blüten verwendet werden dürfen. Dies erklärt auch seinen hohen Preis: 10 ml kosten derzeit etwa 160,– DM.
Aus 1000 kg Blüten des *Citrus bigaradia* gewinnt man durch Wasserdampfdestillation 1 kg ätherisches Öl. Es ist zartgelb; Neroli-Öl aus Marokko hat eine kraftvoll frische, blumige Note mit einem warmen Unterton, während Neroli-Öl aus Sizilien, das zum Teil aus Wildsammlung stammt, spritziger ist.
Neroli-Öl harmoniert gut mit allen ätherischen Ölen.

Anwendung • Zum Helfen und Heilen: bei Kopfschmerzen (Seite 122), Hautjucken (Seite 126), rissiger, aufgesprungener Haut (Seite 129), Beschwerden während der Wechseljahre (Seite 138), Übelkeit in der Schwangerschaft (Seite 141), Schwangerschaftsstreifen (Seite 141), zur Geburtsvorbereitung (Seite 142); bei nervös bedingten Muskelverspannungen (Seite 145), depressiven Verstimmungen (Seite 148), Ängsten (Seite 149), Suchterkrankungen (Seite 151). • ***Zum Pflegen und Wohlfühlen:*** in Gesichtscremes (Seite 155), Herren- und Damenparfums (Seite 162), Rasierwässern (Seite 162), in der Sauna (Seite 158) und in der Duftlampe (Seite 163).

Pfefferminz-Öl

Pfefferminze = Gesundheit und Frische

Eine Abbildung der Pfefferminze finden Sie auf Seite 137.

Mit der Pfefferminze verband ich als Kind ausschließlich Tee, Bonbons, Kaugummi und Zahnpasta – sie stand für »Gesundheit, Sauberkeit und Frische«. Wie erstaunt war ich, als ich in England zum Lammbraten Minzsauce serviert bekam, die hervorragend schmeckte.
Daß die Minze im Essen auch einen durchaus praktischen Nutzen hat, erkannte ich erst später, als ich mich mit der Pflanze näher befaßte und ihre umfangreiche Wirkungsweise kennenlernte; die große verdauungsfördernde Heilkraft der Pfefferminze war schon den alten Griechen, Römern und Ägyptern bekannt.

Über die Pflanze: Echte Pfefferminze – *Mentha piperita L.;* Lippenblütler (Lamiaceae).

Volksnamen: Aderminze, Edelminze, Gartenminze, Teeminze, Englische Minze.

Die Pfefferminze ist eine Staude mit oberirdischen Ausläufern, deren glatte Blätter mit Öldrüsenschuppen versehen sind. Während der Blütezeit von Juni bis August trägt sie kleine lilafarbene Blüten.

Es gibt viele verschiedene Minzarten, die sich häufig untereinander kreuzen und deshalb nur schwer voneinander zu unterscheiden sind. Die bekannteste und für die Aromatherapie wichtigste Minze ist die Echte Pfefferminze, eine Kreuzung, die zum erstenmal vor 300 Jahren in England gezüchtet wurde.

Erste genaue botanische Beschreibungen der Pfefferminze stammen aus dem 17. Jahrhundert aus England. Im Herbarium des British Museum in London sind jahrhundertealte konservierte Exemplare der Echten Pfefferminze zu sehen.

Weitere Minzsorten

Neben vielen anderen Minzsorten gibt es noch die Krause Minze oder Spearmint *(Mentha spicata),* die Poleiminze oder Penny Royal *(Mentha pulegium)* und die Ackerminze *(Mentha arvensis).*

- Geruch und Geschmack der Krausen Minze *(Mentha spicata)* kennen wir von Zahnpasta und Kaugummi, die mit dieser Minzart aromatisiert werden; sie enthält kein Menthol.
- Die Poleiminze oder Penny Royal *(Mentha pulegium)* ist ein großes Heilmittel, gehört aber ausschließlich in die Hände erfahrener Therapeuten. Schwangere müssen Poleiminze meiden, da sie durch ihren hohen Anteil *Pulegon* (Keton, Seite 19) – ein Nervengift – zu Übererregbarkeit und Krämpfen der Gebärmuttermuskulatur führen kann. Früher nutzte man die Poleiminze zur Abtreibung, und so erklärt sich, warum sie in keinem Hexenstrauß fehlen durfte. Allerdings hat sie in der dann notwendigen hohen Dosierung sehr starke Nebenwirkungen auf das gesamte Nervensystem.

Die Poleiminze ist für Schwangere tabu, weil sie stark abtreibend wirken kann.

Die abortive Wirkung der Poleiminze ist so stark, daß jeder Bauer unglücklich ist, wenn sie auf seinem Weideland wächst, da er befürchten muß, daß trächtige Kühe, die diese Pflanze in großen Mengen fressen, vorzeitig ihre Kälber verlieren.

- Von der Ackerminze *(Mentha arvensis)* kommt das japanische Minz- oder Arvensis-Öl (»Japanisches Heilpflanzen-Öl«), das ein ähnliches Wirkungsspektrum wie das Echte Pfefferminz-Öl hat.

Das Verdauungs- und Erkältungs-Öl

Die Pfefferminze ist eine der wenigen Pflanzen, deren Heilkräfte ausschließlich in ihrem ätherischen Öl liegen. Ihr frischer Duft wird vom *Menthol* bestimmt, dessen Anteil zwischen 50 und 90 % ausmacht und in reiner Form ein klarer, fester Kristall ist, der hauptsächlich für starke Pfefferminzbonbons, Salben und Inhalationspräparate verwendet wird.

Das ätherische Öl der Pfefferminze ist ein ausgezeichnetes Mittel vor allem bei Verdauungsbeschwerden wie Koliken, Durchfall und Erbrechen, da es eine stark krampflösende Wirkung auf die Magen- und Darmmuskulatur ausübt.
Außerdem ist Pfefferminz-Öl – neben vielen weiteren Anwendungsbereichen – sehr hilfreich sowohl zur Vorbeugung als auch zur Behandlung von Erkältungskrankheiten, weil es die körpereigenen Abwehrkräfte anregt.

Wichtig: Bei Pfefferminz-Öl ist die richtige Dosierung entscheidend. Bitte halten Sie sich genau an die in den Rezepten angegebenen Mengen.
Für Kinder bis 6 Jahre ist die Anwendung von Pfefferminz-Öl nur bedingt erlaubt; die entsprechenden Hinweise finden Sie in den Anwendungen.

Pfefferminz-Öl
wirkt im körperlichen Bereich entkrampfend, entblähend, abwehrstärkend, antibakteriell, antiviral, antimykotisch, entzündungshemmend, entgiftend, reinigend, zellerneuernd, durchblutungsfördernd, fiebersenkend, schweißtreibend, erwärmend und kühlend; außerdem klärend und erfrischend für den Geist.

Über das Öl: Aus 100 kg leicht angetrocknetem Kraut der *Mentha piperita* gewinnt man durch Wasserdampfdestillation 1 kg klares, frisch duftendes ätherisches Öl.
Zu den größten Produzenten von Pfefferminz-Öl zählen die USA, Japan, Brasilien, Spanien, Italien, England, Frankreich, Marokko, China, Paraguay, Indien und Australien. Das Pfefferminz-Öl aus England und Italien gilt als das qualitativ beste und läßt sich durch seine Milde wunderbar in der Aromatherapie einsetzen.
Pfefferminz-Öl ist neben Tea-Tree-Öl das einzige ätherische Öl, das ich auch *für die innerliche Einnahme* empfehlen kann. Achten Sie also beim Einkauf darauf, *nur wirklich reines, rückstandsfreies, Echtes Pfefferminz-Öl* zu bekommen (Leitfaden für den richtigen Einkauf, Seite 23)!
In der Homöopathie gilt Pfefferminz-Öl – wie auch der Pfefferminz-Tee – als Antidot (Gegenmittel). Während meiner langjährigen Praxis konnte ich diese Wirkung allerdings nicht bestätigen. Wenn Sie sich nicht sicher sind, sprechen Sie darüber mit Ihrem Heilpraktiker oder Arzt.
Pfefferminz-Öl harmoniert gut mit Lavendel, Tea-Tree, Cajeput, Rosmarin und Grapefruit.

Anwendung • Zum Helfen und Heilen: bei Halsschmerzen (Seite 116), Schnupfen (Seite 117), Husten und Bronchitis (Seite 118), Fieber (Seite 119), Kopfschmerzen (Seite 122), Sportverletzungen und Wunden (Seite 123), Akne und unreiner Haut (Seite 127), zur Zahnpflege (Seite 133), bei Magen- und Darmproblemen (Seite 134), Übelkeit (Seite 135), Übelkeit während der Schwangerschaft (Seite 141); bei körperlicher und geistiger Erschöpfung (Seite 143), Konzentrationsschwierigkeiten (Seite 144), Müdigkeit und Antriebsschwäche (Seite 143). • ***Zum Pflegen und Wohlfühlen:*** in der Sauna (Seite 158) und in Duftlampen. • ***In Küche und Haushalt:*** zur Ungezieferabwehr (Seite 171).

Rosen-Öl

Die Rose – Inbegriff von Schönheit und Vollendung

Diese Blume, eine wahre Königin, der seit Jahrhunderten Verehrung und Bewunderung entgegengebracht wird, ist der Inbegriff von Schönheit und Vollendung. Alles an ihr ist harmonisch, und ihr Duft ist vollkommen. Es heißt, daß kein anderer Duft unser Herz so stark berührt wie der Duft der Rose, die schließlich auch als Symbol der Liebe gilt.

Eine türkische Legende erzählt, daß aus der Liebe einer Nachtigall zu einer weißen Rose die rote Rose entsprang: Der Vogel drückte sich in verzehrender Sehnsucht nach ihrem Duft so fest an einen Rosenbusch, daß er sich an den Dornen verletzte und sein Blut die weißen Blüten rot verfärbte ...

In unserem Garten fand ich vor vielen Jahren ein unscheinbares Pflänzchen, das an einer Stelle stand, wo es mich beim Anlegen unseres Gartens störte. Also riß ich es heraus und steckte es in der Nähe unseres Gartentors einfach wieder in die Erde, ohne mich weiter darum zu kümmern.
Im nächsten Sommer, ich hatte das Pflänzchen fast vergessen, blühte es eines Tages – aus dem lieblos behandelten Zweig hatte sich eine Rose entwickelt. Dankbar pflegte ich sie von nun an, und mit der Zeit wuchs daraus ein Rosenbusch, der inzwischen einen herrlichen Bogen über unserem Gartentürchen bildet. Jedes Jahr ist er über und über voller Blüten, die einen betörenden Duft verbreiten; mit seinen Früchten, den Hagebutten, ist er im Herbst und Winter für viele Vögel zu einer wichtigen Futterstelle geworden. Das erinnert mich immer an meine Kindheit: Ich mußte für meine Großmutter nämlich jedes Jahr die Hagebutten sammeln, aus denen sie dann Hagebuttenwein und Marmelade machte – eine wichtige Vitaminquelle in der Winterszeit.

Über die Pflanze: *Rosa damascena; Rosa centifolia (*Mairose, Rose de Mai); Rosengewächse (Rosaceae).
Sie blühen während der Monate Mai und Juni.
Herkunft: Rosa damascena aus Bulgarien, der Türkei, Marokko und Rußland (Krimrose); *Rosa centifolia* aus der Gegend von Grasse/Südfrankreich (berühmt für die Gewinnung der kostbaren »Essence concrète« und des »Absolue« aus der Mairose), aus Indien sowie ein Teil der marokkanischen Ernte.

Rosenanbau und -ernte

Aus dreißig Rosenblüten gewinnt man nur einen einzigen Tropfen Rosen-Öl. Wenn die Bulgaren etwas als besonders wertvoll ansehen, sagen sie, es sei »teuer wie Rosen-Öl«.

Am Fuße des Balkangebirges in Bulgarien liegt das größte Rosenanbaugebiet der Welt. Seit Jahrhunderten baut man dort die *Rosa damascena* an, einen heckenrosenähnlichen Strauch mit rosafarbenen, vollen Blüten, der besonders gut im Schutz von Gebirgsketten auf sandigem, steinigem Boden gedeiht.

Am Rande des Taurusgebirges in der Türkei liegt das zweitgrößte Anbaugebiet der Welt für die *Rosa damascena*. Im Rahmen einer Studienreise hatte ich das Glück, zur Rosenernte in der Nähe der Stadt Isparta eingeladen zu werden, wo man die Rosen nach biologischen Bedingungen kultiviert und verarbeitet.

Die Haupterntezeit ist sehr kurz, nur 30 bis 40 Tage im Mai und Juni – es ist die Zeit, in der es dort überall nach Rosen duftet. Dann muß die ganze Familie beim Pflücken helfen; schon in der Morgendämmerung sind alle unterwegs, um nach alter Tradition jede einzelne Rosenblüte mit der Hand zu ernten. An einem Tag ging ich in aller Frühe mit aufs Feld. Während der Arbeit – auf den Feldern und später in der Destille – waren wir ständig umgeben von diesem unbeschreiblichen, betörenden Rosenduft, der mich tief berührte.

Das Pflücken ist stets ein Wettlauf mit der Zeit, denn mit zunehmender Sonnenerwärmung verflüchtigen sich die ätherischen Öle der Blüten. Deshalb sehen es die Bauern auch am liebsten, wenn zur Erntezeit der Himmel bedeckt ist und nur wenig Wind geht, weil dann der Ertrag an Rosen-Öl höher ist.

Die geernteten Rosenblüten müssen sofort zur Destille gebracht werden. Gleich in der Nähe der Rosenfelder, eindrucksvoll mitten im Gebirgswald, steht die Destille meiner Gastgeber: In neun großen Kupferkesseln mit Holzbefeuerung werden die Rosenblüten nach alter Tradition destilliert. Diese Kupferkessel haben ein Fassungsvermögen von 20 bis 75 kg Rosenblättern – die richtige Größe, um Rosen-Öl in optimaler Qualität zu erzeugen. Die Bauern sagen, die beste Ausbeute habe man bei Vollmond.

Am niedrigsten ist die Ausbeute bei Saisonbeginn: Die Gesamtproduktion dieses einen Tages Ende Mai, den ich miterleben konnte, betrug zu meinem Erstaunen schließlich nur 8 ml Rosen-Öl. Mir wurde erst da so richtig bewußt, wie kostbar Rosen-Öl ist und warum es so teuer ist.

Auf dem Weltmarkt wird echtes Rosen-Öl mit etwa 10 000 DM pro kg gehandelt.

Als »Nebenprodukt« bei der Destillation des Rosen-Öls gewinnt man Rosenwasser (Hydrolat, Seite 22), das einen ähnlich intensiven Duft hat wie das jeweilige Rosen-Öl, aus dem es gewonnen wird. Seine Heilkraft ist mit der des Öls durchaus vergleichbar.

Rosen-Öl – Heilmittel und Würzöl

Es heißt, daß der große arabische Arzt und Philosph Avicenna (um 980 bis 1037) die Destillation des ätherischen Öls aus den Rosenblüten entwickelt hat.
In der moslemischen und der fernöstlichen Medizin sind Rosen-Öl und Rosenwasser noch heute wichtige Heilmittel. Bulgarischen und russischen Forschungsarbeiten über die Wirksamkeit des Rosen-Öls ist es zu verdanken, daß sowohl Aromatherapeuten als auch die moderne Schulmedizin dieses wertvolle Öl wiederentdeckt haben.
Im Orient ist es bis heute Tradition, ein festliches Mahl mit Rosenwasser zuzubereiten. Seit dem 13. Jahrhundert spielen Rosen-Öl und Rosenwasser auch in der europäischen Küche beim Würzen von Suppen und Saucen eine große Rolle. Marzipan, Nachspeisen und Konditorwaren werden damit heute noch von den großen Köchen raffiniert aromatisiert.

Nicht nur Rosen-Öl, sondern auch Rosenwasser wird in der Heilkunst und in der Küche gleichermaßen geschätzt.

Eines der komplexesten Öle

Rosen-Öl, eines der komplexesten ätherischen Öle, enthält mehr als 400 chemische Verbindungen, die noch längst nicht alle identifiziert sind. Es ist eine der wichtigsten Grundlagen bei der Herstellung von Kosmetika und kostbaren Parfums. Es gehört zu den hautfreundlichsten ätherischen Ölen und ist für jeden Hauttyp und für jede Altersstufe geeignet. Mit Rosen-Öl können Sie wunderbar duftende Gesichtscremes und Körperöle herstellen.
Mit Rosen-Öl und Rosenwasser lassen sich auch zauberhafte Rezepte für Bowlen, Liköre, Tees, Suppen, Honig, Sirup und Joghurtgetränke kreieren.
Rosen-Öl hat eine stark harmonisierende, ausgleichende Wirkung, es zählt zu den weiblichsten und den erotisierendsten Ölen. Die Kraft dieses Öls vermag Verhärtungen aufzubrechen und das Herz zu öffnen für sich selbst und für andere. Es ist ein hervorragendes Heilmittel und wird, wie auch das Rosenwasser und die Vitamin-C-reichen Früchte der Rose, die Hagebutten, überall in der Heilkunde eingesetzt.
Die Eigenschaften von Rosen-Öl und Rosenwasser sind so vielfältiger Natur, daß ich beide mit am häufigsten in meiner Praxis verwende.

Früher glaubte man, Kranke würden geheilt, wenn man sie unter einem Rosenbogen hindurchträgt. Ist es Zufall, daß in alten Krankenhausgärten und Sanatorien ganze Laubengänge mit Rosenbögen zu finden sind?

Über das Öl: Aus 5000 kg Rosenblüten gewinnt man durch Wasserdampfdestillation etwa 1 kg Rosen-Öl. Das ätherische Öl der *Rosa damascena* ist hell und klar, seinen Duft empfinde ich als warm, schwer und betörend. Das ätherische Öl der *Rosa centifolia* (Mairose), ein Absolue, ist orangefarben und duftet lieblich, leicht und blumig.

Wichtig: Reinheit und Echtheit des Rosen-Öls und des Rosenwassers wie auch der richtige Umgang mit diesen kostbaren Substanzen sind von entscheidender Bedeutung für ihre therapeutische Wirkung.

Wie guter Wein gewinnt Rosen-Öl bei richtiger Lagerung mit der Zeit an Tiefe und Schwere.

Da Rosen-Öl nach der Gewinnung weiterreift und dabei blumig-fruchtig-süß duftende Verbindungen bildet, gewinnt der Duft im Lauf der Zeit an Tiefe und Schwere. Um diesen Reifungsprozeß nicht zu stören, sollten Sie Rosen-Öl nur in dunklen Flaschen aufbewahren, um es vor Licht zu schützen. Vermeiden Sie häufigen Temperaturwechsel und unnötiges Öffnen der Fläschchen, um die Wirkkraft des Öls nicht durch vermehrten Sauerstoffkontakt zu schmälern (Seite 25).

Rosen-Öl harmoniert sehr gut mit allen anderen ätherischen Ölen. Dabei fällt mir immer wieder auf, daß sich die Heilwirkung aller ätherischen Öle oft erst in der Verbindung mit Rosen-Öl voll entfaltet.

> ***Rosen-Öl***
> *wirkt im körperlichen Bereich antiviral, antiseptisch, entkrampfend, beruhigend, entzündungshemmend, wundheilend, insektenabweisend; im seelischen Bereich harmonisierend, ausgleichend, öffnend, aphrodisierend.*
>
> ***Rosenwasser***
> *wirkt ebenso wie Rosen-Öl, im körperlichen Bereich zusätzlich kühlend.*

Anwendung • Zum Helfen und Heilen: bei Fieber (Seite 119), Kreislaufbeschwerden (hoher Blutdruck, Seite 121), Augenbeschwerden (Seite 121), Kopfschmerzen (Seite 122), Nervenentzündungen (Seite 124), Hautentzündungen (Seite 126), Herpes labialis (Seite 127), Gürtelrose (Seite 128), Windpocken (Seite 128), Soor (Seite 129), rissiger, aufgesprungener Haut (Seite 129), Kopfläusen (Seite 132), zur Zahnpflege (Seite 133), bei Menstruationsbeschwerden (Seite 138), Beschwerden während der Wechseljahre (Seite 138), Lymphstau nach Brustamputation (Seite 139), Entzündungen im Vaginalbereich (Seite 139), Schwangerschaftsstreifen (Seite 141), zur Geburtsvorbereitung und bei der Geburt (Seite 142), bei Brustdrüsenentzündung (Seite 143); zur Babymassage (Seite 143); bei nervös bedingten Muskelverspannungen (Seite 145), Schlafstörungen (Seite 145), Schlafstörungen bei Kindern (Seite 146), depressiven Verstimmungen (Seite 148 und 149), Ängsten (Seite 150 und Seite 151), Suchterkrankungen (Seite 151). ***• Zum Pflegen und Wohlfühlen:*** in Damenparfums (Seite 162), Gesichtscremes (Seite 155), Körperölen (Seite 156), Bädern (Seite 156) und in der Duftlampe (Seite 163). ***• In Küche und Haushalt:*** in der Rosen-Bowle (Seite 169) und im Rosen-Lassi (indisches Erfrischungsgetränk, Seite 170).

Rosmarin-Öl

Rosmarin – heilig und heilkräftig

Seit Jahrtausenden gilt der Rosmarin als starkes Heilmittel und als magisches Kraut; viel Sagenhaftes erzählt man sich von ihm. Der Duft des ätherischen Öls ist heiß und feurig; die Pflanze dagegen wirkt eher herb, majestätisch-kühl und trägt überraschend kleine luftige, elfenhaft zarte Blüten; nicht von ungefähr wird dem Rosmarin nachgesagt, er habe eine große Anziehungskraft auf Elfen und andere Lichtgeister.

Eine Abbildung des Rosmarins finden Sie auf Seite 69.

Seinen Namen verdankt der Rosmarin den Römern, die ihn als *ros maris* (= Meerestau) bezeichneten. Sie glaubten, daß der Tau, der sich nachts auf den Pflanzen niederschlägt, den würzigen Duft hervorrufe.

In ägyptischen Pharaonengräbern fand man Rosmarinzweige als Grabbeigaben; im antiken Griechenland nannte man den intensiv duftenden Rosmarin »Libanotis« oder »Dendrolibanon«, was dem Wort »Weihrauch« entspricht. Er war der Göttin Aphrodite geweiht, und für religiöse Riten verbrannte die ärmere Bevölkerung seine Zweige anstelle von echtem Weihrauch, der damals nur der reichen Oberschicht zugänglich war – Rosmarin galt als »Weihrauch der Armen«. Die Römer schmückten nicht nur ihre Götterstatuen mit Rosmarinzweigen, auch in die Siegerkränze der Gladiatoren flochten sie Rosmarin ein.

Noch heute werden Rosmarinzweige traditionell bei Hochzeiten (im Brautstrauß) und bei Beerdigungen verwendet – als Symbol für Liebe, Treue und Vergänglichkeit.

Zugleich war der Rosmarin in diesen Ländern schon damals eine der wichtigsten Heilpflanzen.

Benediktinermönche brachten ihn im Mittelalter über die Alpen nach Deutschland. Hier glaubten die Menschen, der Rosmarin könne die Lebenden und auch die Toten vor bösen Geistern schützen (siehe auch Seite 84).

Bald entdeckte man seine überragende desinfizierende Wirkung und räucherte Krankenstuben damit aus: Im Pestjahr 1348 nutzten die Ärzte den Rosmarin – wie auch Angelika, Lavendel und Zitrone – zum Schutz vor Ansteckung und zur Desinfektion der Kranken.

In der Küche verwendete man ihn zur Aromatisierung und Konservierung.

Rosmarinhonig

Rosmarin nutzte ich früher – entweder getrocknet oder als Topfpflanze – ausschließlich als Tee oder als Gewürz für die Küche. Erst bei einem Aufenthalt in Frankreich lernte ich diesen interessanten Strauch kennen. Ich war sehr erstaunt, als ich ihn dort auch zur Weihnachtszeit Blüten tragen sah. Natürlich konnte ich seinen Duft noch nicht wahrnehmen – den verströmt er erst an heißeren Tagen –, doch die vielen Bienen, die ihn umschwirrten, hatten ihn längst bemerkt. Jetzt verstand ich, warum Monsieur Olive, ein alter Freund und Hobbyimker, immer schon zum Ende des Winters reinen Rosmarinhonig gewinnen konnte. Es ist der erste Honig, den man von guten Imkern in Südfrankreich im Frühjahr kaufen kann, und dazu eine Rarität, denn es gibt nicht mehr viele Imker, die sich die Mühe machen und ihre Bienenstöcke in das karge, felsige und unwegsame Gelände stellen, auf dem der Rosmarin wächst.

Ein Trost für diejenigen, die keinen Rosmarin-Honig bekommen – Sie können ihn selbst herstellen: Mischen Sie unter 500 Gramm guten Bienenhonig 1 bis 2 Tropfen Rosmarin-Öl (nicht mehr, sonst wird das Aroma zu stark!).

Über die Pflanze: *Rosmarinus officinalis;* Lippenblütler (Lamiaceae).
Volksnamen: Antonskraut, Meerestau, Krankenkraut, Hochzeitsblümchen.
Der Rosmarinstrauch liebt karge, felsige, trockene und sonnige Plätze und blüht hauptsächlich zwischen März und Mai. Als immergrüner Strauch trägt er schmale, längliche, ledrig-grüne Blätter, die an Tannennadeln erinnern. Zwischen den Blättern sitzen dichtgedrängt zarte hellblaue Blüten. Bei starker Sonneneinwirkung oder bei Berührung verströmt der Strauch einen kampferartigen Duft.
Interessant ist, daß Rosmarin und Thymian den Kontakt zueinander meiden, obwohl beide als Lippenblütler »verwandt« sind und gleichermaßen auf steinig-trockenen Hängen und Hochflächen gedeihen. Ich konnte immer wieder beobachten, daß dort, wo Rosmarin wächst, kein Thymian anzutreffen ist und umgekehrt.
Herkunft: gesamter Mittelmeerraum.

Der Duft, der die Lebensgeister weckt

Rosmarin-Öl ist das am stärksten anregend wirkende ätherische Öl – eine ideale Hilfe für viele meiner Patienten, die unter niedrigem Blutdruck leiden oder als »Morgenmuffel« den Tag nur schwer beginnen können.
Rosmarin-Öl bietet ein gutes Beispiel dafür, wie wichtig die richtige Anwendung ätherischer Öle ist. So warnt etwa der berühmte französische Aromatherapeut Jean Valnet (Bücher, die weiterhelfen, Seite 172) davor, Rosmarin-Öl hochdosiert bei Epileptikern anzuwenden, da dies einen epileptischen Anfall auslösen kann. In geringer Dosierung dagegen wirkt es entkrampfend und wird gerade deshalb zur Behandlung der Epilepsie einge-

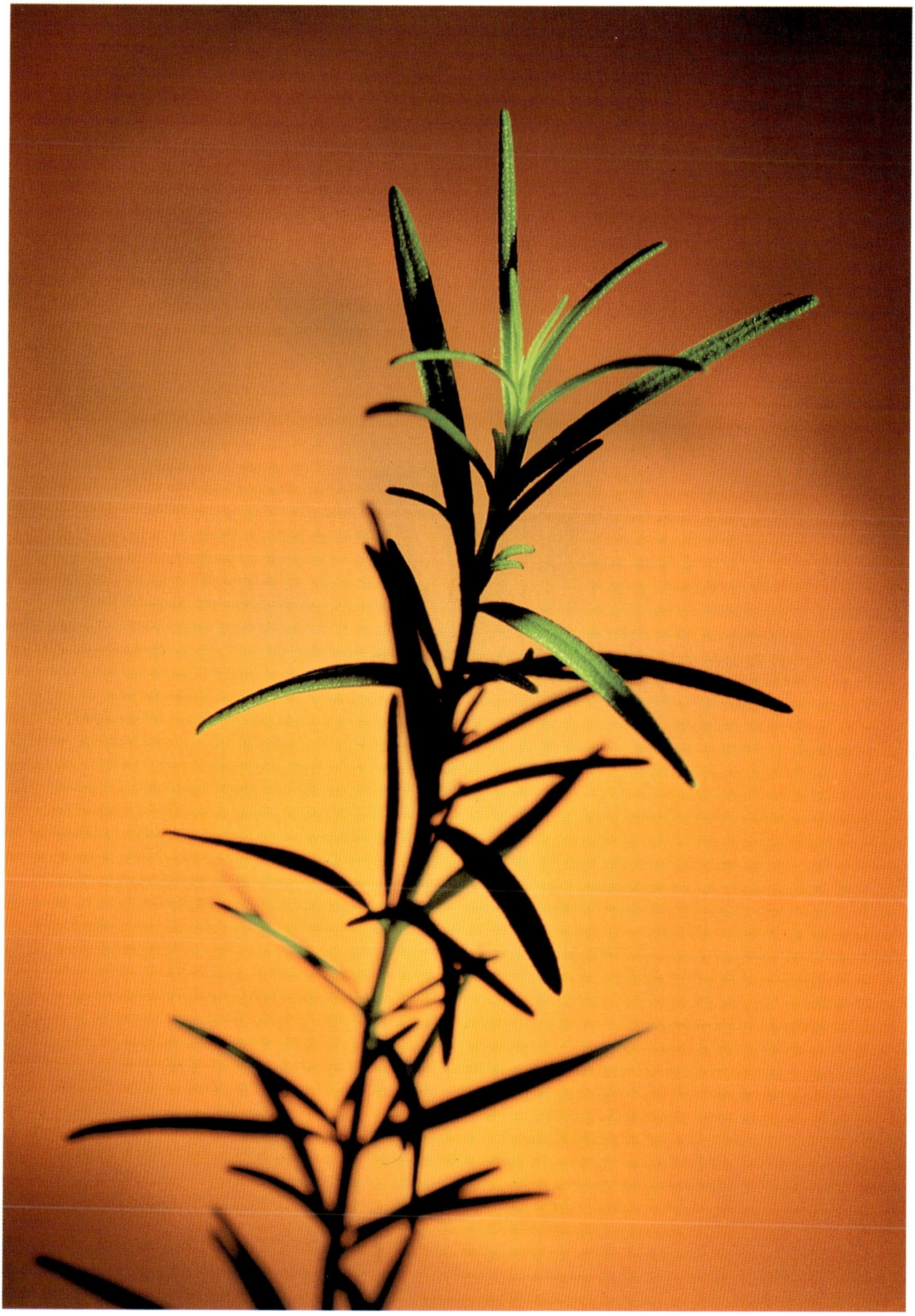

Rosmarin

setzt. Dies ist keinesfalls ein Widerspruch – hier zeigt sich vielmehr, wie sorgsam man mit der Dosierung ätherischer Öle umgehen muß (Seite 114).
Neben seiner kreislaufanregenden Hilfe wirkt Rosmarin-Öl stark antiseptisch (keimtötend), schmerzlindernd, durchblutungsfördernd, blutdrucksteigernd und regt den Stoffwechsel an.
Im geistig-seelischen Bereich wirkt es anregend, gedächtnisstärkend und konzentrationsfördernd.
In der Kosmetik wird Rosmarin-Öl durch seine erfrischende, belebende Wirkung häufig in Gesichts- und Rasierwässern, für Haarshampoos und in Parfums verwendet.

Wichtig: Aufgrund seiner anregenden Wirkung darf Rosmarin-Öl nur in geringer Dosierung angewendet werden. Bitte halten Sie sich genau an die in den Rezepten angegebenen Mengen.

Rosmarin-Öl
wirkt im körperlichen Bereich stark kreislaufanregend, durchblutungsfördernd, stoffwechselanregend, entkrampfend, schmerzlindernd, stark antiseptisch; im seelischen Bereich anregend, gedächtnisstärkend, konzentrationsfördernd.

Über das Öl: Aus etwa 80 kg blühendem Kraut des *Rosmarinus officinalis 1,8 Cineol* gewinnt man durch Wasserdampfdestillation 1 kg ätherisches Öl – farblos bis schwach-gelb und kampferartig duftend.
Rosmarin-Öl harmoniert gut mit Grapefruit, Limette, Muskatellersalbei, Ysop, Pfeffer, Ingwer, Wacholder, Pfefferminze, Basilikum, Zirbelkiefer und Zedernholz.

Anwendung • Zum Helfen und Heilen: bei Schnupfen (Seite 117), niedrigem Blutdruck (Seite 121), Sportverletzungen und Wunden (Seite 123), Kopfläusen (Seite 132), Cellulite (Seite 135), Menstruationsbeschwerden (Seite 138), Übelkeit während der Schwangerschaft (Seite 141); bei körperlicher und geistiger Erschöpfung (Seite 143). • ***Zum Pflegen und Wohlfühlen:*** in Haarshampoos (Seite 154), Gesichtswässern (Seite 155) und in der Duftlampe. • ***In Küche und Haushalt:*** als Gewürz und im Würzöl (Seite 167).

Tea-Tree-Öl

Geschichte(n) vom Teebaum

Seinen englischen Namen »Tea-Tree« soll der Baum von Captain Cook und Joseph Banks bekommen haben, die während einer ihrer Forschungsreisen 1876 auch nach Australien kamen.

Vermutlich waren es die australischen Eingeborenen, die den Seeleuten zeigten, daß man aus den Blättern eines bestimmten Baumes einen Tee brühen und ihn als Heilmittel gegen viele Beschwerden nutzen konnte; die Schiffsmannschaft wußte den erfrischenden, heilsamen Tee nach den erlittenen Entbehrungen auf ihrer langen Seereise sehr zu schätzen.

Der Teebaum, aus dessen Blättern das Tea-Tree-Öl gewonnen wird, ist übrigens nicht mit den Teesträuchern (Theaceae) verwandt, die den schwarzen und grünen Tee liefern.

Es gibt einen See in Australien, dem schon immer große Heilkräfte nachgesagt wurden, denn ein Bad in diesem See befreite die Menschen von verschiedenen Leiden. Die wundersame Wirkung des Wassers sprach sich schnell herum, der See wurde bald zu einem Anziehungspunkt für viele Kranke. Die Erklärung dafür ist einfach: An den Ufern dieses Sees stehen viele Tea-Tree-Bäume, deren Blätter ins Wasser fallen. Die starke Sonneneinwirkung bewirkt einen wäßrigen Auszug der Tea-Tree-Blätter und damit die große Heilkraft des Wassers.

Über die Pflanze: *Melaleuca alternifolia;* Myrtengewächse (Myrtaceae).
Der Baum ist etwa sechs Meter hoch, trägt schmale, federartige Blätter und wächst in tropischem und subtropischem Klima.
Herkunft: Neusüdwales/Australien (von hier kommt das qualitativ beste Tea-Tree-Öl) und Simbabwe/Afrika.

Heil-Öl für alle Fälle

Die herausragenden medizinischen Eigenschaften dieses ätherischen Öls waren lange Zeit nur den australischen Eingeborenen und einigen wenigen weißen Siedlern im nördlichen Neusüdwales bekannt. Inzwischen ist Tea-Tree-Öl eines der am längsten und besten erforschten ätherischen Öle.

Meine erste Erfahrung mit Tea-Tree-Öl machte ich während eines Sommerurlaubs, als mein Mann von einem unbekannten Insekt in die Oberlippe gestochen wurde. Die Lippe schwoll sofort stark an und schmerzte. Ich betupfte sie mehrmals mit unverdünntem Tea-Tree-Öl – der Schmerz ließ sofort nach, und ich konnte zusehen, wie sich die Schwellung zurückbildete. Die gleiche Erfahrung machte ich im nächsten Jahr, als eine heftige Mückenplage auch unsere Nachbarn nicht verschonte – mein Verbrauch an Tea-Tree-Öl stieg in diesem Sommer sprunghaft an. Seit dieser Zeit ist ein kleines Fläschchen Tea-Tree-Öl unser ständiger Reisebegleiter.

Der Geruch von Tea-Tree-Öl ist zwar etwas gewöhnungsbedürftig, man nimmt ihn aber gerne in Kauf wegen der außergewöhnlichen Heilkraft des Öls.

In meiner Praxis habe ich das Tea-Tree-Öl als eines der wunderbarsten Heilmittel erlebt; seine vorzügliche keimtötende (antiseptische), virenabtötende (antivirale) und pilzabtötende (antimykotische) Wirkung kann ich täglich vielfach nutzen.

Ein großer Vorteil dieses Öls ist, daß es, auch unverdünnt auf eine offene Wunde aufgetragen, nicht brennt.

Wichtig: Kaufen Sie nur wirklich reines und rückstandsfreies Tea-Tree-Öl, damit Sie es ohne Bedenken unverdünnt direkt auf die Haut auftragen und auch in offene Wunden geben können. (Leitfaden für den richtigen Einkauf, Seite 23.)

Über das Öl: Aus 100 kg Blättern der *Melaleuca alternifolia* gewinnt man durch Wasserdampfdestillation 1 kg ätherisches Öl – farblos bis hellgelb, mit einem würzigen Geruch, der an Lorbeer erinnert.
Tea-Tree-Öl harmoniert gut mit Rosen- und Lavendel-Öl.
In diesen Mischungen läßt sich auch der etwas strenge Geruch und Geschmack des Tea-Trees mildern.

Tea-Tree-Öl
wirkt im körperlichen Bereich antibakteriell, antiviral, antimykotisch, entzündungshemmend, juckreiz- und schmerzlindernd, abschwellend, hautschonend.

Anwendung • Zum Helfen und Heilen: bei Halsschmerzen (Seite 116), Schnupfen (Seite 117), Husten und Bronchitis (Seite 118), Ohrenschmerzen (Seite 118), Fieber (Seite 119), Sportverletzungen und Wunden (Seite 123), Hautjucken (Seite 126), Akne (Seite 127), Herpes labialis (Seite 127), Gürtelrose (Seite 128), Windpocken (Seite 128), Soor (Seite 129), Ulcus cruris und Decubitus (Seite 129), rissiger, aufgesprungener Haut (Seite 129), Nagelbettentzündung (Seite 130), Fußpilz (Seite 130), Warzen (Seite 130), bei Verbrennungen und Verbrühungen (Seite 131), gegen Insektenstiche (Seite 132), Zecken (Seite 132), Kopfläuse (Seite 132); zur Zahnpflege (Seite 133); bei Hämorrhoiden (Seite 136), Entzündungen im Vaginalbereich (Seite 139), Blasenentzündung (Seite 140), Wasseransammlungen in den Beinen (Seite 141), Wochenfluß (Seite 142). • ***In Küche und Haushalt:*** gegen Ungeziefer, Ekzeme, Wunden und Geschwüre von Hunden und Katzen (Seite 171); gegen Ungeziefer auf Pflanzen (Seite 171).

Thymian-Öl

Thymian in Südfrankreich

Lange kannte ich Thymian nur in getrockneter Form als Gewürz oder als Tee in Erkältungsmischungen.
Richtig kennen und schätzen lernte ich Thymian erst in Südfrankreich – zuerst den Duft, später die Wirkung: Bei einer Wanderung im Frühsommer kam ich an einen felsigen sonnen-

beschienenen Hang, der über und über mit Thymian bewachsen war. Mit jedem Schritt nahm ich den würzigen Geruch intensiver wahr. Der Duft fesselte mich so sehr, daß ich einfach nicht mehr weitergehen konnte, sondern mich mitten in diesen mit kleinen, rosafarbenen Blüten übersäten Pflanzenteppich setzen mußte. Die Luft war voll von dem würzigen Duft und dem Summen der vielen Bienen, die an den Blüten saßen.
Nach und nach lernte ich in Gesprächen mit Einheimischen vieles über die umfangreichen Anwendungsmöglichkeiten des Thymians kennen. Sie verwenden ihn zum Konservieren ihrer Speisen, zur Abwehr von Ungeziefer im Haus und für ihre geliebten Schnecken: Nach Regentagen fleißig gesammelt, werden sie in Holzbehältern zwei Wochen lang nur mit Thymian und Weißbrot gefüttert, um ihre Därme zu reinigen; erst danach werden sie als Mahlzeit zubereitet.

Thymian ist ein hervorragendes Gewürz – oft kombiniert mit Oregano – gibt er ein köstliches Aroma und eignet sich durch seine verdauungsfördernde Wirkung insbesondere für schwere, fette Gerichte.

Über die Pflanze: Thymian rot – *Thymus vulgaris,* Thymian weiß – *Thymus serpyllum;* Lippenblütler (Lamiaceae).
Volksnamen: Quendel, Demut, Immenkraut, Gartenthymian, Echter Thymian, Zimis.
Der Thymian ist ein runder buschiger Zwergstrauch mit vierkantigen Stengeln und nur wenige Millimeter großen Blättern; der ährenförmige Blütenstand trägt rosa, blaßpurpurfarbene oder weiße Blüten. Er blüht von Mai bis Juli.
Seine Heimat ist das westliche Mittelmeergebiet.
Herkunft: Südfrankreich, Spanien, Marokko, Türkei und Nordamerika.

Gewürz und Heilkraut seit 4000 Jahren

Alte Aufzeichnungen bezeugen, daß bereits 2000 v. Chr. im heutigen Irak Thymian angebaut wurde; im alten Ägypten wurde er zur Einbalsamierung verwendet.
Das Wort Thymian stammt von dem griechischen *thymus* = Mut. Die alten Griechen bekränzten ihre Krieger mit Thymian, um ihnen Mut zu machen, bevor sie in die Schlacht zogen. Darüber hinaus nutzten sie, ebenso wie die Römer, den Thymian als vielseitiges Heilmittel und Gewürz.
Etwa im 11. Jahrhundert brachten Benediktinermönche, die für ihre Heilkräutergärten bekannt waren, den Thymian über die Alpen zu uns. Seither ist er ebenso beliebt als Gewürz wie als unentbehrlicher Zusatz in Heiltees und Heilbädern.
Erste schriftliche Aufzeichnungen über die Heilwirkung des Thymians sind uns von der berühmten mittelalterlichen Mystikerin und Ärztin Hildegard von Bingen überliefert.

»Jungfernzucht« – so wurde Thymian früher bei uns im Volksmund auch genannt, denn sein Duft bewahrte angeblich die jungen Mädchen und Frauen vor »erotischem Verlangen« …

Das Öl – ein überragendes Antiseptikum

Das würzig duftende Thymian-Öl schützt vor Ansteckung und hilft bei vielen Beschwerden und Krankheiten. Als Gewürz-Öl ist es zudem ein Gewinn für jede Küche.

Thymian-Öl übertrifft mit seiner vorzüglichen keimtötenden Wirkung viele andere Antiseptika (keimtötende Mittel) und ist deshalb oft in Desinfektionsseifen enthalten.
Lucien Caves, Arzt und Aromatherapeut, der die Wirksamkeit der ätherischen Öle gegen Bakterien und Schimmelpilze erforschte, fand heraus, daß mehrere ätherische Öle in verschiedener Konzentration imstande sind, jegliches Wachstum von Mikroben in Fleischbouillon zu unterdrücken. Von überragender Bedeutung erwies sich dabei das Thymian-Öl, das noch in tausendfacher Verdünnung wirksam ist.
Darüber hinaus wirkt Thymian-Öl verdauungsfördernd, appetitanregend, blutdrucksteigernd, abwehrsteigernd, schleimlösend und durchblutungsfördernd.
Als interessante Herz-(Gewürz-)note (Seite 159) ist Thymian-Öl in vielen Parfums, Rasier- und Gesichtswässern enthalten.

Wichtig: Weißes Thymian-Öl ist milder als rotes Thymian-Öl und wird deshalb von Kindern und empfindlich reagierenden Menschen besser vertragen.
Da Thymian-Öl auch in hoher Verdünnung sehr wirksam ist, genügt eine geringe Dosierung.

Thymian-Öl
wirkt im körperlichen Bereich stark antiseptisch, abwehrsteigernd, schleimlösend, durchblutungsfördernd, blutdrucksteigernd, verdauungsfördernd, appetitanregend; außerdem gedächtnissteigernd.

Über das Öl: Aus 120 kg blühendem Thymiankraut gewinnt man durch Wasserdampfdestillation 1 kg ätherisches Öl – das Öl des roten Thymian *(Thymus vulgaris Thymol)* ist rötlich, das des weißen Thymian *(Thymus serpyllum)* ist klar; der Duft ist durchdringend würzig.
Thymian-Öl harmoniert gut mit Zitrone, Rosmarin, Lavendel und Pfefferminze. Thymian-Öl mit Rosen-Öl gemischt ergibt einen starken blumigen Duft.

Anwendung • Zum Helfen und Heilen: zur Vorbeugung von Erkältungskrankheiten (Seite 116), bei Halsschmerzen (Seite 116), Schnupfen (Seite 117), Husten und Bronchitis (Seite 118), Keuchhusten (Seite 120), Asthma (Seite 120), Sportverletzungen und Wunden (Seite 124), Akne (Seite 127), Fußpilz (Seite 130), zur Zahnpflege (Seite 133), bei Blasenentzündung (Seite 140). • ***In Küche und Haushalt:*** als Gewürz und im Würzöl (Seite 167); zum Putzen (Seite 170); gegen Ungeziefer von Hunden und Katzen (Seite 171); gegen Ungeziefer auf Pflanzen (Seite 171).

Tonka-Öl

Weihnachten, Christstollen ...

Vor etwa 20 Jahren habe ich zum ersten Mal von der Tonkabohne gehört: Jedes Jahr zur Weihnachtszeit kaufte ich unsere Christstollen bei Herrn Trautner, einem Konditor in München. Es waren besondere Stollen, die einen überwältigenden Duft verbreiteten, wie ich ihn nirgendwo sonst gerochen hatte. Das war nicht Zimt, nicht Nelke, nicht Kardamom, nicht Vanille ... und doch hatte ich das Gefühl, von all diesen Düften umgeben zu sein.

Jedes Jahr wieder freute ich mich auf Herrn Trautners Christstollen, und als er irgendwann aus Altersgründen sein Geschäft schließen mußte, beschloß ich, all meinen Charme einzusetzen und ihn um sein Stollenrezept zu bitten. Eines Tages drückte er mir feierlich sein Rezept in die Hand, das er auf einen Karton geschrieben hatte, und erklärte genau, wie ich den Teig zuzubereiten hätte. Dann zog er ein kleines Gläschen aus der Hosentasche, das er mir andächtig mit der Bemerkung überreichte, dies sei etwas Besonderes, und ich dürfe davon nur eine Messerspitze in den Teig geben. Vorsichtig öffnete ich das Glas, und da war er wieder – dieser so unbeschreibliche Duft! Natürlich wollte ich wissen, was das sei, und er sagte: »Das ist geriebene Tonkabohne – sie kommt aus Brasilien.« Er verriet mir aber nicht, wo ich die Tonkabohne kaufen konnte.

Das Rezept von Herrn Trautners unvergleichlichem Christstollen verrate ich Ihnen auf Seite 168.

Als sich mein Vorrat im Lauf der Jahre verringerte, erzählte ich einer alten Memminger Apothekerin davon. Ja, sie kenne die Tonkabohne und ihre erotisierende, berauschende Wirkung sehr gut, sagte sie und verriet mir, daß sie seit vielen Jahren für einen Klosterbruder dessen Schnupftabak mit Tonka aromatisiere und daß es für sie kein Problem sei, mir einige dieser getrockneten Tonkabohnen zu besorgen. Seither lasse ich sie in meinem Haushalt nie mehr ausgehen.

Auch im Himalajagebiet backt man übrigens mit Tonka – ein Freund erzählte mir, daß ihm dort Tonkaplätzchen angeboten wurden, die eine stimulierende Wirkung haben sollen.

Über die Pflanze: *Dipterix odorata;* Schmetterlingsblütler (Leguminosae).

Tonkabohnen sind die Samen des 20 bis 25 Meter hohen wildwachsenden Tonkabaums, der in Nordamerika, Südamerika (Venezuela, Brasilien), auf den Guayanas, in Asien und in Afrika (Nigeria) wächst.

Der Duft der unerfüllten Sehnsüchte

Den wunderbaren Duft der Tonkabohne habe ich später auch im Tonka Absolue wiedergefunden – er läßt sich am ehesten als »Duft der unerfüllten Sehnsüchte« umschreiben. Mit ihm habe ich schon viele bezaubernde Duftmischungen für Parfums, Rasierwässer, Bäder, Körperöle und die Duftlampe gemixt.

Tonka-Öl
wirkt im seelischen Bereich erotisierend, stimulierend, wohltuend.

Über das Öl (Absolue): Das Tonka Absolue gewinnt man im Extraktionsverfahren (Seite 22) aus den großen gemahlenen, fetthaltigen Bohnen des *Dipterix odorata* durch Behandlung mit 75- bis 80%igem Alkohol; es ist dunkelbraun, zähflüssig und hat einen herrlich warmen Duft. (Tips für den Umgang mit zähflüssigen Ölen siehe Seite 161, für den Einkauf Seite 24.)
Tonka Absolue harmoniert gut mit Rose, Iris, Neroli, Vanille, Benzoe Siam, Styrax, Vetiver, Eisenkraut, Ylang-Ylang, Kardamom, Sandelholz, Zimt und allen Zitrus-Ölen.

Anwendung • Zum Pflegen und Wohlfühlen: in Bädern (Seite 156), Körperölen (Seite 156), Herren- und Damenparfums (Seite 162) und in der Duftlampe (Seite 163). • ***In Küche und Haushalt:*** als Gewürz im Christstollen (Seite 168).

Vetiver-Öl

Gras mit starken Wurzeln

In Indien wird die Wurzel des Vetivergrases »Cus-Cus« oder »Khas-Khas« – »aromatische Wurzel« – genannt. Es gedeiht am besten in sumpfigem Boden.

Wegen seiner kräftigen, sehr widerstandsfähigen Wurzeln, die sowohl Überschwemmungen als auch Dürreperioden überstehen, baut man das Vetivergras in einigen (sub-)tropischen Ländern als Schutz vor Bodenerosion an.
Die Einheimischen nutzen die Wurzelfasern außerdem zum Flechten von duftenden Matten, mit denen sie Ungeziefer fernhalten, und zum Abdecken ihrer Hütten.

Über die Pflanze: *Vetiveria zizanoides;* Süßgras (Poaceae).
Volksname: Mottenwurzel.
Vetiver ist ein tropisches und subtropisches duftendes Gras mit kräftigen, sehr widerstandsfähigen Wurzeln.
Herkunft: Vetiver kommt ursprünglich von der Insel Réunion, den Seychellen, aus Java und Indien; neuerdings wird es auch auf Haiti, in Angola, Brasilien, China und Japan angebaut.

Das Öl mit der größten Erdungskraft

Der Duft des Vetiver-Öls wirkt wie eine Hand, die uns zu unseren Gefühlen führt. Dieses Öl befreit von zuviel Kopflastigkeit, »erdet« und regeneriert zugleich.

Als ich diesem etwas modrigen, tiefen, erdigen, holzigen Duft das erste Mal begegnete, wußte ich: Das ist *mein* Öl. Ich liebe seinen unverwechselbaren Geruch heute noch ebenso wie vor vielen Jahren; er hat etwas Dunkles, Würziges, das viele Kindheitserinnerungen in mir wachruft – Bilder von modrigen, alten Kellern, in denen man alles mögliche entdecken konnte, oder von etwas unheimlichen Waldspaziergängen, verbunden mit dem Duft von feuchtem Moos und dichtstehender Tannen.
Gleichzeitig hat der Duft dieses Öls etwas Mütterlich-Schützendes. Es ist allerdings ein Geruch, der entweder geliebt oder abgelehnt wird.
Das Öl »erdet« und regeneriert Menschen, die allzu kopflastig sind und holt sie zurück in ihren »Bauch«, zu ihren Gefühlen. Es hilft, innere »Mauern« zu stürzen, die zum Schutz vor Gefühlen aufgebaut wurden, und macht es möglich, daß diese Gefühle wieder gelebt werden können – ohne Angst vor neuer Verletzung.
Vetiver-Öl ist für die Aromatherapie eine große Bereicherung, hauptsächlich bei der Behandlung psychischer Probleme.
In der Parfumindustrie ist Vetiver-Öl ein sehr beliebter Duft, der viele Herrenparfums mit seiner warmen, würzigen Note auf besondere Weise abrundet.

Eine Geschichte aus der Praxis

Mit Vetiver-Öl habe ich bei meinen Patienten schon die bemerkenswertesten Reaktionen erlebt. Die folgende Geschichte ist ein gutes Beispiel für die Wirkung dieses ätherischen Öls:
Eine Patientin kam in die Praxis wegen starken Haarausfalls. Gerade an diesem Morgen mußte ich feststellen, daß mir ein Fläschchen Vetiver-Öl ausgelaufen war. Der Behandlungsraum war erfüllt von seinem Duft, den die Patientin sofort als sehr angenehm und wohltuend empfand. Eigentlich war sie nur gekommen, um von mir ein Mittel gegen ihren Haarausfall zu bekommen, doch als sie nach zwei Stunden die Praxis verließ, hatte sie mir – entgegen ihrer ursprünglichen Absicht – ihr Innerstes offenbart. Plötzlich stand nicht mehr der Haarausfall im Vordergrund, sondern er zeigte sich als ein Symptom für viele seelische Verletzungen, die sie mit Alkohol und allzu reichlichem Essen zu »schlucken« versucht hatte. Von ihrem Kummer hatte sie bis zu diesem Tag niemandem erzählen können. In den folgenden Therapiestunden konnten wir ihre Probleme durch Aromamassagen mit Vetiver-, Grapefruit- und Neroli-Öl, begleitet von einigen Gesprächen, langsam aufarbeiten.

Vetiver hat schon vielen Menschen geholfen, sich zu öffnen und (wieder) Vertrauen zu gewinnen – in sich und andere.

Vetiver-Öl
wirkt im seelischen Bereich erdend, regenerierend, aufbauend, entspannend.

Über das Öl: Aus 50 kg Wurzeln der *Vetiveria zizanoides* gewinnt man durch Wasserdampfdestillation 1 kg ätherisches Öl – dickflüssig (Seite 161), rötlich-braun, mit einem unverwechselbaren warm-würzig-holzig-balsamischen Duft.
Vetiver-Öl harmoniert gut mit fast allen ätherischen Ölen, vor allem mit Zitrus-Ölen und mit Rose, Jasmin und Sandelholz.

Anwendung • Zum Helfen und Heilen: bei Konzentrationsschwierigkeiten (Seite 144), Schlafstörungen (Seite 145), Suchterkrankungen (Seite 151). • ***Zum Pflegen und Wohlfühlen:*** in Herren- und Damenparfums (Seite 162) und in der Duftlampe (Seite 163). • ***In Küche und Haushalt:*** zum Schutz vor Motten (Seite 170).

Ylang-Ylang-Öl

Ein Baum mit heilkräftigen Blüten

Als Heilmittel nutzt man die Ylang-Ylang-Blüten schon seit langer Zeit. Die Molukken stellen aus Kokosfett, Ylang-Ylang- und Curcuma-Blüten eine Salbe mit dem Namen »Borri-Borri« her, die sie als fiebersenkendes Einreibemittel, bei Hauterkrankungen und als Haar- und Körperpflegemittel verwenden.
In Indonesien ist es Brauch, die Blüten des Ylang-Ylang-Baumes in der Hochzeitsnacht über das Bett des Brautpaares zu streuen. Der schwere, betörende Duft der »Blume der Blume« (= Ylang-Ylang) ist den Einheimischen schon von alters her als sexuell besonders anregend bekannt.

Veranlaßt durch die spanischen Kolonialherren, wird auf den Philippinen seit etwa 130 Jahren der Ylang-Ylang-Baum großflächig kultiviert und aus den betörend duftenden Blüten das ätherische Öl destilliert.

Über die Pflanze: *Cananga odorata,* auch: *Cananga odorata genuina* oder *Unona odorantissimum;* Flaschenbaumgewächse (Annonaceae).
Die bis zu 20 Meter hohen Bäume mit den leicht herabhängenden Ästen müssen alle zwei Monate beschnitten werden. Sie tragen schöne gelbe, stark duftende Blüten mit zungenförmiger Krone, die zur Herbstzeit noch vor Sonnenaufgang geerntet werden müssen, damit das wertvolle ätherische Öl erhalten bleibt. Blütezeit ist das ganze Jahr über, die beste Zeit der Ernte ist während der Monate Mai und Juni.
Heimat des Ylang-Ylang-Baumes sind die Philippinen.
Herkunft: Philippinen, Madagaskar, Komoreninseln, Java, Sumatra, Réunion, Sansibar und Haiti.

Eines der weiblichsten Öle

Ylang-Ylang-Öl gilt als eines der weiblichsten unter den ätherischen Ölen und ist seit Jahrzehnten als Herznote in den meisten »orientalisch« duftenden Parfums enthalten.

Vor allem während der dreißiger Jahre liebte man die schweren, orientalischen Düfte, weshalb Ylang-Ylang-Öl damals in keinem Damenparfum fehlen durfte. In dieser Zeit nahm die allgemeine Arbeitslosigkeit rapide zu, und die Menschen mußten plötzlich viele Dinge entbehren; die Rocksäume rutschten wieder nach unten – nach den »wilden Zwanzigern« wurde man wieder prüde. Durch schwere, orientalische Parfums, in denen immer auch Ylang-Ylang enthalten war, konnte man sich dann wenigstens so mit einem Hauch von Luxus umgeben, und die warmen, weichen Duftnoten gestatteten eine Spur von Erotik.

Parfums gibt Ylang-Ylang die orientalische, erotische Note.

Entspannung in hektischen Zeiten

Auch in den letzten Jahren sind die orientalischen Düfte immer beliebter geworden, diesmal aber aus einem anderen Grund: In unserer hektischen Zeit suchen die Menschen vermehrt das Gefühl von Wärme und Geborgenheit, das ihnen der warme, weiche Duft dieses Öls vermittelt.

Die entkrampfende, entspannende und ausgleichende Wirkung des Ylang-Ylang-Öls hilft vor allem im seelischen Bereich.

In meiner Praxis setze ich Ylang-Ylang-Öl deshalb mit Erfolg vor allem bei jenen Menschen ein, die unter starkem Leistungszwang stehen und glauben, keine Zeit und Muße mehr für sich zu haben. Gerade dann eignet sich dieses ätherische Öl ideal für die abendliche Entspannung.

Mit Ylang-Ylang-Öl lassen sich warme, weibliche, erotische Mischungen für die Duftlampe, für Badezusätze oder Körperöle herstellen.

Über das Öl: Aus etwa 50 kg Blüten der *Cananga odorata* gewinnt man durch Wasserdampfdestillation 1 kg ätherisches Öl. Üblich ist, das Ylang-Ylang-Öl in Fraktionen zu destillieren, das heißt, während des Destillationsvorganges werden nacheinander im Abstand von sechs Stunden vier verschiedene ätherische Öle isoliert: Nach sechs Stunden erhält man Ylang-Ylang extra, nach zwölf Stunden Ylang-Ylang I, nach 18 Stunden Ylang-Ylang II, bis nach 24 Stunden Ylang-Ylang III destilliert ist. Seit einiger Zeit steht uns mit »Ylang-Ylang komplett« erstmals ein vollständiges ätherisches Öl aus einer 24stündigen Destillation zur Verfügung, das in seinem Duft wesentlich nuancenreicher ist als die Teilergebnisse.

Ylang-Ylang-Öl
wirkt im seelischen und körperlichen Bereich entkrampfend, entspannend, ausgleichend, erotisierend.

Ylang-Ylang-Öl verwende ich fast ausschließlich in Mischungen mit anderen ätherischen Ölen, denn nicht jeder kommt mit diesem schweren Duft zurecht.

Seine Farbe reicht von hellgelb bis hellorange; der blumig-süße Duft ähnelt ein wenig dem des Jasmins, ist aber viel schwerer und für manche Menschen von geradezu narkotischer Wirkung. In zu hoher Dosierung kann er ekelerregend sein.
Bei Mädchen oder jungen Frauen ist der schwere Duft übrigens im allgemeinen nicht so beliebt, sondern wird eher von Frauen mittleren Alters bevorzugt.

Ylang-Ylang-Öl harmoniert gut mit fast allen ätherischen Ölen, vor allem aber mit Jasmin und Sandelholz; Mischungen mit Zitrus-Ölen verleiht es etwas Sanftes und rundet sie ab.

Anwendung* • *Zum Helfen und Heilen: bei nervösen Magenschmerzen (Seite 135), Menstruationsbeschwerden (Seite 138), Beschwerden während der Wechseljahre (Seite 138); in Pubertätskrisen (Seite 147), bei Ängsten (Seite 149) und bei Suchterkrankungen (Seite 151). • ***Zum Pflegen und Wohlfühlen:*** in Bädern (Seite 156), Damenparfums (Seite 162) und in der Duftlampe (Seite 163).

Zedernholz-Öl

Die Zeder – Baum der Kraft

Eine Abbildung der Zeder finden Sie auf Seite 21.

Vor vielen Jahren habe ich in Südfrankreich einen Zedernhain entdeckt. Wenn ich mich dort für eine Weile unter einen der Bäume setze, spüre ich die Kraft und Ruhe, die von diesen Riesen ausgeht; immer wieder zieht es mich an diesen Ort. Deshalb kann ich gut verstehen, warum die Zeder auch »Baum der Kraft« genannt wird – und Kraft brauchen wir vor allem dann, wenn wir Angst haben.
Im alten Ägypten war das Zedernholz wegen seiner Wetterbeständigkeit, seiner Härte und seiner konservierenden und insektenabweisenden Eigenschaften das am häufigsten verwendete Holz. Leider sind von dem berühmten heiligen Zedernhain im Libanongebirge nur noch etwa 400 dieser großen majestätischen Bäume erhalten geblieben; einige von ihnen sind mehr als 2500 Jahre alt.
In den Pyramiden, den monumentalen Grabanlagen ägyptischer Pharaonen, fanden sich unter den Grabbeigaben auch Gefäße mit jahrtausendealtem Zedernholz-Öl, das die Forscher mit seinem immer noch überwältigenden Duft überraschte.

Über die Pflanze: Libanon-Zeder – *Cedrus libani;* Atlas-Zeder – *Cedrus atlantica Minetti;* Himalaja-Zeder – *Cedrus deodora Loud;* Zypern-Zeder – *Cedrus previfolia;* Kieferngewächse (Pinaceae).
Die Zeder ist ein immergrüner mächtiger Baum, der die anderen Bäume mit seinen ausladenden Ästen weit überragt. Er wächst in Gebirgshöhen von 1500 Metern. Die Anordnung der Nadeln ist ähnlich rosettenförmig wie bei der Lärche, seine Zapfen sitzen auf den Ästen.
Es gibt viele Koniferen (Cupressaceae), zum Beispiel *Thuja* (Lebensbaum) und *Juniperus* (Wacholder), die als »echte Zedern« bezeichnet werden, weil sie in der Holzbeschaffenheit der Zeder gleichen – sie sind immergrün, ihr oft rötliches bis rotes, duftendes Holz verrottet nicht und ist zudem insektenabweisend. Es sind jedoch nur die vier oben genannten Zedernarten, aus denen das echte ätherische Zedernholz-Öl gewonnen wird.
Herkunft: Marokko und Frankreich.

Das Angst-Öl

Wenn sich im Leben eines Menschen große Änderungen vollziehen, wenn er von Altgewohntem loslassen und auf Neues, Unbekanntes zugehen muß, kann das Angst auslösen. Zedernholz-Öl ist ein starker Helfer in solchen einschneidenden Lebenssituationen. Mit seiner aufbauenden Kraft hat es mir, meiner Familie und meinen Patienten im Laufe der Jahre immer wieder große Dienste erwiesen. Dabei habe ich festgestellt, daß seine beruhigende und stärkende Wirkung zu steigern ist, wenn Zedernholz-Öl mit Rosen- und Lavendel-Öl gemischt wird.

Mit seiner aufbauenden Kraft stärkt Zedernholz-Öl unser Selbstvertrauen in schwierigen Situationen und hilft uns, mutig neue Wege zu gehen.

Verwirrspiel ums Thujon

Aus einigen Koniferen – zum Beispiel aus der amerikanischen »Zeder«, einem Wacholder-Gewächs *(Juniperus)* – wird ätherisches Öl gewonnen, das viel *Thujon* (Keton, Seite 19) enthält; in seiner Wirkung hat es wenig mit dem echten Zedernholz-Öl gemeinsam. Diese ätherischen Öle aus Koniferen sollten wegen des Thujon-Gehalts nur von erfahrenen Therapeuten angewendet und dürfen keinesfalls innerlich eingenommen werden! (Siehe auch Poleiminze, Seite 61.)
Da die Koniferen-Öle oft fälschlicherweise als Zedernholz-Öl verkauft werden, finden sich in Aromatherapie-Büchern immer wieder Warnhinweise über eine angeblich abtreibende (abortive) Wirkung des Zedernholz-Öls aufgrund seines Thujon-Gehalts. Diese Warnung beruht auf einer Verwechslung. Echtes Zedernholz-Öl enthält fast kein Thujon!

Echtes Zedernholz-Öl hat keine abtreibende Wirkung, wie manchmal behauptet wird.

Wichtig: Achten Sie beim Einkauf darauf, daß Sie wirklich echtes ätherisches Zedernholz-Öl bekommen (Leitfaden für den richtigen Einkauf, Seite 23).

Zedernholz-Öl
wirkt im seelischen Bereich beruhigend, harmonisierend, aufbauend, stärkend, ermutigend; im körperlichen Bereich antiseptisch, abwehrsteigernd, schleimlösend, reinigend, entspannend.

Über das Öl: Das echte Zedernholz-Öl aus dem Libanon ist schon seit Jahrzehnten nicht mehr im Handel. Es gibt nur noch wenige ältere Parfumeure, die es kennengelernt haben; ihre Augen leuchten und sie kommen ins Schwärmen, wenn sie versuchen, seinen einzigartigen balsamischen Duft zu beschreiben.
Heute wird das echte ätherische Zedernholz-Öl – oder Zedern-Öl, was das gleiche ist – fast ausschließlich aus der Atlas-Zeder *(Cedrus atlantica)* in Marokko und Frankreich gewonnen.
Aus etwa 30 kg Zedernholz gewinnt man durch Wasserdampfdestillation 1 kg ätherisches Öl – leicht honigfarben, mit warmem, holzig-balsamischem Duft.
Zedernholz-Öl harmoniert gut mit allen ätherischen Ölen, vor allem aber mit Rose, Lavendel, Neroli und Bergamotte.

Anwendung • Zum Helfen und Heilen: bei Schnupfen (Seite 117), Husten und Bronchitis (Seite 118), Keuchhusten (Seite 120), Asthma (Seite 120), hohem Blutdruck (Seite 121), Fußpilz (Seite 130), Beschwerden während der Wechseljahre (Seite 138), Schwangerschaftsstreifen (Seite 141), Geburtsvorbereitung und Geburt (Seite 142); bei Schlafstörungen (Seite 145), Schlafstörungen und »seelischem Bauweh« bei Kindern (Seite 146 und 147), Pubertätskrisen (Seite 147), depressiven Verstimmungen (Seite 148), Ängsten (Seite 149), Suchterkrankungen (Seite 151). • ***Zum Pflegen und Wohlfühlen:*** in Haarshampoos (Seite 154), Haarwässern (Seite 154), Parfums, in der Sauna (Seite 158) und in der Duftlampe (Seite 163). • ***In Küche und Haushalt:*** zur Mottenabwehr (Seite 170), gegen Ungeziefer (Seite 171).

Zitronen-Öl

Blüte und Frucht zugleich

Die Zitrone kennt jeder. An den Baum, der diese Früchte trägt, hatte ich allerdings noch nie einen Gedanken verschwendet, bis ich bei einem Weihnachtsurlaub auf der Mittelmeerinsel Malta vor einem Baum mit gelben Früchten stand, der gleichzeitig Blüten trug: ein Zitronenbaum! Noch heute ist mir der berauschende Duft seiner kräftigen, anmutigen Blüten gegenwärtig.

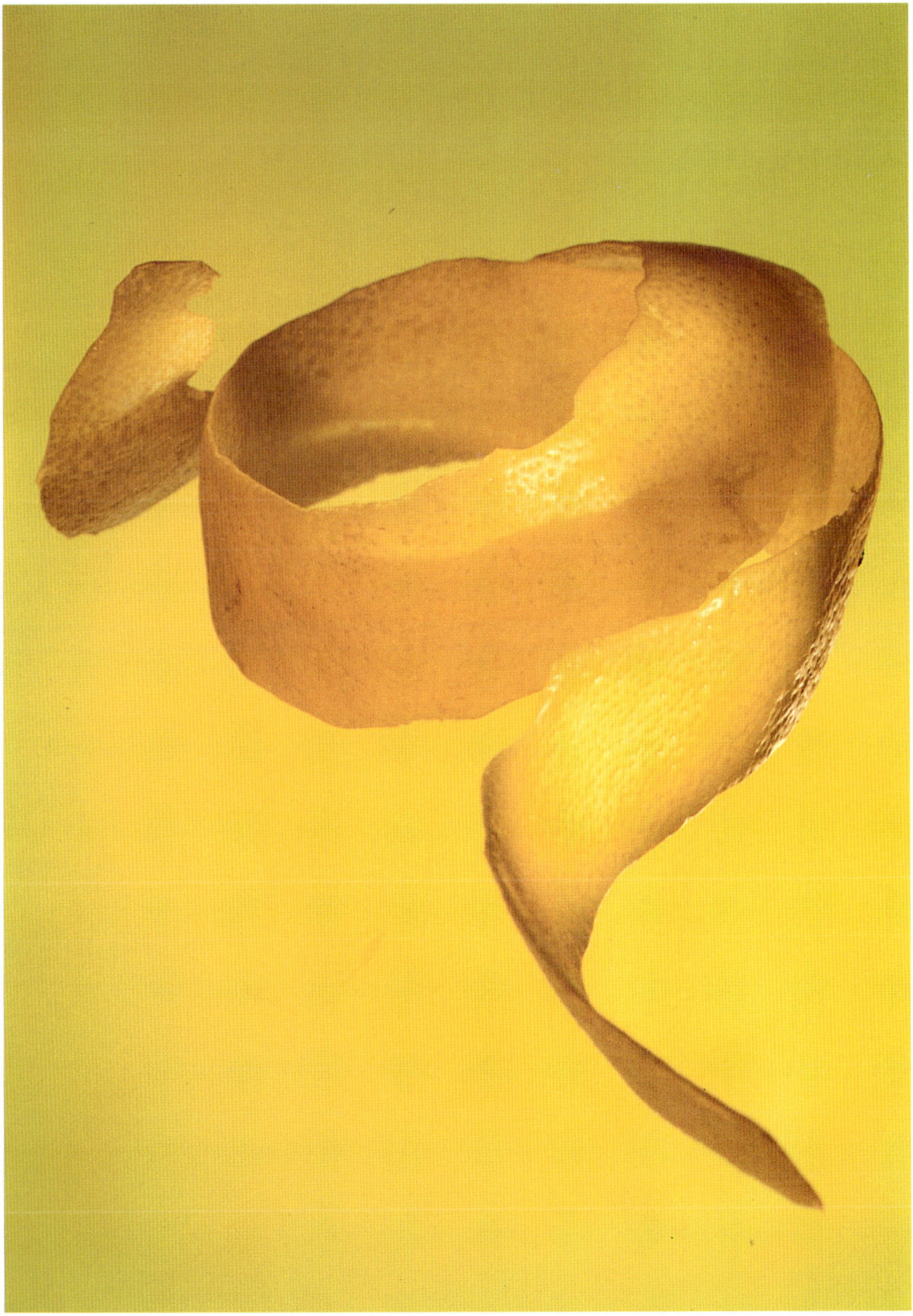

Zitrone

Über die Pflanze: *Citrus limonum Burm.;* Rautengewächse (Rutaceae).

Den (ungespritzten!) Zitronenschalen sagt man übrigens nach, daß sie sowohl den Appetit als auch die Verdauung fördern!

Der Zitronenbaum wird bis zu 5 Meter hoch; er trägt das ganze Jahr über wunderschöne wohlduftende, weiße, fünfblättrige Blüten und zugleich auch Früchte in verschiedenen Reifegraden. Seine immergrünen, eiförmigen Blätter sind ledrig, glatt, dunkelgrün mit welligem Rand.

Heute wird der Zitronenbaum – wie auch alle anderen Zitrusarten (Seite 32 und Seite 90) – zwischen 35° nördlicher Breite und 35° südlicher Breite, im »Zitronengürtel«, kultiviert.

Herkunft: Italien (Sizilien), Griechenland, Israel, Afrika, Brasilien, Argentinien und USA.

Seit alters geschätzt

Die Zitrusbäume kommen aus China, ihre Kultivierung läßt sich schon im 10. Jahrhundert v. Chr. nachweisen. In alten Schriftrollen wird mit der Bezeichnung »Kü-kiuh« der betäubend exotische Duft der Zitrusblüten beschrieben.

In China beschrieb man den überwältigenden Duft der Zitrone auf diese Weise: »Das außerordentliche, wundervolle zhi« ...

Über Indien kam die Zitrone nach Medien und Persien. Von dort wurde sie im 3. Jahrhundert v. Chr. durch die fünfzig gelehrten Botaniker, Ärzte und Philosophen, die Alexander den Großen auf seinen Feldzügen in Persien begleitet hatten, nach Griechenland gebracht. Sie nannten die Frucht des Zitronenbaums den »medischen Apfel«. Die Araber und auch die Kreuzritter trugen später zur Verbreitung der Zitrone (arabisch: *limun)* in Europa bei.

In Deutschland war die Zitrone seit dem 15. Jahrhundert wichtiger Bestandteil des Totenkultes. In der Pfalz und in Schwaben etwa trugen Leichenträger und Trauergäste während der Beerdigung Zitronen bei sich, den Toten wurden die Früchte in den Sarg gelegt. In der Gegend von Aalen war es Sitte, auf das Grabkreuz eine Zitrone zusammen mit einem Rosmarinzweig zu stecken. Woher dieser Brauch kam, ist nicht genau überliefert. Sollte diese aromatisch duftende Frucht den Leichengeruch übertünchen oder die Sargträger vor Ansteckung schützen? Oder wollte man dadurch die Totengeister abwehren, denn Rosmarin mit seinem starken Geruch galt als Schutzmittel gegen Geister. Dies alles weiß man bis heute nicht genau. Vielfach heißt es in alten Quellen, der Brauch sei in der Pestzeit aufgekommen: »... ein rauch von Citronenrinde gemacht / ist gut für den pestilenzischen luft ...«, so ein Hinweis in Bocks Kräuterbuch von 1565.

Das Desinfektions-Öl

Zitronen-Öl war mir lange Zeit ausschließlich zum Aromatisieren von Speisen und Getränken bekannt, seine therapeutischen Qualitäten habe ich erst später kennengelernt:
Als meine Familie einmal unter einem hartnäckigen Schnupfen litt, dem trotz all meiner Bemühungen nicht beizukommen war – Nasen und Nebenhöhlen blieben verstopft – probierte ich in der Duftlampe und als Inhalation eine Mischung aus Zitronen- und Thymian-Öl (Seite 117) aus. Es war ein voller Erfolg: Die Nasen liefen, wurden schließlich frei, und der Schnupfen war besiegt. Dieses Erlebnis machte mich neugierig, und ich begann, mich mit der Wirkungsweise des Zitronen-Öls intensiver zu beschäftigen.

Die außerordentlich heilsame Wirkung des Zitronen-Öls läßt sich in Erkältungszeiten wunderbar nutzen.

Ich fand Berichte über die keimtötende, desinfizierende Wirkung des Zitronen-Öls bei allen möglichen Erkältungskrankheiten, die sich in meiner Praxis bestätigt haben. Bei Jean Valnet (Bücher, die weiterhelfen, Seite 172) ist zu lesen, daß die Forscher Morel und Rochaix die bakterientötende Wirkung des Zitronen-Öls durch verschiedene Untersuchungen beweisen konnten. Sie fanden heraus, daß bereits durch Verdampfen von Zitronen-Öl Bakterien abgetötet werden können, wie Meningokokken (Erreger der Meningitis = Gehirnhautentzündung), Pneumokokken (Erreger der Pneumonie = Lungenentzündung), hämolysierende Streptokokken (Erreger des Scharlach) sowie die Erreger von Diphtherie und Tuberkulose.

Zitronen-Öl
wirkt im körperlichen Bereich fiebersenkend, keimtötend (desinfizierend) und entzündungshemmend; im seelischen Bereich anregend, stimmungsaufhellend, aktivierend und konzentrationsfördernd.

Untersuchungen in Japan bestätigen, daß mit dem Einsatz von Zitronen-Öl in Büroräumen die Krankheitsquote um fast die Hälfte sinkt und die Arbeitsleistung entsprechend steigt.
In England setzt sich die Forschung schon seit vielen Jahren mit der antitumoralen (zellwachstumshemmenden) Wirkung bestimmter ätherischer Öle, unter anderem des Zitronen-Öls, auseinander.
Im körperlichen Bereich wirkt Zitronen-Öl fiebersenkend, keimtötend, desinfizierend und entzündungshemmend.
Im geistig-seelischen Bereich wirkt es anregend, stimmungsaufhellend, aktivierend und fördert die Konzentration.
Zitronen-Öl ist als Kopfnote (Seite 159) Bestandteil vieler spritziger erfrischender Parfums und Eaux de Cologne.
Zitronenduft ist für viele Menschen der Inbegriff von »Sauberkeit und Frische«. Vor allem in der Werbung ist er das Symbol für Hygiene und Reinlichkeit, deshalb finden wir in fast allen Putz- und Reinigungsmitteln den Zusatz »mit Zitrusduft«. Natürlich enthalten diese Produkte niemals echtes Zitronen-Öl, sondern nur den Duftstoff *Citral* (Seite 86).

Das beste Öl kommt aus Sizilien

In Sizilien – dem »Land, wo die Zitronen blühen« – schmücken viele Zitronengärten die Hänge der küstennahen Gebirge. Die sizilianischen Anbauer gelten als Künstler im Bewässern und Bearbeiten der trockenen Böden.

Sizilien ist das klassische Anbaugebiet für Zitrusfrüchte. Das Klima, der vulkanische Boden und die lange Sonneneinstrahlung bewirken eine besonders feine Qualität der ätherischen Öle und ein besonders ausgewogenes Aroma.

Wichtig: Da die sizilianischen Öle sehr gefragt sind, muß man beim Einkauf äußerst aufmerksam sein. Statistisch gesehen führt Sizilien weit mehr ätherisches Zitronen- und Orangen-Öl aus, als überhaupt produziert wird! Wahrscheinlich stammt das »sizilianische« Öl aus Israel oder Brasilien. Achten Sie deshalb beim Einkauf auf die Herstellerangabe zum Herkunftsland. Die Aufschrift »aus kontrolliert-biologischem Anbau« garantiert Ihnen die Reinheit des Öls und stellt sicher, daß es nicht »gestreckt« wurde (Leitfaden für den richtigen Einkauf, Seite 23).

Wirkstoff Citral

Zitronen-Öl enthält – neben anderen Wirkstoffen (Seite 19) – den Wirkstoff *Citral,* der ihm seinen charakteristischen Duft verleiht. Nach dem Deutschen Apothekerbuch DAB 8 wird bei Zitronen-Öl ein Citralgehalt von mindestens 3 % verlangt, sonst darf dieses Öl in Apotheken nicht als DAB-Qualität verkauft werden. Die Einkäufer in Sizilien verlangen zur Zeit sogar 4 % Citralgehalt, wie in einem Standardwerk für ätherische Öle vorgegeben. Bedingt durch Wetter- und Klimaschwankungen ist aber der natürliche Citralgehalt des Zitronen-Öles nicht immer gleich – naturbelassenes, ungestrecktes Zitronen-Öl aus kontrolliert-biologischem Anbau hat einen schwankenden Citralgehalt, der zur Zeit bei 1,7 bis 2,5 % liegt. Was machen die sizilianischen Hersteller also? Sie fügen es hinzu!

Zitronen-Öl ist nicht gleich Zitronen-Öl ...

Dieses Citral stammt aus Deutschland oder Frankreich und wurde dort einer Pflanze, der Litsea Cubeba entzogen, die bis zu 70 % Citral enthält und zudem sehr billig aus China geliefert wird – eine »Qualitätsverbesserung«, die sich nicht einmal über einen Gaschromatographen (Seite 23) nachweisen läßt.

Die sizilianische Regierung war durch dieses Vorgehen besorgt um den guten Ruf des sizilianischen Zitronen-Öls und verbot deshalb die Einfuhr von Citral. So gaben ihm die ausländischen Hersteller schnell einen anderen Namen, und jetzt darf es weiterhin eingeführt werden ...

Über das Öl: Aus etwa 200 kg Schalen der Früchte des *Citrus limonum* gewinnt man durch Kaltpressung 1 kg ätherisches Öl; es ist gelblich und hat den unverwechselbar frischen fruchtigen Zitronenduft.

Zitronen-Öl harmoniert gut mit allen anderen ätherischen Ölen, vor allem aber mit Lavendel- und Thymian-Öl.

Anwendung* • *Zum Helfen und Heilen: zur Vorbeugung von Erkältungskrankheiten (Seite 116), bei Halsschmerzen (Seite 116), Schnupfen (Seite 117), Husten und Bronchitis (Seite 118), Fieber (Seite 119), zur Zahnpflege (Seite 133), bei Übelkeit während der Schwangerschaft (Seite 141); bei Konzentrationsschwierigkeiten (Seite 144), großer Empfindsamkeit und mangelndem Selbstvertrauen (Seite 147), depressiven Verstimmungen (Seite 148). • ***Zum Pflegen und Wohlfühlen:*** in Haarshampoos (Seite 154), in der Sauna (Seite 158), in Parfums und in der Duftlampe (Seite 163); für die Wäschepflege (Seite 170). • ***In Küche und Haushalt:*** als Gewürz (Seite 166).

Zitronen-Öl, das aus den Fruchtschalen gewonnen wird, enthält übrigens kein Vitamin C, wie fälschlicherweise manchmal zu lesen ist. Vitamin C ist ausschließlich im Zitronensaft enthalten!

Zypressen-Öl

Die Zypresse – Fixpunkt in der Landschaft

Eine meiner liebsten Beschäftigungen während meiner Ferien in Südfrankreich ist immer wieder, mir ein ruhiges Plätzchen zu suchen und die schöne Landschaft zu genießen. Der hohe Zypressenbaum ist dann wie ein Fixpunkt in einer Landschaft, die aus endlosen Hügeln und Grün besteht, und Ort der Konzentration und Stille, der zur Ruhe gemahnt. Nichts, nicht einmal der stärkste Sturm, kann die Zypresse in ihrer Ruhe stören. Durch ihre schlanke Form bietet sie auch wenig Angriffsfläche, und so beobachte ich immer wieder mit Erstaunen, wie sie aufrecht dem Wind trotzt und nur ihre Spitze sich bewegt.
In der Toskana in Italien pflanzt man sie heute an, um Wegen und Bauten besondere Akzente zu verleihen. In Reihen geordnet, flankieren Zypressen die Auffahrten zu herrschaftlichen Villen und Landsitzen. Die berühmteste, über 5 km lange Zypressenallee ist in Bolgheri. Selbst einfachen Bauernhäusern verleihen die Zypressen eine gewisse Vornehmheit.

Der holländische Maler Vincent van Gogh hat wohl wie kein anderer das Wesen der Zypressen Südfrankreichs in seinen Bildern wiedergegeben.

Über die Pflanze: *Cupressus sempervirens;* Zypressengewächse (Cupressaceae).
Der immergrüne, schlanke, aufrechte, bis zu 25 Meter hohe Baum kann bis zu 2000 Jahre alt werden. Seine fest von kleinen Blättern umhüllten Zweige wachsen in alle Richtungen – dies unterscheidet ihn deutlich von der Scheinzypresse (Western

White Cedar) und der Thuja (Lebensbaum = *Thuja occidentalis L.)*, die sich flach verzweigen.
Heimat der Zypresse ist Kleinasien.
Herkunft: Sie wächst im gesamten Mittelmeerraum.

Baum des Paradieses und des Todes

In vielen Kulturen war die Zypresse auch das Symbol für Geduld, Weisheit und Verschwiegenheit.

Die Zypresse war vielen Völkern heilig und stand häufig vor Tempeln und in Palasthöfen. Die Lichtreligion der Perser sah in ihr ein Symbol der heiligen Feuerflamme, einen Baum des Paradieses, den Zoroaster (Zarathustra) auf die Erde gepflanzt hatte.
In der Vorstellung der alten Griechen war das Zepter des Zeus aus Zypressenholz. Auf der Insel Zypern, die nach der Zypresse benannt ist, galt der Baum als Sitz der Erdgottheiten. Weil sich nach ihrer Vorstellung Erd- und Todesgötter nahestanden, wurde er für Griechen wie für Römer, die viel von der griechischen Religion übernommen haben, zum Baum der Trauer und des Todes. Deshalb umsäumen Zypressen heute noch häufig die Friedhöfe in Mittelmeerländern. Später wurde die Zypresse – in der Umkehrung – für die Christen zum Symbol des ewigen Lebens.

Zypressenholz galt als unzerstörbar

Die Tempeltüren im alten Ägypten waren meistens aus Zedernholz, die Tore des Diana-Tempels in Ephesos und die Pforten der ersten vatikanischen Peterskirche dagegen aus Zypressenholz. Das Holz, aus dem auch Götterbilder und Inschriftentafeln geschnitzt sowie Särge gefertigt wurden, galt als unzerstörbar. Phönizische Handelsschiffe und die Schiffe der Flotte von Alexander dem Großen wurden deshalb aus Zypressenholz gebaut.

Arabische Ärzte schickten ihre lungenkranken Patienten früher zur Ausheilung für längere Zeit in Zypressenwälder.

Zur Zeit des römischen Dichters Horaz diente das Holz auch zum Bau von Manuskriptkisten und größeren Gebrauchsgegenständen des täglichen Lebens. Der besondere Wert des Zypressenholzes führte nach einer Erzählung von Plinius zu folgender Sitte: Bei der Geburt einer Tochter legte der Vater eine Zypressenpflanzung an; bis das Kind erwachsen war, standen auch die Bäume in vollem Wuchs und dienten als wertvolle Aussteuer.

Das Öl der Struktur und Konzentration

Leider beobachte ich in den letzten Jahren, daß mehr und mehr Menschen – darunter viele jüngere – an Bindegewebsschwäche leiden. Ihren Körpern fehlt jugendliche Frische und Spannkraft, sie sind – körperlich wie seelisch – kaum mehr belastbar. Der Grund für diese Strukturlosigkeit, dieses »Zerfließen«, liegt sicher in den stark veränderten Eß- und Lebensgewohnheiten:

Vor allem bei Jugendlichen ist ungesundes Fast Food »in«, und vielen fehlt es an Bewegung, so daß sich Muskulatur, Gelenke, Sehnen und Bänder nicht ausreichend entwickeln können. Dazu kommt die ständige Überflutung mit tausenderlei Reizen, so daß die Fähigkeit zur Konzentration immer weiter abnimmt.

Zypressen-Öl ist eine große Hilfe, um innere Zerstreutheit zu überwinden, sich zu sammeln und auf Wesentliches zu konzentrieren.

Als Begleittherapie bei der Behandlung von Bindegewebsschwäche kann die Wirkung des Zypressen-Öls hier wertvolle Unterstützung bieten; es ist wie ein Stützpfeiler, der hilft, innere Strukturen aufzubauen und die eigene »Linie« zu finden. Die große Stärke dieses Öls liegt darin, den Menschen aufzurichten und seine Konzentrationsfähigkeit zu stärken.

Ich empfehle es deshalb vor allem jenen Patienten, die Schwierigkeit haben, Klarheit und Ordnung in ihr Leben zu bringen und extreme Stimmungsschwankungen im Gleichgewicht zu halten. Es hilft bei übergroßer Gedankenflut, bei Zerstreutheit und wenn man das Gefühl hat zu »zerfließen«.

Im körperlichen Bereich wirkt Zypressen-Öl adstringierend (zusammenziehend), gefäßverengend (im Bereich der Bronchien dagegen erweiternd), antiseptisch (desinfizierend), entkrampfend, desodorierend und insektenabweisend.

Aufgrund bahnbrechender Untersuchungen, die in großem Umfang im Leipziger Kinderkrankenhaus von Dr. Soltmann durchgeführt wurden, wird Zypressen-Öl heute mit bestem Erfolg als Mittel gegen Keuch- und Krampfhusten angewendet.

Zypressen-Öl
wirkt im körperlichen Bereich adstringierend (zusammenziehend), gefäßverengend (im Bereich der Bronchien dagegen erweiternd), antiseptisch (desinfizierend), entkrampfend, desodorierend und insektenabweisend; im seelischen Bereich strukturierend, konzentrationsfördernd, klärend, ausgleichend.

Über das Öl: Aus 70 kg Blättern und Zweigen des *Cupressus sempervirens* gewinnt man durch Wasserdampfdestillation 1 kg ätherisches Öl – klar bis hellgelb, mit harzig-klarem, würzigem Duft. *Zypressen-Öl harmoniert gut mit* allen Zitrus-Ölen sowie mit Wacholder- und Muskatellersalbei-Öl.

Wichtig: Leider kommen häufig ätherische Öle in den Handel, die nicht von *Cupressus sempervirens,* sondern von anderen Zypressenarten stammen und die in ihrer Wirkung weniger wertvoll sind. Kaufen Sie also nur wirklich echtes Zypressen-Öl (Leitfaden für den richtigen Einkauf, Seite 23).

Anwendung • Zum Helfen und Heilen: bei Keuchhusten (Seite 120), Fußschweiß (Seite 130), Cellulite, (Seite 135), Krampfadern (Seite 136), Hämorrhoiden (Seite 136), Wasseransammlung in den Beinen (Seite 141); bei Konzentrationsschwierigkeiten (Seite 144). • ***Zum Pflegen und Wohlfühlen:*** in Haarshampoos (Seite 154) und in der Duftlampe (Seite 163). • **In Küche und Haushalt:** zur Insekten- und Ungezieferabwehr (Seite 170), gegen Motten (Seite 171).

Weitere ätherische Öle

Im folgenden gebe ich Ihnen Kurzbeschreibungen weiterer ätherischer Öle, die ich ebenfalls häufig in meiner Praxis verwende und die in den Rezepten des Anwendungsteils vorkommen. Diese Öle sind von ebenso großem therapeutischen Wert wie die ausführlich vorgestellten; es würde jedoch den Rahmen dieses Buches sprengen, wollte ich alle Öle so ausführlich behandeln. In den Kurzbeschreibungen finden Sie die wichtigsten Informationen – Pflanzenname, Herkunftsländer, Ölgewinnung, Farbe, Duft, Wirkweisen (jeweils im blauen Kasten), Anwendungsmöglichkeiten und wichtige Hinweise.

Agrumen-Öle (Zitrus-Öle)

Agrumen-/Zitrus-Öle *wirken im seelischen Bereich stimmungsaufhellend, erheiternd, anregend, erfrischend und harmonisierend; im körperlichen Bereich entkrampfend, fiebersenkend, antiseptisch, desinfizierend.*

»Agrumi« ist eine mittellateinische Bezeichnung für ölhaltige Früchte. Im modernen Italienisch werden damit die Zitrusbäume und -früchte bezeichnet. Auch im Deutschen ist es inzwischen ein üblicher Sammelbegriff.
Zitrus-Früchte und -Öle haben eine besonders lange Tradition als Heilmittel und Duftstoffe.

Über die Pflanzen: Clementine – *Clementina Monreal;* Grapefruit – *Citrus paradisi;* Limette – *Citrus aurantifolia Swingle;* Mandarine – *Citrus madurensis;* Orange – *Citrus aurantium;* Rautengewächse (Rutaceae).
Bergamotte siehe Seite 32, Zitrone Seite 82.
Aus Blättern, Blüten (Neroli-Öl, Seite 58) und Früchten der Zitrusbäume kann man ätherische Öle gewinnen, aber nur die aus den Fruchtschalen gewonnenen Öle werden als Agrumen-Öle gehandelt.
Herkunft: Mittelmeergebiet, Nordamerika, Südamerika, Asien.
Über die Öle: Durch Kaltpressung der Fruchtschalen werden die Agrumen-Öle gewonnen; die Farben variieren von hellgelb und orange bis grün, der Duft ist frisch, fruchtig, spritzig bis exotisch (Limette).
Zitrus-Öle harmonieren gut mit allen ätherischen Ölen.

Wichtig: Da die Zitrus-Öle aus den Fruchtschalen gewonnen werden, achten Sie bitte beim Einkauf darauf, daß die Öle nur von kontrolliert-biologisch angebauten Früchten stammen; dies garantiert Ihnen, daß die Öle keine Pestizid-Rückstände enthalten (Leitfaden für den richtigen Einkauf, Seite 23).

Anwendung • Zum Helfen und Heilen:
Grapefruit-Öl: bei Husten und Bronchitis (Seite 118), Keuchhusten (Seite 120), Asthma (Seite 120), Kopfschmerzen (Seite 122), Cellulite (Seite 135), Krampfadern (Seite 136), Menstruationsbeschwerden (Seite 138), Übelkeit während der Schwangerschaft (Seite 141), bei der Geburt (Seite 142); bei Pubertätskrisen (Seite 147), großer Empfindsamkeit und mangelndem Selbstvertrauen (Seite 147), depressiven Verstimmungen (Seite 148), Ängsten (Seite 150), Suchterkrankungen (Seite 151).
Mandarinen-Öl: bei Schlafstörungen (Seite 145), Schlafstörungen und Ängsten bei Kindern (Seite 146), bei großer Empfindsamkeit und mangelndem Selbstvertrauen (Seite 147).
Limetten-Öl: bei niedrigem Blutdruck (Seite 121), Beschwerden während der Wechseljahre (Seite 138); bei Konzentrationsschwierigkeiten (Seite 144), großer Empfindsamkeit und mangelndem Selbstvertrauen (Seite 147).
Orangen-Öl: bei Übelkeit in der Schwangerschaft (Seite 141).
• ***Zum Pflegen und Wohlfühlen:*** alle Öle in Duftlampen (Seite 163).
Grapefruit-Öl: in Herren- und Damenparfums (Seite 162), Rasierwässern (Seite 162), Körperölen (Seite 156), Bädern (Seite 156), für die Sauna (Seite 158).
Mandarinen-Öl: in Körperölen (Seite 156), Damenparfums (Seite 162), für die Sauna (Seite 158).
Limetten-Öl: in Gesichtswässern (Seite 155), Bädern (Seite 156), Herren- und Damenparfums (Seite 162), Rasierwässern (Seite 162), für die Sauna (Seite 158).
• ***In Küche und Haushalt:*** alle Zitrus-Öle eignen sich als Gewürze zum Aromatisieren von Speisen und Getränken (Seite 166). Für die Wäschepflege (Seite 170).

Bay-Öl

In sinnlich duftenden Parfums und Bädern ist Bay-Öl eine interessante Grundlage. Für Haarwässer wird oft Bay-Rum verwendet, der aus Bayblättern und Rum hergestellt wird; Bay beruhigt die Kopfhaut und soll den Haarwuchs fördern.

Über die Pflanze: *Pimenta racemosa;* Myrtengewächse (Myrtaceae).
Herkunft: Der Baybaum wächst auf den westindischen Inseln, in Zentralafrika und Mittelamerika.
Über das Öl: Durch Wasserdampfdestillation der Blätter wird das farblose ätherische Öl gewonnen; es duftet warm und würzig und ähnelt dem Nelkenduft, ist aber etwas sanfter.

> **Bay-Öl**
> *wirkt im körperlichen Bereich verdauungsfördernd, anregend, durchblutungsfördernd sowie stimulierend und beruhigend auf die Kopfhaut; im seelischen Bereich ebenfalls anregend.*

Bay-Öl harmoniert gut mit allen Zitrus-Ölen, vor allem aber mit Rose, Jasmin, Neroli, Zimt, Sandelholz, Zeder und Vanille.
Anwendung* • *Zum Helfen und Heilen: bei Verdauungsproblemen (Seite 134). • ***Zum Pflegen und Wohlfühlen:*** in Damenparfums (Seite 162), Haarshampoos (Seite 154), Bädern (Seite 156), Haarwässern und in der Duftlampe (Seite 163). • ***In Küche und Haushalt:*** als Gewürz und im Würzöl (Seite 167) für Gemüse, Suppen und Soufflés.

Benzoe-Siam-Öl

Benzoe-Siam-Öl
wirkt im körperlichen Bereich beruhigend, ausgleichend, desinfizierend (antiseptisch), schleimlösend, entzündungshemmend und wundheilend; im seelischen Bereich beruhigend, Geborgenheit und Wärme vermittelnd.

Im alten Ägypten wurde schon mit dem Harz des Benzoe-Baums gehandelt; man gebrauchte es zur Desinfektion, zum Heilen und als Räucherwerk. Der balsamische Duft des Benzoe-Siam-Öls kann auf ganz besondere Weise ein Gefühl von Geborgenheit, Sicherheit, Wärme vermitteln.

Über die Pflanze: Benzoe Siam – *Styrax tonkinensis;* Storaxbaumgewächse (Styraceae).
Herkunft: Malaysia, Indien, Thailand, Indonesien, Vietnam, Laos und Kambodscha.
Über das Öl (Absolue): Nach Extraktion aus dem Harz der Baumrinde wird durch Lösung in Weingeist das Absolue gewonnen; 1,5 kg Harz ergeben 1 kg Benzoe-Siam-Absolue; es ist bräunlich, dickflüssig (Seite 161) und von balsamischem Duft, sehr an Vanille erinnernd (Tips für den Einkauf siehe Seite 24).
Benzoe-Siam-Öl harmoniert gut mit allen ätherischen Ölen.
Anwendung* • *Zum Helfen und Heilen: bei Kopfschmerzen (Seite 122), strapazierten Händen (Seite 129), bei Ängsten (Seite 150). • ***Zum Pflegen und Wohlfühlen:*** in Herren- und Damenparfums (Seite 162) und Duftlampen.

Bergbohnenkraut-Öl

Bergbohnenkraut-Öl
wirkt im körperlichen Bereich anregend, durchblutungsfördernd, appetitanregend, bakterienhemmend, antiinfektiös.

Neben seinem Einsatz in der Küche als Würzöl eignet sich Bergbohnenkraut-Öl wegen seiner anregenden Wirkung auch – vorsichtig dosiert – als Zusatz in Bädern und Massageölen.

Über die Pflanze: *Saturea montana;* Lippenblütler (Lamiaceae).
Herkunft: gesamter Mittelmeerraum und Europa; ursprünglich ist die wichtige Heil- und Gewürzpflanze wahrscheinlich im Gebiet um das Schwarze Meer beheimatet.
Über das Öl: Aus 600 kg blühendem Kraut gewinnt man durch Wasserdampfdestillation 1 kg ätherisches Öl; es ist farblos, mit würzigem, pfeffrigem, krautigem Duft.

Bergbohnenkraut-Öl harmoniert gut mit Basilikum, Thymian und Rosmarin.
Anwendung • Zum Helfen und Heilen: bei Verdauungsproblemen (Seite 134). • ***Zum Pflegen und Wohlfühlen:*** in Duftlampen, Parfums, Bädern und Massageölen. • ***In Küche und Haushalt:*** als Gewürz (Seite 166) für Bohnengerichte, fette Speisen und Kartoffelgerichte.

Dill-Öl

Dill war als Heil- und Würzpflanze bereits im Altertum bekannt, vor allem bei den Ägyptern und den Römern. Heute ist er ein beliebtes Gewürz für Fisch und Soßen sowie ein Muß im Gurkensalat – daher auch die Volksnamen »Gurkenkraut« oder »Gurkenkümmel«.

Über die Pflanze: *Anethum graveolens L.;* Doldenblütler (Apiaceae).
Volksnamen: Gurkenkraut, Gurkenkümmel, Dillich, Blähkraut.
Herkunft: alle gemäßigten Klimazonen.
Über das Öl: Aus Kraut und Samen (65 bis 330 kg Pflanzenmaterial) wird durch Wasserdampfdestillation 1 kg ätherisches Öl gewonnen – es ist farblos und hat einen würzigen, süßen Duft.
Dill-Öl harmoniert gut mit Pfeffer-Öl.
Anwendung • Zum Helfen und Heilen: bei Verdauungsproblemen (Seite 134). • ***Zum Pflegen und Wohlfühlen:*** in Parfums. • ***In Küche und Haushalt:*** als Gewürz (Seite 166) für Salate, Gurken, Eintöpfe, Saucen, Fischgerichte.

> **Dill-Öl**
> *wirkt im körperlichen Bereich entkrampfend, beruhigend, appetitanregend, verdauungsfördernd.*

Eichenmoos-Öl

Das flache, graue Moos wächst auf Zweigen und Stämmen von Eichen. Wegen seiner konservierenden, Feuchtigkeit aufsaugenden Eigenschaften wurde das Eichenmoos bei den alten Ägyptern zur Einbalsamierung verwendet.
In Parfums ist Eichenmoos-Absolue ein hervorragendes Fixativ, und es wird ihm eine erotisierende Wirkung nachgesagt.

Über das Moos: *Evernia Prunastri L. Ach.;* Flechtengewächse/Lichen (Parmeliaceae).
Herkunft: gemäßigte, schattige Zonen.
Über das Öl (Absolue): Durch Extraktion aus dem Moos und anschließende Lösung in Weingeist gewinnt man das Absolue; 50 kg Moos ergeben 1 kg Absolue. Es ist dunkelbraun, dickflüssig (Seite 161) und duftet erdig, moosig.

> **Eichenmoos-Öl**
> *Die therapeutische Wirkung ist noch unerforscht.*

Eichenmoos-Öl harmoniert gut mit fast allen ätherischen Ölen.
Anwendung • Zum Pflegen und Wohlfühlen: in Herrenparfums und Rasierwässern (Seite 162).

Eisenkraut-Öl/Verbena-Öl

Eisenkraut *(Verbena officinalis)* ist seit alters als Heilpflanze bekannt und wird in mittelalterlichen Kräuterbüchern als vielseitiges Mittel empfohlen, in erster Linie zur Wundbehandlung.
Die für das ätherische Öl verwendete Eisenkrautart (siehe unten) heißt auch Zitronenstrauch. Aus seinen Blättern wird der Verbenen- oder Verveine-Tee gemacht.

Eisenkraut-Öl
wirkt im körperlichen Bereich erfrischend, anregend, tonisierend.

Über die Pflanze: »Echtes Verbena-Öl« ist aus *Lippia citriodora Kunth, Verbena triphylla L'Hérit.* bzw. *Aloysia citriodora Ort.;* Eisenkrautgewächse (Verbenaceae).
Herkunft: Südamerika, Südeuropa.
Über das Öl: Aus 100 kg Blättern gewinnt man durch Wasserdampfdestillation 1 kg ätherisches Öl; es ist farblos und duftet frisch, süßlich, leicht zitronenartig.
Eisenkraut-Öl harmoniert gut mit fast allen ätherischen Ölen, vor allem aber mit Bergamotte, Kamille Römisch und Tonka.
Anwendung • Zum Helfen und Heilen: bei nervös bedingten Muskelverspannungen (Seite 145). • ***Zum Pflegen und Wohlfühlen:*** in Körperölen (Seite 156), Herren- und Damenparfums (Seite 162) und in der Duftlampe (Seite 163).

Estragon-Öl

Ursprünglich in Rußland, Sibirien und der Mongolei beheimatet, wurde die Estragon-Pflanze vermutlich durch die Mongolen nach Europa gebracht.
Estragon-Würzöl ist eines meiner Lieblingsgewürze – ich gebe damit Tomatengerichten und Fisch- oder Salatsoßen das gewisse Etwas.

Estragon-Öl
wirkt verdauungsfördernd, entkrampfend.

Über die Pflanze: *Artemisia dracunculus;* Korbblütler (Asteraceae).
Volksname: Drachenkraut
Herkunft: Europa, Italien, Nordafrika und USA.
Über das Öl: Aus 110 kg blühendem Kraut gewinnt man durch Wasserdampfdestillation 1 kg ätherisches Öl; die Farbe ist gelblich-grünlich, der Duft kräftig, frisch, würzig, anisartig.
Estragon-Öl harmoniert gut mit Eisenkraut, Limette, Sandelholz, Rosenholz und Vetiver.

Anwendung • Zum Helfen und Heilen: bei Verdauungsproblemen (Seite 134). • ***Zum Pflegen und Wohlfühlen:*** in Parfums. • ***In Küche und Haushalt:*** als Gewürz (Seite 166) für Suppen, Soßen, vor allem Tomatengerichte, zum Aromatisieren von Senf und Kräuteressig.

Eukalyptus-Öl

Es gibt etwa 500 verschiedene Eukalyptusarten, die sich in ihren Inhaltsstoffen und damit in ihrer Wirkweise stark voneinander unterscheiden. In der Medizin wird der *Eukalyptus globulus* am häufigsten angewendet.
Der Eukalyptus gehört zu den höchsten Bäumen der Welt. Er heißt übrigens im Volksmund nicht deshalb »Fieberbaum«, weil er etwa fiebersenkend wirken würde, sondern weil man den Baum häufig in malariaverseuchten Sumpfgebieten anbaute; durch sein rasches Wachstum und den damit verbundenen hohen Wasserverbrauch wurden die Sümpfe trockengelegt.

Über die Pflanze: *Eucalyptus globulus Labillardière;* Myrtengewächse (Myrtaceae).
Volksname: Fieberbaum
Herkunft: im südlichen Australien und Tasmanien beheimatet; im Mittelmeergebiet kultiviert.
Über das Öl: Aus 50 kg Zweigen und Blättern gewinnt man durch Wasserdampfdestillation 1 kg ätherisches Öl; es ist farblos und duftet frisch, durchdringend.
Eukalyptus-Öl harmoniert gut mit Thymian, Zedernholz, Cajeput und Zitrone.

Eukalyptus-Öl
wirkt viren- und pilztötend (antiviral, antimykotisch), desinfizierend, schleimlösend.

Wichtig: Eukalyptus-Öl darf wegen seiner sehr starken Wirkung nicht für Kinder unter 6 Jahren verwendet werden. Für Kinder ab 6 Jahren und Erwachsene bitte genau nach Angabe in den Rezepten dosieren!

Anwendung • Zum Helfen und Heilen: bei Schnupfen (Seite 117), Husten und Bronchitis (Seite 118), Fieber (Seite 119). • ***Zum Pflegen und Wohlfühlen:*** in der Sauna (Seite 158).

Fenchel-Öl

Bei uns ist der Fenchel seit alters eine beliebte Gewürz- und Heilpflanze und hat sich insbesondere gegen Blähungen bestens bewährt.

Wichtig: Das Öl des Bitteren Fenchel *(Foeniculum vulgare)* ist durch seinen hohen Anteil an *Fenchon* (Keton, Seite 19) giftig! Sie sollten es deshalb nicht verwenden.

Fenchel-Öl
wirkt stark entblähend, magenstärkend, verdauungsfördernd, durchblutungsfördernd, schleimlösend, entgiftend, milchbildend; im seelischen Bereich beruhigend und entspannend.

Über die Pflanze: Süßer Fenchel – *Foeniculum vulgare dulce;* Doldengewächse (Apiaceae).
Volksnamen: Frauenfenchel, Kinderfenchel, Brotsamen, Brotanis, Fenikel.
Herkunft: aus allen südeuropäischen Ländern, Frankreich, USA.
Über das Öl: Aus 50 kg zerstoßenen Samen gewinnt man durch Wasserdampfdestillation 1 kg ätherisches Öl; es ist farblos und duftet warm, würzig, süß, anisartig.
Fenchel-Öl harmoniert gut mit Pfeffer und Koriander.
Anwendung • Zum Helfen und Heilen: bei Verdauungsproblemen (Seite 134). • ***Zum Pflegen und Wohlfühlen:*** in Herren- und Damenparfums. • ***In Küche und Haushalt:*** als Gewürz (Seite 166) für Brot, Gebäck, Honig und Kohlgerichte.

Geranien-Öl (Rosengeranien-Öl)

Geranien-Öl ist ein wichtiger und preiswerter Rohstoff für die Parfumindustrie, um Parfums mit rosenähnlichem Duft herzustellen. Diese Nähe zur Rose entwickelt der Duft erst in Verdünnung.

Geranien-Öl
wirkt entspannend, ausgleichend, anregend, hautpflegend.

Über die Pflanze: *Pelargonium graveolens;* Storchenschnabelgewächse (Geraniaceae).
Herkunft: Marokko.
Über das Öl: Aus 800 kg blühenden Pflanzen gewinnt man durch Wasserdampfdestillation 1 kg ätherisches Öl – farblos, mit fruchtig-blumigem Duft, an Rose erinnernd.
Geranien-Öl harmoniert gut mit allen ätherischen Ölen.
Anwendung • Zum Helfen und Heilen: bei Muskelschmerzen und Verletzungen (Seite 123), Gürtelrose (Seite 128), Windpokken (Seite 128), Kopfläusen (Seite 132); nervösem Magen (Seite 135), bei Menstruationsbeschwerden (Seite 138), Beschwerden während der Wechseljahre (Seite 138), Brustdrüsenentzündung (Seite 143); bei Konzentrationsschwierigkeiten (Seite 144), großer Empfindsamkeit, mangelndem Selbstvertrauen (Seite 147), depressiven Verstimmungen (Seite 148), Suchterkrankungen (Seite 151). • ***Zum Pflegen und Wohlfühlen:*** in Gesichtswässern (Seite 155), Körperölen (Seite 156), Bädern (Seite 156), Damenparfums (Seite 162), in der Duftlampe (Seite 163). • ***In Küche und Haushalt:*** zur Abwehr von Insekten und Ungeziefer (Seite 171).

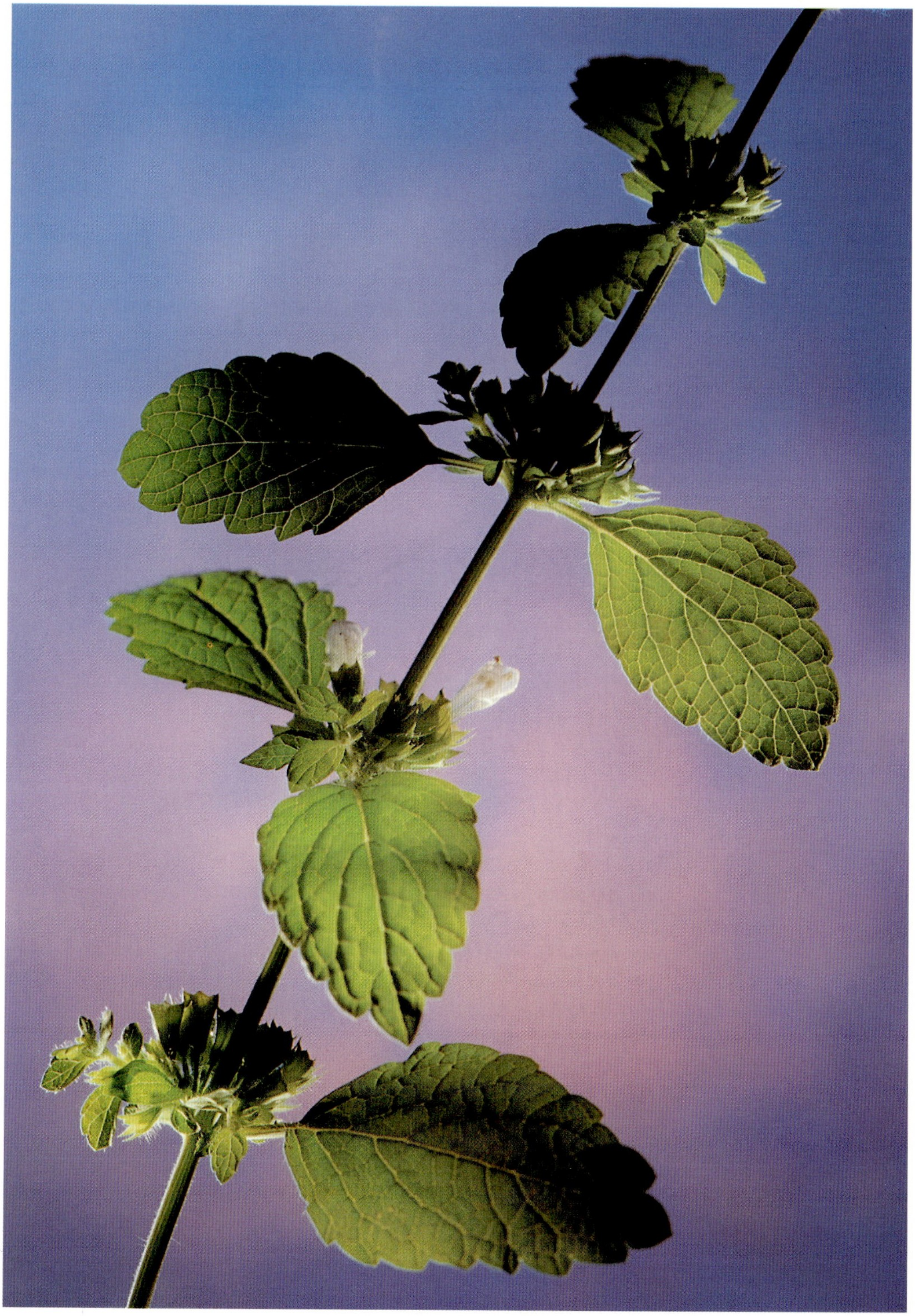

Zitronenmelisse

Immortellen-Öl

Die Immortelle, eine gelbe Strohblume, wird von Floristen gerne für Grabgestecke und Kränze verwendet. Das ätherische Öl ist ein sehr geschätzter Duft in der Parfumindustrie.

> **Immortellen-Öl**
> *wirkt entzündungshemmend und zellerneuernd.*

Über die Pflanze: *Helichrysum angustifolium;* Korbblütler (Asteraceae).
Herkunft: wildwachsend im gesamten Mittelmeerraum.
Über das Öl: Aus 75 kg blühendem Kraut gewinnt man durch Wasserdampfdestillation 1 kg ätherisches Öl – hellgelb, mit fruchtig-süßem, honigartigem Duft.
Immortellen-Öl harmoniert gut mit Cistrose, Kamille, Muskatellersalbei und Mimose.
Anwendung • Zum Helfen und Heilen: bei Hautjucken (Seite 126), Lymphstau nach Brustamputation (Seite 139). • ***Zum Pflegen und Wohlfühlen:*** in Parfums.

Ingwer-Öl

Die Wurzeln (Rhizome) der Ingwerstaude sind vor allem in Asien ein beliebtes Würz- und Heilmittel. Es wird auch bei uns geschätzt wegen seiner starken Wirkung auf die Verdauung.

> **Ingwer-Öl**
> *wirkt regenerierend, erwärmend, entblähend, magenstärkend, appetitanregend; außerdem erotisierend.*

Über die Pflanze: *Zingiber officinale;* Ingwergewächse (Zingiberaceae).
Herkunft: Indien, China, Malaysia, Ceylon, Afrika, Jamaika.
Über das Öl: Aus 25 kg getrockneten, gemahlenen Wurzeln gewinnt man durch Wasserdampfdestillation 1 kg ätherisches Öl; es ist schwachgelb bis hellgelb und duftet kräftig, aromatisch.
Ingwer-Öl harmoniert gut mit Rosmarin, Wacholder, Cajeput und allen Gewürz-Ölen.
Anwendung • Zum Helfen und Heilen: bei Muskelkater und Rückenschmerzen (Seite 123), Nervenentzündungen (Seite 124), Verdauungsproblemen (Seite 134), körperlicher und geistiger Erschöpfung (Seite 143). • ***Zum Pflegen und Wohlfühlen:*** in Parfums und Duftlampen (Seite 163). • ***In Küche und Haushalt:*** als Gewürz (Seite 166) für Reisgerichte, Suppen, Saucen, Tee, Gebäck und Süßspeisen.

Kardamom-Öl

Schon im antiken Griechenland und in Rom war der Samen der Kardamomstaude ein wichtiges Würzmittel. Heute ist er vor allem in der indischen und arabischen Küche von Bedeutung,

auch als Bestandteil des Curry; bei uns nimmt man ihn als Zutat für Weihnachtsgebäck.
Ein kleiner Tip: Gegen den unangenehmen Geruch nach reichlichem Knoblauchgenuß hilft es, ein mit 1 Tropfen Kardamom-Öl beträufeltes Stückchen Brot zu essen.

Über die Pflanze: *Elettaria cardamomum L.;* Ingwergewächse (Zingiberaceae).
Herkunft: Indien, Guatemala, Java und Ceylon.
Über das Öl: Durch Wasserdampfdestillation aus den Samen wird das farblose ätherische Öl gewonnnen; der Duft ist würzig und erinnert an Ingwer.
Kardamom-Öl harmoniert gut mit fast allen ätherischen Ölen, vor allem mit Ingwer, Vanille, Wacholder, Zimt, Ylang-Ylang, Pfeffer und allen Zitrus-Ölen.
Anwendung • Zum Helfen und Heilen: bei Verdauungsproblemen (Seite 134). • ***Zum Pflegen und Wohlfühlen:*** in Parfums und Duftlampen. • ***In Küche und Haushalt:*** als Gewürz (Seite 166) für Weihnachtsgebäck und in indischen und arabischen Gerichten.

Kardamom-Öl
wirkt verdauungsfördernd und appetitanregend.

Koriander-Öl

Koriander war schon vor 3000 Jahren in Griechenland und Ägypten als wichtige Gewürz- und Heilpflanze bekannt, in Europa seit dem 9. Jahrhundert. In der indischen und orientalischen Küche ist Koriander Bestandteil vieler Würzmischungen, unter anderem in Curry. Bei uns wird er hauptsächlich als Brotgewürz verwendet.

Über die Pflanze: *Coriandrum sativum L.;* Doldengewächse (Apiaceae).
Herkunft: Frankreich, Mittelmeerländer, Rußland, Bulgarien und Rumänien.
Über das Öl: Aus 100 kg Samen gewinnt man durch Wasserdampfdestillation 1 kg ätherisches Öl; es ist farblos und duftet anisartig, warm und sehr sinnlich.
Koriander-Öl harmoniert gut mit Rose, Rosenholz, Jasmin, Sandelholz, Ingwer, Pfeffer, Limette und Ylang-Ylang.
Anwendung • Zum Helfen und Heilen: bei Verdauungsproblemen (Seite 134), Blähungen (Seite 134). • ***Zum Pflegen und Wohlfühlen:*** in Damenparfums (Seite 162), Bädern, Körperölen, Duftlampen. • ***In Küche und Haushalt:*** als Gewürz und im Würzöl (Seite 166) für Kraut-, Hülsenfrüchte- und Kohlgerichte, für Eintöpfe und Reisgerichte, zur Likörherstellung.

Koriander-Öl
wirkt entkrampfend, beruhigend, entblähend, anregend, kräftigend.

Kreuzkümmel-Öl

Kreuzkümmel stammt ursprünglich aus Asien und ist eines der wichtigsten Gewürze in der indischen Küche.
Parfumeure geben vielen ihrer sinnlichen Kreationen durch einen Hauch ätherischen Kreuzkümmel-Öls das gewisse Etwas.

Kreuzkümmel-Öl
wirkt verdauungsfördernd, entblähend, entkrampfend, appetitanregend, kräftigend, durchblutungsfördernd; außerdem erotisierend.

Über die Pflanze: *Cuminum cyminum;* Doldengewächse (Apiaceae).
Volksnamen: Römischer Kümmel, Cumin.
Herkunft: Türkei, China, Nord- und Südamerika, Indien.
Über das Öl: Aus 33 kg Samen gewinnt man durch Wasserdampfdestillation 1 kg ätherisches Öl – gelb bis bräunlich, mit einem anisartigen, warmen, würzigen Duft.
Kreuzkümmel-Öl harmoniert gut mit Ingwer, Pfeffer, Kardamom, Zimt.
Anwendung • Zum Helfen und Heilen: bei Verdauungsproblemen (Seite 134), Menstruationsbeschwerden (Seite 138). ***• Zum Pflegen und Wohlfühlen:*** in Parfums, Bädern, Körperölen, Duftlampen. ***• In Küche und Haushalt:*** als Gewürz (Seite 166) für Reis-, Gemüse- und Kartoffelgerichte, für eine »orientalische« Note.

Lemongrass-Öl

Lemongrass ist ein dichtwurzelndes tropisches Gras. Durch seinen hohen Citralgehalt (Seite 86) ist das ätherische Öl begehrt in der Lebensmittel-, Pharma- und Parfumindustrie.

Lemongrass-Öl
wirkt reinigend, desinfizierend, keimtötend, entzündungshemmend; außerdem erfrischend, konzentrationsfördernd.

Über die Pflanze: *Cymbopogon citratus;* Süßgras (Poaceae).
Herkunft: Bhutan, China, Indien, Afrika, Mittel- und Südamerika.
Über das Öl: Aus 50 kg Gras gewinnt man durch Wasserdampfdestillation 1 kg ätherisches Öl – hellgelb, mit einem zitronenartigen, süßen, frischen Duft.
Lemongrass-Öl harmoniert gut mit allen ätherischen Ölen.
Anwendung • Zum Helfen und Heilen: Zur Vorbeugung von Erkältungskrankheiten (Seite 116). ***• Zum Pflegen und Wohlfühlen:*** in der Duftlampe (Seite 163). ***• In Küche und Haushalt:*** als Gewürz (Seite 166); zur Abwehr von Insekten und Ungeziefer (Seite 171).

Muskatnuß-Öl

Der Muskatnußbaum ist auf den Molukken beheimatet; seit alters sind die Kerne seiner Früchte, die Muskatnüsse, ein beliebtes Würzmittel.

Muskatnuß-Öl
wirkt desinfizierend, verdauungsfördernd, nervenanregend, belebend, ausgleichend, kräftigend.

Über die Pflanze: *Myristica fragrans H.;* Muskatnußgewächse (Myristicaceae).
Herkunft: Indonesien und Antillen.
Über das Öl: Aus 11 kg Muskatnüssen gewinnt man durch Wasserdampfdestillation 1 kg ätherisches Öl – von schwach gelblicher Farbe und herb-würzig duftend.
Muskatnuß-Öl harmoniert gut mit allen Gewürz-Ölen.
Anwendung • Zum Helfen und Heilen: bei Verdauungsproblemen (Seite 134). • ***Zum Pflegen und Wohlfühlen:*** in Herrenparfums, Rasierwässern, Körperölen, Duftlampen. • ***In Küche und Haushalt:*** als Gewürz (Seite 166) für Eintöpfe, Gemüsesuppen, Kartoffelgerichte, Saucen.

Myrten-Öl

Bei vielen Völkern hat die Myrte eine besondere kultische Bedeutung. In unserem Kulturkreis gilt die Myrte traditionell als Symbol für Jungfräulichkeit, Jugend und Schönheit; so hat sich bis heute der Brauch erhalten, zur Hochzeit ein Myrtenkränzchen zu tragen.

Myrten-Öl
wirkt entkrampfend, schleimlösend, entzündungshemmend, hauttonisierend (anregend).

Über die Pflanze: *Myrtus communis L.;* Myrtengewächse (Myrtaceae).
Volksname: Brautmyrte.
Herkunft: wildwachsender Strauch im Mittelmeerraum.
Über das Öl: Aus 150 kg Blättern und Blüten gewinnt man durch Wasserdampfdestillation 1 kg ätherisches Öl; es ist hellgrün, mit einem frischen, an Fichtennadeln erinnernden Duft.
Myrten-Öl harmoniert gut mit allen Zitrus- und Nadel-Ölen sowie mit Thymian- und Melissen-Öl.
Anwendung • Zum Helfen und Heilen: bei Schnupfen (Seite 117); bei Beschwerden während der Wechseljahre (Seite 138). • ***Zum Pflegen und Wohlfühlen:*** in Haarshampoos (Seite 154), Gesichtswässern (Seite 155), in der Sauna (Seite 158), in Herrenparfums (Seite 162), Rasierwässern (Seite 162), Körperölen, Duftlampen (Seite 163).

Nadel-Öle

Fichten und Kiefern waren früher in der Volksheilkunde sehr beliebt; unsere Großmütter stellten aus den jungen Trieben heilsame Hustensirups her. Auch heute bewähren sich die ätherischen Nadel-Öle insbesondere bei allen Erkrankungen der Atmungsorgane.

Über die Pflanzen: Fichten – *Picea abies obovata*; Douglasie/Douglasfichte – *Pseudotsuga menziesii;* Latschenkiefer – *Pinus mugho*; Zirbelkiefer – *Pinus cembra;* Meerkiefer – *Pinus pinaster;* Kiefergewächse (Pinaceae).
Herkunft: Sibirien, Europa.
Über die Öle: Durch Wasserdampfdestillation der Zweigspitzen gewinnt man farblose ätherische Öle mit frischem, würzigem Duft.

Nadel-Öle
wirken schleimlösend, entkrampfend, reinigend.

Nadel-Öle harmonieren gut mit allen Zitrus-Ölen sowie mit Neroli, Zedernholz, Lavendel, Myrte, Cajeput, Rosenholz und Muskatellersalbei.
Anwendung • Zum Helfen und Heilen: *Douglasien-Öl:* bei Schnupfen (Seite 117). • ***Zum Pflegen und Wohlfühlen:*** alle Öle in der Duftlampe (Seite 163); *Douglasien-Öl:* in der Sauna (Seite 158); in Herrenparfums (Seite 162). *Fichtennadel-Öl:* in der Sauna (Seite 158). *Zirbelkiefer-Öl:* in Herrenparfums (Seite 162). • ***In Küche und Haushalt:*** *Zirbelkiefer-Öl:* zur Ungezieferabwehr (Seite 171).

Nelkenblätter-Öl

Im Altertum waren Gewürznelken ein wertvolles Heil- und Würzmittel. Bei uns sind die getrockneten Blütenknospen des Gewürznelkenbaums seit dem 4. Jahrhundert bekannt, nachdem sie durch die Araber von den Philippinen und den Molukken, wo sie beheimatet sind, nach Europa gebracht wurden. Im Mittelalter dienten sie als wichtiges Desinfektionsmittel bei Seuchen.
Heute wird das ätherische Öl wegen seiner stark desinfizierenden und schmerzstillenden Wirkung häufig in der Zahnmedizin verwendet.

Über die Pflanze: Nelkenbaum – *Eugenia caryophyllata, Syzigium aromaticum L.;* Myrtengewächse (Myrtaceae).
Herkunft: Philippinen, Molukken, Malaysia, Indonesien, Ceylon, Madagaskar, Sansibar.

Über das Öl: Aus 50 kg Blütenblättern und Stielen gewinnt man durch Wasserdampfdestillation 1 kg ätherisches Öl; es ist farblos und duftet kräftig, würzig.
Nelkenblätter-Öl harmoniert gut mit Pfeffer, Zimt, Ingwer, Koriander und allen Zitrus-Ölen.
Anwendung* • *Zum Helfen und Heilen: bei Verdauungsproblemen (Seite 134). • ***Zum Pflegen und Wohlfühlen:*** in Damenparfums (Seite 162), Mundwässern, Deodorants, Parfums und Seifen, Duftlampen. • ***In Küche und Haushalt:*** als Gewürz und im Würzöl (Seite 166) für Kohl- und Krautgerichte, Gebäck, Fruchtsäfte, eingemachte Früchte und Kompott, zur Likörherstellung (Karmelitergeist); gegen Motten (Seite 170).

Nelken-Öl
wirkt stark desinfizierend und schmerzstillend, appetitanregend, verdauungsfördernd, kräftigend, konzentrationsfördernd.

Patchouli-Öl

Patchouli-Duft – das ist Indien; Patchouli wurde der Duft einer ganzen Generation, der »68iger«, der Blumenkinder und Hippies, die ihn von ihren Indienreisen mitbrachten.
Dort schätzt man Patchouli wegen der stark insektenabweisenden Wirkung und beduftet damit Wäsche, Kleidung und Teppiche.

Über die Pflanze: *Pogostemum patchouli;* Lippenblütler (Lamiaceae).
Herkunft: Indien.
Über das Öl: Aus 33 kg getrockneten Blättern gewinnt man durch Wasserdampfdestillation 1 kg ätherisches Öl; es ist hellbraun und duftet intensiv holzig, herb, erdig, rauchig, exotisch, »schwül«.
Patchouli-Öl harmoniert gut mit Ylang-Ylang, Tonka-Öl, Zimt, Koriander, Jasmin, Rose, Neroli und außerdem mit allen Zitrus-Ölen.
Anwendung* • *Zum Pflegen und Wohlfühlen: in Damenparfums (Seite 162), in Bädern und Körperölen sowie in der Duftlampe (Seite 163).

Patchouli-Öl
wirkt insektenabweisend; außerdem erotisierend.

Petit-grain-Öl

Das ätherische Öl, das der Petit-grain-Baum liefert, ist ein beliebtes Öl in der Parfumindustrie, die es als Basis zur künstlichen Neroliherstellung sowie in zitronig-frisch duftenden Parfums verwendet.

Über die Pflanze: *Citrus aurantium L. ssp. aur.;* Rautengewächse (Rutaceae).

> **Petit-grain-Öl**
> *wirkt entspannend und erfrischend.*

Herkunft: Italien, Frankreich, Haiti, Algerien, Tunesien, Marokko, Guinea und Spanien.
Über das Öl: Aus 150 kg Blättern, kleinen Zweigen und Fruchtansätzen gewinnt man durch Wasserdampfdestillation 1 kg ätherisches Öl; es ist farblos und duftet herb, zitronig frisch, blumig.
Petit grain-Öl harmoniert gut mit allen ätherischen Ölen.
Anwendung • Zum Helfen und Heilen: bei Ängsten (Seite 149). • ***Zum Pflegen und Wohlfühlen:*** in Herren- und Damenparfums (Seite 162), Bädern (Seite 156) und in der Duftlampe (Seite 163).

Pfeffer-Öl

Der schwarze Pfeffer, ein tropischer Kletterstrauch, stammt aus Indien und wird dort schon lange als Heil- und Würzmittel genutzt.
Pfeffer-Öl enthält nicht das brennend scharf schmeckende Piperin der Pfefferkörner!

> **Pfeffer-Öl**
> *wirkt verdauungsfördernd, anregend, durchblutungsfördernd, erwärmend.*

Über die Pflanze: Schwarzer Pfeffer – *Piper nigrum L.;* Pfeffergewächse (Piperaceae).
Herkunft: tropische Länder, vor allem Madagaskar und Ceylon.
Über das Öl: Aus 500 kg nicht ganz reifen, ungeschälten Pfefferbeeren gewinnt man durch Wasserdampfdestillation 1 kg ätherisches Öl; es ist farblos und durftet würzig, warm.
Pfeffer-Öl harmoniert gut mit Ingwer, Estragon, Kreuzkümmel, Kardamom, Dill, Zimt und Bay.
Anwendung • Zum Helfen und Heilen: bei Verdauungsproblemen (Seite 134). • ***Zum Pflegen und Wohlfühlen:*** in Herrenparfums, Massageölen und Duftlampen. • ***In Küche und Haushalt:*** als Gewürz und im Würzöl (Seite 166) für alle Gemüse-Gerichte, Salate und Suppen.

Rosenholz-Öl

Der Rosenholzbaum ist nicht mit der Rose verwandt. In Frankreich wird Rosenholz-Öl als Heilmittel vor allem in der Kinderheilkunde bei Atmungserkrankungen und in der Frauenheilkunde eingesetzt. Außerdem ist es ein beliebter Duft in blumigen Parfums.

Über die Pflanze: *Aniba rosaeodora;* Lorbeergewächse (Lauraceae).
Herkunft: Brasilien, Peru.

Über das Öl: Durch Wasserdampfdestillation wird aus den zerkleinerten Holzspänen das ätherische Rosenholz-Öl gewonnen; es ist farblos und duftet süß-holzig, lilienartig, an Rose erinnernd.
Rosenholz-Öl harmoniert gut mit allen ätherischen Ölen, vor allem mit Blüten-Ölen.
Anwendung • Zum Helfen und Heilen: bei Menstruationsbeschwerden (Seite 138), zur Geburtsvorbereitung (Seite 142) und während der Geburt (Seite 142), zur Babymassage (Seite 143); bei Schlafstörungen (Seite 145), depressiven Verstimmungen (Seite 148), Ängsten (Seite 149). • ***Zum Pflegen und Wohlfühlen:*** in Haarshampoos (Seite 154), Herren- und Damenparfums (Seite 162), Rasierwässern (Seite 162), Körperölen, Bädern und Duftlampen.

Rosenholz-Öl
wirkt keim-, viren- und pilztötend, außerdem stimmungsaufhellend.

Sandelholz-Öl

Sandelholz wird in Indien, Tibet und China für Schnitzereien, Tempeldekorationen und für Räucherungen verwendet. Zudem ist es ein bedeutender Duftstoff in der Parfumindustrie. Um Raubbau an der Natur zu vermeiden, hat die indische Regierung ein Gesetz erlassen, nach dem für jeden gefällten Baum ein neuer gepflanzt werden muß.

Über die Pflanze: *Santalum album L.;* Sandelholzgewächse (Santalaceae).
Herkunft: Indien, Malaysia; die beste Qualität kommt aus Ostindien.
Über das Öl: Aus 20 kg Holz gewinnt man durch Wasserdampfdestillation 1 kg ätherisches Öl; es ist farblos bis hellgelb und duftet warm, süß, balsamisch, holzig.
Sandelholz-Öl harmoniert gut mit allen ätherischen Ölen.
Anwendung • Zum Helfen und Heilen: bei Kopfschmerzen (Seite 122), Beschwerden während der Wechseljahre (Seite 138), bei Übelkeit in der Schwangerschaft (Seite 141), Schwangerschaftsstreifen (Seite 141), zur Geburtsvorbereitung (Seite 142); bei Schlafstörungen (Seite 145), in Pubertätskrisen (Seite 147), bei großer Empfindsamkeit und mangelndem Selbstvertrauen (Seite 147), bei Suchterkrankungen (Seite 151). • ***Zum Pflegen und Wohlfühlen:*** in Bädern (Seite 156) und Körperölen (Seite 156), in Herren- und Damenparfums (Seite 162) und in Duftlampen (Seite 163).

Sandelholz-Öl
wirkt harmonisierend, beruhigend, regenerierend, pflegend.

Schafgarben-Öl

Die Schafgarbe ist eine wichtige Heilpflanze in der Volksmedizin. In Schweden wurde sie früher anstelle von Hopfen zum Bierbrauen genutzt.

Schafgarben-Öl
wirkt entspannend, entkrampfend, harmonisierend, entzündungshemmend, hautfreundlich.

Über die Pflanze: *Achillea millefolium L.;* Korbblütler (Asteraceae).
Volksnamen: Grillenkraut, Gänsezungen, Tausendblatt, Schafrippl, Kachelkraut, Venusbraue.
Herkunft: Europa.
Über das Öl: Aus 600 kg blühenden Pflanzen gewinnt man durch Wasserdampfdestillation 1 kg ätherisches Öl; es ist blau und hat einen krautigen, an Kamille erinnernden Duft.
Schafgarben-Öl harmoniert gut mit Rose, Kamille, Bergamotte und Zedernholz.
Anwendung • Zum Helfen und Heilen: bei Schnupfen (Seite 117), Husten und Bronchitis.

Styrax-Öl

Styrax war im alten Ägypten einer der begehrtesten Duftstoffe; er gehörte angeblich zu den acht Räucherdüften, die Moses beim Auszug aus Ägypten mitnahm. Das wohlduftende Harz wird noch heute zusammen mit Weihrauch in der griechischen Kirche verbrannt.
Früher war Styrax auch als Heilmittel gegen Bronchitis beliebt.
Styrax-Öl kann als Fixativ der Parfummischung einen zauberhaften Duft verleihen. Mich erinnert der Styrax-Duft an Narzissen und Flieder – ein Duft zum Verlieben ...

Styrax-Öl
wirkt entkrampfend, beruhigend, harntreibend; außerdem erheiternd und anregend.

Über die Pflanze: *Liquidamber orientalis;* Zaubernußgewächse (Hamamelidaceae).
Volksname: Orientalischer Amberbaum.
Herkunft: Türkei, Syrien, Persien, Honduras und Guatemala.
Über das Öl: Durch Einschneiden der Rinde gewinnt man den Balsam (= Harz); durch Extraktion des Balsams und anschließende Wasserdampfdestillation erhält man das ätherische Öl. Es ist farblos und duftet zart-blumig.
Styrax-Öl harmoniert gut mit allen ätherischen Ölen.
Anwendung • Zum Helfen und Heilen: bei Beschwerden während der Wechseljahre (Seite 138). • ***Zum Pflegen und Wohlfühlen:*** in Damenparfums (Seite 162) und Duftlampen.

Tuberose-Öl

Tuberose kommt von »tuber« = Knolle, die Pflanze ist nicht mit der Rose verwandt; ihr ätherisches Öl gehört zu den teuersten. In Malaysia trägt die Tuberose den Namen »Königin der Nacht«, da sie ihren Duft nachts am stärksten verströmt.

Über die Pflanze: *Polyanthes tuberosa L.;* Liliengewächse (Liliaceae).
Volksname: Nachthyazinthe.
Herkunft: Frankreich (Provence), Italien, Spanien, Marokko, Ägypten, Indien und die Comoren-Inseln.
Über das Öl (Absolue): Durch Extraktion aus den Blüten und anschließende Lösung in Weingeist gewinnt man das Absolue (Seite 22); es ist orange und hat einen süßen, blumigen, harmonischen Duft, ähnlich dem von Ylang-Ylang und Jasmin.
Tuberose-Öl harmoniert gut mit Neroli, Petit grain, Rose, Geranie, Vetiver, Ylang-Ylang, Vanille, Benzoe Siam, Patchouli, mit allen Gewürz-Ölen und allen Zitrus-Ölen.
Anwendung • Zum Pflegen und Wohlfühlen: in Damenparfums (Seite 162), Körperölen, Duftlampen.

> **Tuberose-Öl**
> *wirkt sinnlich*
> *und anregend.*

Vanille-Öl (Vanilleextrakt Bourbon)

Vanille, die Fruchtschoten einer Kletterorchidee, ist ein unentbehrlicher Rohstoff bei der Schokoladen- und Pralinenherstellung sowie in der Parfumindustrie. Bei den Indianern war Vanille ein wichtiges Heil- und Gewürzmittel und wurde von den Spaniern im 16. Jahrhundert aus Amerika nach Europa gebracht.
Das Vanille-Aroma ist »schuld« daran, daß wir Schokolade und süßem Gebäck nicht widerstehen können; Vanille hat eine beruhigende und ausgleichende Wirkung, mit Vanilleduft verbinden wir Süße (weil es, neben Zucker, *das* Gewürz in allen süßen Sachen ist), Wärme, Entspannung. Babys riechen ganz leicht nach Vanille, und der Vanilleduft kann, ähnlich wie Benzoe Siam, vermitteln, daß wir uns wie in den Arm genommen, sicher und geborgen fühlen.

Über die Pflanze: *Vanilla planifolia;* Orchideengewächse (Orchidaceae).
Herkunft: Insel Réunion (frühere französische Bezeichnung »Bourbon«, von dort kommt die beste Qualität), Comoren-Inseln, Madagaskar und Mexiko.

Vanille-Öl
wirkt beruhigend und ausgleichend.

Über das Öl: Durch Extraktion aus den Schoten wird das ätherische Öl gewonnen; es ist dunkelbraun und duftet warm, balsamisch, süß.
Vanille-Öl harmoniert gut mit fast allen ätherischen Ölen.
Anwendung • Zum Helfen und Heilen: bei großer Empfindsamkeit und mangelndem Selbstvertrauen (Seite 147). • ***Zum Pflegen und Wohlfühlen:*** in Bädern (Seite 156), Gesichtscremes, Körperölen, Damenparfums (Seite 162), Duftlampen (Seite 163). • ***In Küche und Haushalt:*** als Gewürz (Seite 166, 168) in Süßspeisen, Milchmixgetränken, Eis, Joghurt, Quark und Gebäck.

Wacholder-Öl

Wacholderbeeren sind bei uns seit langem schon ein wichtiges Heil- und Würzmittel.

Über die Pflanze: *Juniperus communis;* Zypressengewächse (Cupressaceae).
Volksnamen: Weihrauchbaum, Feuerbaum, Krammetsbeerenstrauch.
Herkunft: gesamter Mittelmeerraum.
Über das Öl: Aus 50 kg Beeren gewinnt man durch Wasserdampfdestillation 1 kg ätherisches Öl; es ist farblos und duftet kräftig-fruchtig.
Wacholder-Öl harmoniert gut mit den ätherischen Ölen aus Ingwer, Cajeput, Basilikum, Rosmarin und Thymian.
Anwendung • Zum Helfen und Heilen: bei Muskelkater und Rückenschmerzen (Seite 123), Nervenentzündungen (Seite 124), Verdauungsbeschwerden (Seite 134), Krampfadern (Seite 136), Blasenentzündung (Seite 140); bei körperlicher und geistiger Erschöpfung (Seite 143). • ***Zum Pflegen und Wohlfühlen:*** in Herrenparfums, Bädern und Duftlampen. • ***In Küche und Haushalt:*** als Gewürz (Seite 166) für Soßen und Sauerkraut.

Wacholder-Öl
wirkt anregend, kräftigend, reinigend, harntreibend, entkrampfend, beruhigend.

Ysop-Öl

Die Pflanze ist in Südosteuropa beheimatet; in der Antike wurde Ysop zu religiösen Zwecken verwendet, seit dem Mittelalter ist er bei uns als vielseitige Heil- und Würzpflanze bekannt. In Husten- und Bronchialmischungen ist das ätherische Öl eine wichtige Ergänzung wegen seiner schleimlösenden Wirkung.

Über die Pflanze: *Hyssopus officinalis L.;* Lippenblütler (Lamiaceae)
Volksnamen: Isop, Bienenkraut, Gewürzysop, Hisopo, Söpli.

Herkunft: Frankreich, ehemaliges Jugoslawien, Spanien.
Über das Öl: Aus 100 kg Kraut gewinnt man durch Wasserdampfdestillation 1 kg ätherisches Öl – farblos, mit aromatischem, würzig-süßem Duft.
Wichtig: Niedrig dosiert (1 bis 3 Tropfen reichen aus) ist Ysop-Öl ein großes Heilmittel. Es gehört aufgrund seiner Inhaltsstoffe *Kampfer* und *Ketone* (Seite 19) in die Hand erfahrener Therapeuten. Vorsicht bei Kindern unter 6 Jahren und bei Schwangeren.
Ysop-Öl harmoniert gut mit Lavendel, Muskatellersalbei, Eisenkraut und allen Nadel-Ölen.
Anwendung • Zum Helfen und Heilen: bei Schnupfen (Seite 117), Verdauungsproblemen (Seite 134), Konzentrationsschwierigkeiten (Seite 144). • ***Zum Pflegen und Wohlfühlen:*** in Parfums und Duftlampen. • ***In Küche und Haushalt:*** als Gewürz (Seite 166) für Eintöpfe, Suppen, Bohnengerichte, Salate, in Essig und Senf.

Ysop-Öl
wirkt entkrampfend, schleimlösend, anregend, reinigend, verdauungsfördernd; außerdem aufmunternd, konzentrationsfördernd.

Zimtblätter-Öl, Zimtrinden-Öl

Im Altertum war die Rinde des Zimtbaums ein begehrtes Gewürz. In der indischen und arabischen Küche ist Zimt eine typische Zutat in Gewürzmischungen.
Wenn ich Zimt rieche, steigen gleich Bilder aus der Kindheit in mir auf von Weihnachten, gemütlichem Beisammensein, wenn's draußen schneit, und herrlichen Bratäpfeln …

Über die Pflanze: Zimtbaum – *Cinnamomum ceylanicum Nees, Cinnamomum verum;* Lorbeerbaumgewächse (Lauraceae).
Herkunft: Ceylon, Südindien, Seychellen, Madagaskar.
Über das Öl: Aus 60 kg Blättern gewinnt man durch Wasserdampfdestillation 1 kg ätherisches Zimtblätter-Öl.
Aus 150 kg getrockneter Rinde gewinnt man ebenfalls durch Wasserdampfdestillation 1 kg ätherisches Zimtrinden-Öl.
Beide Öle sind hellgelb und duften süß, warm, würzig, an Nelke erinnernd; das Öl aus der Rinde ist kräftiger als das aus den Blättern gewonnene Öl.
Zimt-Öle harmonieren gut mit Petit grain und mit allen Gewürz-, Blüten- und Zitrus-Ölen.
Anwendung • Zum Helfen und Heilen: bei Verdauungsproblemen (Seite 134); bei Beschwerden während der Wechseljahre (Seite 138). • ***Zum Pflegen und Wohlfühlen:*** in Bädern (Seite 156), Damenparfums (Seite 162) und in der Duftlampe (Seite 163). • ***In Küche und Haushalt:*** Bestandteil des Curry; als Gewürz und im Würzöl (Seite 166) für Süßspeisen und Kompott, Gebäck, Glühwein und Punsch.

Zimtblätter-, Zimtrinden-Öl
wirken keim-, viren- und pilzabtötend, entzündungshemmend, durchblutungsfördernd, beruhigend, entspannend, stärkend und anregend.

Die wichtigsten Trägeröle zum Mischen

Trägeröle – fette Öle (Seite 16) – brauchen Sie als Basis, wenn Sie etwa Körperöle, Haarkuren, Gesichtscremes und andere Anwendungen mit ätherischen Ölen herstellen möchten, um diese darin aufzulösen und zu verdünnen. Jedes dieser fetten Öle hat auch eigene Heilkräfte, die die ätherischen Öle in ihrer Wirkung unterstützen können. Ich stelle Ihnen hier die Trägeröle vor, mit denen ich die besten Erfahrungen gemacht habe.
Es gibt weitere Öle, die ich aber nicht beschreibe, da ich sie nicht in meiner Praxis einsetze – zum Beispiel weil sie, wie Weizenkeim-Öl, einen starken Eigengeruch haben, der vielen Menschen unangenehm ist.
Sie bekommen die Trägeröle in Naturkosmetikgeschäften, Naturkostläden und Apotheken. Achten Sie beim Einkauf auf gute Qualität (Leitfaden für den richtigen Einkauf, Seite 23)!

Johanniskraut-Öl (Rotöl)

Johanniskraut-Öl ist in der Volksmedizin schon lange als hervorragendes Heilmittel bekannt und beliebt.

Johanniskraut-Öl ist ein Auszug (Extraktion mit Olivenöl, Seite 22) der gelben Blüten der Johanniskrautpflanze, die um Johanni blüht – etwa zur Pfingstzeit. Es wird auch als das »Arnika der Nerven« bezeichnet, da es stark entzündungshemmend und beruhigend auf Nerven und Nervensystem wirkt.
Dieses Öl ist besonders heilkräftig, da zu der Wirkung des Johanniskrauts die des Olivenöls (Seite 111) hinzukommt.

Johanniskraut-Öl selbst gemacht
Sie können diesen Auszug selbst herstellen: Geben Sie 50 g frischer Blüten in ein (Einmach-)Glas mit 1 l gutem, kaltgepreßtem Oliven-Öl. Das Glas mit einem Mulltuch bedecken, an einem sonnigen Platz vier Wochen lang stehenlassen; das Öl durch ein einlagiges Papiertuch oder durch Gaze filtern und in Braunglasflaschen abfüllen. Es ist nur begrenzt haltbar!

Wichtig: Johanniskraut-Öl hat durch den Inhaltsstoff *Hypericin* (Seite 19) die Eigenschaft – auf die Haut aufgetragen oder innerlich eingenommen –, die Lichtempfindlichkeit der Haut zu erhöhen. Es ist deshalb nicht als Sonnenschutzöl geeignet! Dies sollten Sie bedenken, wenn Sie Johanniskraut-Öl in medizinischen Körperölmischungen verwenden.

Jojoba-Öl

Kaltgepreßtes Jojoba-Öl wird aus den Früchten des Jojobastrauches gewonnen, der in der Wüste von Mexiko und Australien gedeiht. Es ist ein flüssiges Wachs, das nicht ranzig wird; bei niedriger Temperatur verfestigt es sich, kann jedoch im warmen Wasserbad wieder verflüssigt werden.
Die Indianer verwendeten Jojoba-Öl zur Hautpflege und gegen jegliche Entzündungen. Bei uns wird es seit einigen Jahren vor allem in der Kosmetik gerne verwendet, denn es ist für jeden Hauttyp geeignet. Jojoba-Öl ist auch eine ideale Grundlage für Naturparfums, da es keinen Eigengeruch hat und nicht ranzig werden kann.

Jojoba-Öl nehme ich für alle Mischungen mit ätherischen Ölen, die besonders lange haltbar sein sollen.

Aloe-Vera-Öl

Aloe Vera ist eine Wüstenpflanze, die eine gallertartige Flüssigkeit mit Vitaminen und Enzymen enthält; diese regt die Durchblutung und den Stoffwechsel an und fördert somit die Entgiftung und die Feuchtigkeitszirkulation der Haut.
Der Frischpflanzenauszug aus den Aloe-Vera-Blättern wird mit raffiniertem Soja-Öl ohne Zugabe von Konservierungsmitteln gemischt und ist deshalb nur begrenzt haltbar.

Süßes Mandel-Öl

Süßes Mandel-Öl wird aus erster und zweiter Kaltpressung der süßen Mandelkerne gewonnen. Wegen seines stark pflegenden Charakters ist es der Klassiker unter den Massageölen und geeignet für jeden Hauttyp als Gesichts-, Körper- und Massageöl sowie zur Babypflege.

Süßes Mandel-Öl ist wunderbar geeignet, um zarte Haut zu pflegen und geschmeidig zu erhalten. Als geruchsneutrales Öl überdeckt es nicht den Duft der ätherischen Öle.

Oliven-Öl

Das beste Oliven-Öl ist das »vierge extra« oder »extra vergine«, das Öl aus der ersten Kaltpressung. In den Mittelmeerländern verwendet man es nicht nur in der Küche, sondern auch als Heilmittel. Für die Ernährung ist es wertvoll wegen seiner ungesättigten Fettsäuren; es fördert die Verdauung und ist von großer Heilwirkung bei Leber-Galle-Erkrankungen. Oliven-Öl hilft, Infektionen zu verhüten und Entzündungen zu heilen.

Haselnuß-Öl, Sesam-Öl und Macadamianuß-Öl sind weitere Trägeröle, die Sie in Ihren Mischungen mit den ätherischen Ölen ausprobieren können.

Helfen und Heilen

In diesem Kapitel stelle ich Ihnen bewährte Anwendungen vor für alle wichtigen körperlichen und seelischen Beschwerden, die mit ätherischen Ölen erfolgreich behandelt werden können oder bei denen die Öle eine sinnvolle Ergänzung zur ärztlichen oder heilpraktischen Therapie darstellen.

Grundsätzlich ist die Aromatherapie, die Behandlung mit ätherischen Ölen, für jeden geeignet, und bei richtiger Dosierung und Anwendung bringt sie Linderung und Heilung.

Ätherische Öle wirken sehr gezielt auf körperliche oder seelische Beschwerden, das heißt sie wirken durchaus *symptomatisch,* wie ein »normales« Medikament; als Naturheilmittel wirken sie aber zugleich *ganzheitlich* auf den Menschen – so hilft zum Beispiel Lavendel-Öl bei Verbrennungen nicht nur durch seine schmerzlindernde und wundheilende Eigenschaft, sondern es wirkt zugleich beruhigend auf die Seele, denn ein Unfall löst zumeist auch einen Schock aus.

Schmerzen und andere Krankheitssymptome sind immer Hinweise des Körpers auf eine Störung des inneren Gleichgewichts. Bedenkt man dies bei der Behandlung, lassen sich die ätherischen Öle noch viel gezielter und erfolgreicher einsetzen; wenn man die Beschwerde ganzheitlich betrachtet, wenn man die Ursache erforscht und die Zusammenhänge erkennt, wird man die optimalen Öle für die individuellen Bedürfnissen finden.

Denn wirkliche Heilung ist nur möglich, wenn der ganze Mensch behandelt wird.

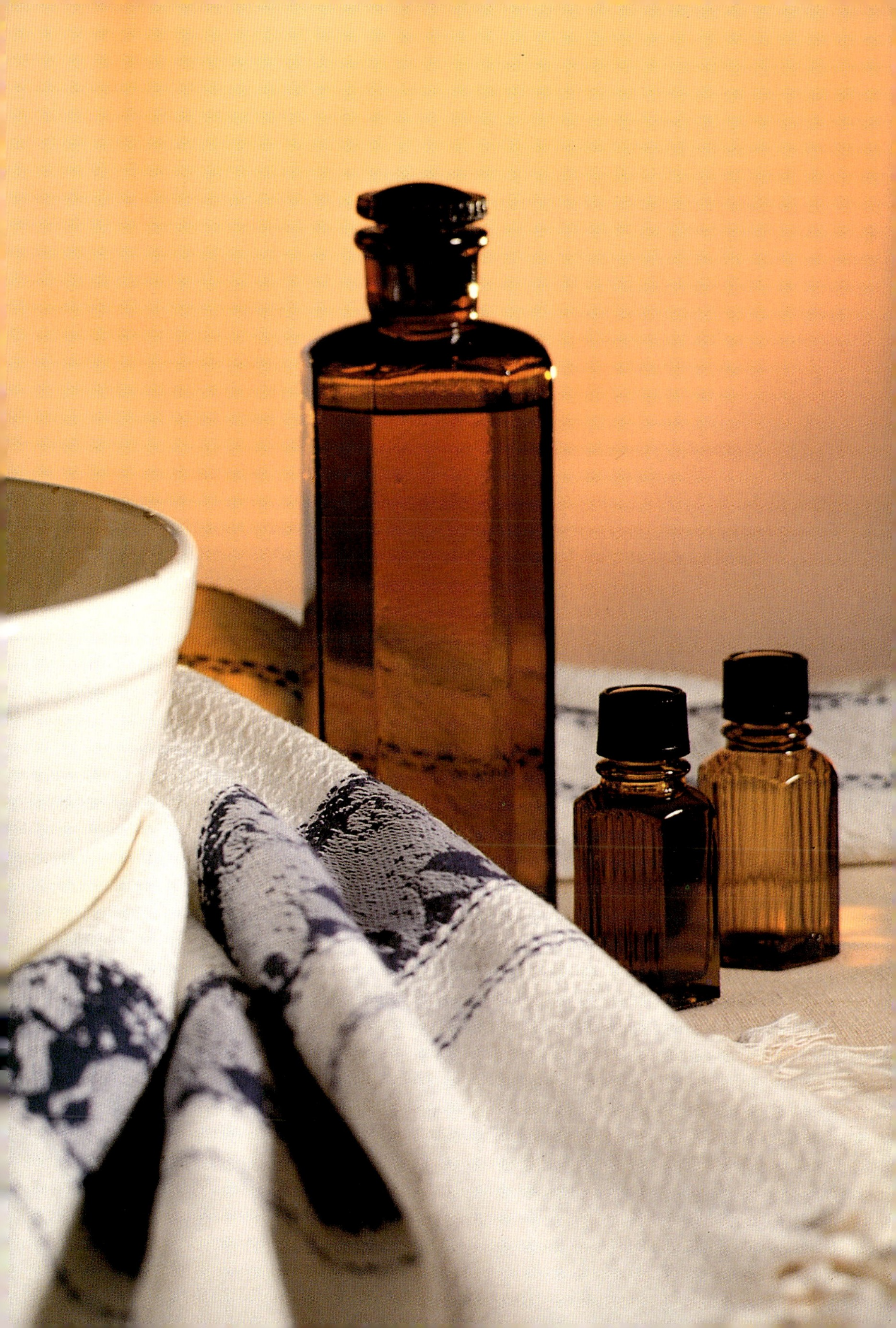

Die Selbstbehandlung

In diesem Kapitel sind die wichtigsten Beschwerden, die für die Selbstbehandlung mit ätherischen Ölen geeignet sind, kurz beschrieben – zusammengefaßt in größere Bereiche wie Erkältungskrankheiten, Hautbeschwerden, Frauenbeschwerden.

• Jedes Beschwerdebild ist gesondert dargestellt, zu jedem finden Sie entsprechende Rezepte und die geeigneten Anwendungsmöglichkeiten.

• *Wichtig:* Bevor Sie mit einer Behandlung beginnen, lesen Sie bitte die Ausführungen zum betreffenden Beschwerdebild und die Anleitung für die empfohlene Anwendung sorgfältig durch.

• Auf mögliche Einschränkungen bei der Dosierung oder bei der Anwendung ätherischer Öle, vor allem für Kinder, Schwangere, kreislaufgefährdete oder ältere Menschen, habe ich jeweils gesondert hingewiesen.

Die richtige Anwendung

Bei vielen Beschwerden schlage ich mehrere unterschiedliche Öle und Ölmischungen zur Behandlung vor, die alle *symptomatisch* gleichermaßen wirksam sind, aber unterschiedliche Schwerpunkte in der *ganzheitlichen* Wirkweise haben. Außerdem gibt es auch jeweils mehrere Anwendungsmöglichkeiten.

• Wie Sie das passende Öl oder die richtige Ölmischung finden, ist ausführlich in der vorderen Umschlagklappe erklärt. Hier noch einmal in Kürze:
Lesen Sie die Beschreibung der empfohlenen Öle, machen Sie eine Duftprobe, und entscheiden Sie dann intuitiv.

In einer Mischung bestimmt das *Leitöl* den Schwerpunkt der Wirkweise. Es ist immer das erstgenannte ätherische Öl im Rezept. Die anderen Öle der Mischung und das Trägeröl unterstützen und ergänzen die Heilwirkung. Die Anzahl der Tropfen sagt nicht unbedingt etwas über die Intensität aus – manche Öle sind mit einem Tropfen genauso wirksam wie andere mit zehn.

• Welche Art der Anwendung Sie auswählen, hängt davon ab, worauf Sie Lust oder wofür Sie Zeit haben oder auch, wie schwer Ihre Erkrankung ist und wie intensiv die Anwendung sein soll. Bei einer Erkältung beispielsweise wirkt eine Inhalation stärker als eine Duftlampe (siehe auch Seite 16).

• Falls nicht beim Rezept, finden Sie die genaue Beschreibung der vorgeschlagenen Anwendungen (Inhalationen, Wickel, Bäder und andere) in der hinteren Umschlagklappe – wie's gemacht wird, wie lange und wie oft.

• *Wichtig:* Lassen Sie Kinder und alte, gebrechliche Menschen der Verbrühungsgefahr wegen nicht unbeaufsichtigt inhalieren. – Duftlampen bitte immer außer Reichweite von kleinen Kindern aufstellen!

Die richtige Dosierung

Der Erfolg einer Behandlung mit ätherischen Ölen hängt entscheidend von der richtigen Dosierung ab. Ein Zuviel kann ernsthaften Schaden anrichten und die Linderung der Beschwerden oder ihre Heilung verhindern.

• Halten Sie sich bei den Rezepten bitte genau an die angegebene Dosierung, solange Sie noch keine oder wenig Erfahrung mit der Anwendung ätherischer Öle haben. Durch häufigeren Umgang werden Sie die Öle so gut kennenlernen, daß Sie Rezepte auch nach Ihren persönlichen Bedürfnissen verändern können.

• Bei Duftlampen muß sich die Dosierung nach der Raumgröße richten – probieren Sie vorsichtig aus, wieviel Tropfen ausreichen; die Rezepte sind für Räume von 16 bis 20 m^2 berechnet.

Die Grenzen der Selbstbehandlung

Bei vielen Krankheiten kann und darf nur der Arzt/die Ärztin oder der/die Heilpraktiker/in die Ursache einer Erkrankung klären; er/sie entscheidet auch über die entsprechende Behandlung.

Die Aromatherapie ist durch ihre ganzheitliche Wirkweise bei vielen Erkrankungen eine sinnvolle Ergänzung und eine Bereicherung der Therapiemöglichkeiten.

Einige Homöopathen sind allerdings der Meinung, daß ätherische Öle die Wirkung homöopathischer Mittel beeinträchtigen – sie zählen sie zu den die Abwehrkräfte schwächenden »Umweltstressoren«; für diese Annahme gibt es jedoch keinen wissenschaftlichen Nachweis. Ätherische Öle wirken im Gegenteil immer auch immunstimulierend auf körperlicher und seelischer Ebene. Durch meine langjährige praktische Erfahrung mit beiden Naturheilverfahren bin ich sicher, daß sie sich ergänzen und keineswegs behindern in ihrer Wirkung (siehe auch Seite 45 und 62).

• Wann immer ein Arzt- oder Heilpraktikerbesuch angezeigt ist, habe ich bei dem entsprechenden Beschwerdebild darauf hingewiesen.

• Oft sind die jeweils empfohlenen Rezepte ausschließlich als begleitende Maßnahmen gedacht. Sie ersetzen dann nicht die ärztliche oder heilpraktische Behandlung!

• Wenn Sie sich nicht sicher sind, ob die Aromatherapie im speziellen Fall die geeignete Therapieform ist, sprechen Sie am besten mit Ihrer/Ihrem Therapeutin/en; immer mehr Therapeuten stehen einer Behandlung mit ätherischen Ölen aufgeschlossen gegenüber.

• Möchten Sie eine Behandlung mit ätherischen Ölen bei vermeintlich geringfügigen Beschwerden ohne ärztliche Hilfe durchführen, beachten Sie bitte folgendes: Sind die Beschwerden nach spätestens drei Tagen nicht verschwunden oder kehren sie nach Absetzen der Behandlung bald wieder zurück, müssen Sie sich auf jeden Fall in ärztliche oder heilpraktische Behandlung begeben.

• *Wichtig:* Bei starken oder unklaren Schmerzen, bei hohem Fieber, offenen Wunden oder schweren Verbrennungen oder Verbrühungen müssen Sie immer umgehend zum Arzt.

Die Behandlung anderer

Wenn Sie auch Familienmitglieder behandeln wollen: Lassen Sie sich die Beschwerden möglichst genau beschreiben; lassen Sie den anderen durch eine Riechprobe entscheiden, welches der in Frage kommenden Öle ihm zusagt; beachten Sie die »Grenzen der Selbstbehandlung«!

Ein paar Tips für die Praxis

• Notieren Sie sich für das nächste Mal, welche Mischung Ihnen geholfen hat!

• Vergessen Sie nicht, die Flaschen der Öl-Mischungen mit Inhaltsangabe, Verwendungszweck und Datum zu beschriften.

• Sehr praktisch ist es, für bestimmte Beschwerden fertige Mischungen bereitzuhalten: zum Beispiel eine Erkältungsmischung, die sich bewährt hat, oder ein Sonnenöl. Diese »Fertig-Mischungen« sollten auf Jojoba-Öl-Basis hergestellt sein, damit sie nicht ranzig werden können.

Erkältungskrankheiten

Schon eine einfache Erkältung kann überaus lästig sein. Der Kopf ist »zu«, die Nase ist verstopft oder fließt ununterbrochen, man ist nicht so richtig krank, aber fühlt sich trotzdem wie »zerschlagen«. Zur Linderung der lästigen Beschwerden wie Halsschmerzen, Schnupfen und Husten sind ätherische Öle eine bewährte Hilfe.

> *Typische Erkältungsöle*
> *Wegen ihrer antibakteriellen (keimtötenden), antiviralen (virentötenden), schleimlösenden und fiebersenkenden Wirkung sind* Angelika, Cajeput, Eukalyptus, Kamille, Lavendel, Pfefferminz, Tea-Tree, Thymian, Zedernholz *und* Zitrone *die Öle, die ich am häufigsten bei Erkältungen einsetze.*

Zur Vorbeugung von Erkältungskrankheiten

In Grippezeiten, besonders im Herbst und im Frühjahr, eignen sich vor allem Angelika-Öl, aber auch Zitronen-Öl in Verbindung mit Thymian und Lavendel durch ihre keimtötende, antibakterielle Wirkung als gute *Vorbeugemittel.*
Die genaue Beschreibung der Anwendungen finden Sie in der hinteren Umschlagklappe.

Angelika-Mischung
5 Tr. Angelika · 3 Tr. Zitrone ·
2 Tr. Lemongrass · 1 Tr. Muskatellersalbei –
in die Duftlampe;
als Badezusatz: in 1/2 bis 1 Becher süße Sahne – auf ein Vollbad.

Zitronen-Mischung
10 Tr. Zitrone · 7 Tr. Lavendel ·
1 Tr. Thymian –
in die Duftlampe;
als Badezusatz: in 1/2 bis 1 Becher süße Sahne – auf ein Vollbad.

Schnelle Hilfe
1 bis 2 Tr. Angelika oder Zitrone oder Lavendel aufs Taschentuch geben.

Halsschmerzen

■ *Halsschmerzen* sind oft die ersten Vorboten einer Erkältung: Der Hals ist gerötet und schmerzt, das Schlucken bereitet Beschwerden. Hier können Sie mit ätherischen Ölen eine rasche Besserung herbeiführen.

■ Eine akute *Angina* dagegen ist eine eitrige Mandelentzündung, die unbedingt ärztlich oder heilpraktisch behandelt werden muß. Sie äußert sich in plötzlichem Beginn, hohem Fieber, eventuell mit Schüttelfrost verbunden, starken Halsschmerzen und Schluckbeschwerden mit kloßiger Sprache und Lymphknotenschwellung.
Diese Symptome können – vor allem bei Kindern – auch erste Anzeichen von Scharlach oder anderen Kinderkrankheiten sein. Nur der Arzt oder die Ärztin kann dies durch einen Rachenabstrich feststellen!

Mundwasser
Grundmischung: 5 Tr. Pfefferminz ·
5 Tr. Tea-Tree · 5 Tr. Lavendel · 2 Tr. Bergamotte · 3 Tr. Zitrone · 1 Tr. Thymian –
in 100 ml Wasser oder Pfefferminzhydrolat.
Zum Gurgeln: 1 Teelöffel Grundmischung in 1/2 Glas lauwarmes Wasser. Mehrmals täglich 1 bis 2 Minuten lang damit gurgeln, anschließend ausspucken.

Bewährte Halswickel
Für einen feuchten Halswickel: 1 bis 3 Tr. Cajeput, Zitrone oder Lavendel – in 1/2 l heißes Wasser.

Für einen Öl-Halswickel, der zusätzlich beruhigend wirkt: 5 Tr. Cajeput · 5 Tr. Lavendel · 2 Tr. Melisse 100 % – in 20 ml handwarmes Oliven-Öl.

Wie ein Halswickel richtig gemacht wird, finden Sie in der hinteren Umschlagklappe.

Schnupfen

■ *Normale Schnupfenbeschwerden* können Sie mit ätherischen Ölen, die schleimlösend, entzündungshemmend und desinfizierend wirken, lindern und ausheilen.
■ Druck im Kopf oder Stirnkopfschmerzen allerdings deutet auf eine *Stirn-* oder *Nasennebenhöhlenentzündung (Sinusitis)* hin, die in ärztliche oder heilpraktische Behandlung gehört; unterstützen können Sie diese mit Duftlampe und Inhalationen.
Die genaue Beschreibung der Anwendungen finden Sie in der hinteren Umschlagklappe.

Pfefferminz-Öl für eine freie Nase
1 Tropfen (nicht mehr!) unverdünntes Pfefferminz-Öl auf den Handrücken träufeln und mit der Zunge aufnehmen (nicht für Kinder unter 6 Jahren).

Schnelle Hilfe für die Nacht
1 bis 2 Tr. Pfefferminze, Eukalyptus oder Cajeput (für Kinder unter 6 Jahren kein Eukalyptus-Öl) aufs Kopfkissen träufeln.

Befreiende Nasenöle
2 Tr. Angelika · 2 Tr. Basilikum – in 30 ml süßes Mandelöl.

3 Tr. Cajeput · 1 Tr. Tea-Tree · 2 Tr. Lavendel – in 20 ml Jojoba- und 10 ml Aloe-Vera-Öl.

Thymian-Mischung – auch bei Bronchitis
Grundmischung: 1 Tr. Thymian · 4 Tr. Zitrone · 4 Tr. Pfefferminz · 4 Tr. Lavendel · 4 Tr. Tea-Tree.

Als Inhalation: 1 bis 2 Tr. Grundmischung auf 1 l kochend heißes Wasser.

In der Duftlampe: 5 Tr. Grundmischung *oder* 1 Tr. Thymian · 6 Tr. Zitrone.

Zitronen-Mischung
Grundmischung: 10 Tr. Zitrone · 5 Tr. Rosmarin · 3 Tr. Cajeput oder 3 Tr. Myrte.

In der Duftlampe: 5 Tr. Grundmischung.

Als Inhalation: 1 bis 2 Tr. Grundmischung auf 1 l kochend heißes Wasser.

Zedernholz-Mischung – auch bei Husten und Bronchitis
Wenn der Kopf so richtig »zu« ist und auch, wenn Sie möglicherweise »die Nase voll haben« und Ihre Erkältung mehr psychosomatisch ist, hilft diese Mischung:
Grundmischung: 10 Tr. Zedernholz · 10 Tr. Cajeput · 10 Tr. Lavendel · 10 Tr. Douglasie · 5 Tr. Eukalyptus (bei Kindern unter 6 Jahren weglassen) · 10 Tr. Tea-Tree · 10 Tr. Schafgarbe · 5 Tr. Ysop.

In der Duftlampe: 5 bis 7 Tr. Grundmischung.

Als Inhalation – für Kinder bis 6 Jahre:
1 Tr. Grundmischung (ohne Eukalyptus-Öl!) auf 1 l kochend heißes Wasser;
für Kinder ab 6 Jahren und Erwachsene:
1 bis 3 Tr. Grundmischung auf 1 l kochend heißes Wasser.

Als Nasenöl: 1 bis 2 Tr. Grundmischung in 10 ml süßes Mandel- oder Jojoba-Öl.

Als Brustöl: 5 Tr. Grundmischung in 50 ml süßes Mandel-Öl.

Husten und Bronchitis

Husten tritt auf, wenn die Schleimhäute der Bronchien gereizt sind.

■ Wenn Sie Fieber bekommen oder auch Schmerzen beim Atmen haben, kann das auf eine *Bronchitis* oder *Lungenentzündung* hindeuten. Dann müssen Sie sich unbedingt in ärztliche oder heilpraktische Behandlung begeben.

■ Bei *Husten* und als begleitende Maßnahme bei *Bronchitis* oder *Lungenentzündung* können Sie sich die schleimlösende und entzündungshemmende Wirkung einiger ätherischer Öle zunutze machen.

Die genaue Beschreibung der Anwendungen finden Sie in der hinteren Umschlagklappe.

Die Duftlampen können Sie auch nachts aufstellen.

Pfefferminz-Duftlampe
5 Tr. Pfefferminz · 3 Tr. Lavendel · 3 Tr. Cajeput · 2 Tr. Grapefruit oder 2 Tr. Zitrone.

Kamille-Mischung
Grundmischung: 5 Tr. Kamille blau ·
5 Tr. Tea-Tree · 2 Tr. Thymian ·
5 Tr. Zedernholz · 5 Tr. Cajeput.

In der Duftlampe: 5 Tr. Grundmischung.

Als Inhalation: 2 Tr. Grundmischung auf 1 l kochend heißes Wasser.

Basilikum-Mischung, die zusätzlich aufheitert und entspannt
Grundmischung: 5 Tr. Basilikum ·
8 Tr. Lavendel · 6 Tr. Zitrone · 3 Tr. Muskatellersalbei · 2 Tr. Angelika · 5 Tr. Zedernholz.

In der Duftlampe: 3 bis 5 Tr. Grundmischung.

Als Brustöl: 5 bis 7 Tr. Grundmischung in 50 ml süßes Mandelöl.

Als Inhalation: 1 bis 2 Tr. Grundmischung auf 1 l kochend heißes Wasser.

Als Badezusatz: 5 bis 7 Tr. Grundmischung in 1/2 bis 1 Becher süße Sahne – auf ein Vollbad.

Brustöl
3 Tr. Lavendel · 5 Tr. Pfefferminz – in 50 ml süßes Mandel-Öl.

Brustwickel – auch fiebersenkend
5 Tr. Cajeput · 5 Tr. Lavendel · 2 Tr. Melisse 100 % – in 100 ml Oliven-Öl, auf 37 °C erwärmt.

Unter »Schnupfen« auf Seite 117 finden Sie weitere Mischungen, die auch sehr hilfreich bei Husten oder Bronchitis sind.

Ohrenschmerzen

Ohrenschmerzen begleiteten mich durch meine gesamte Kindheit bis zur Pubertät. Meine Großmutter wandte dann ein altes Hausmittel an: Sie wickelte ein winziges Stück Knoblauch in Watte und steckte es mir in das schmerzende Ohr.

Ohrenschmerzen können vielfältige Ursachen haben, und müssen auf jeden Fall durch Arzt/Ärztin oder Heilpraktiker/in geklärt werden. Gerade bei einer eitrigen Mittelohrentzündung besteht – wie bei allen eitrigen Entzündungen im Kopfbereich – immer die Gefahr einer Ausweitung der Infektion bis ins Gehirn.

Meistens geht der Mittelohrentzündung eine Erkältung mit Schnupfen und/oder Halsentzündung voraus.

Kinder, die an einer beginnenden Mittelohrentzündung leiden, klagen manchmal nicht über Ohrenschmerzen, sondern über

Bauchschmerzen (siehe auch Seite 135)! Fragen Sie deshalb immer genau nach.
Wer schon einmal unter Ohrenschmerzen gelitten hat, ist froh um jede Erleichterung. Schnelle Hilfe bieten Lavendel- und Tea-Tree-Öl. Diese ätherischen Öle lindern den Schmerz und können eine beginnende Entzündung zum Stillstand bringen oder sogar heilen.

Schnelle Hilfe
1 bis 2 Tropfen Tea-Tree oder Lavendel auf etwas Watte tropfen, diese vorsichtig in den Gehörgang einlegen; morgens und abends wechseln.

Wichtig: Tropfen Sie ätherische Öle nie direkt in das Ohr. Es besteht die Möglichkeit, daß das Trommelfell verletzt (perforiert) ist und die ätherischen Öle auf diese Weise in das Mittelohr gelangen würden.

Tritt innerhalb von 24 Stunden keine spürbare Besserung ein, müssen Sie sich umgehend in ärztliche (HNO) oder heilpraktische Behandlung begeben.

Fieber

Fieber ist eine wichtige natürliche Abwehrreaktion des Körpers und sollte deshalb nicht sofort mit Medikamenten gesenkt werden.
Steigt das Fieber jedoch zu hoch (auf über 39 °C), wird der Kreislauf zu sehr belastet; dann sollte man eine natürliche, möglichst sanfte Methode wählen, um das Fieber zu senken.
Die genaue Beschreibung der Anwendungen finden Sie in der hinteren Umschlagklappe.

Fiebersenkende Öle
Meiner Erfahrung nach wirken Bergamotte, Cajeput, Eukalyptus, Lavendel, Pfefferminz, Tea-Tree *und* Zitrone *alle gleichermaßen fiebersenkend. Nehmen Sie das Öl, das Ihnen beziehungsweise dem Kranken im Moment am meisten zusagt.*

Der bewährte Wadenwickel
Durch ätherische Öle wird die fiebersenkende Wirkung des Wadenwickels um ein Vielfaches verstärkt:
3 bis 5 Tr. fiebersenkendes Öl (siehe Kasten) auf 1 l kaltes Wasser (Leitungswasser-Temperatur).

Wichtig: Ein Wadenwickel darf nicht angewendet werden, wenn der Patient kalte Füße hat oder kreislaufgeschwächt ist! Dann machen Sie besser einen Brustwickel.

Der schonendere Brustwickel
Ein Brustwickel senkt das Fieber noch schonender als ein Wadenwickel – und wirkt bei Bronchitis und Lungenentzündung (Seite 117) zugleich auch heilend.

3 bis 5 Tr. fiebersenkendes Öl (siehe Kasten) auf 1 l warmes Wasser (2 °C kühler als die Körpertemperatur!).
Legen Sie den Brustwickel vor dem Einschlafen an, und lassen Sie ihn über Nacht wirken.

Zusätzlich: eine Stirnkompresse
Auf 1/4 l Rosenhydrolat oder 1/4 l kaltes Wasser (Leitungswasser-Temperatur) geben Sie 1 Tr. Rose oder 1 Tr. Lavendel.

Auch eine ***Duftlampe*** mit Erkältungsölen (Seite 116) unterstützt den Heilungsprozeß.

Keuchhusten

Keuchhusten ist eine schwere Kinderkrankheit, die unbedingt ärztlich behandelt werden muß. Für Säuglinge kann sie lebensbedrohlich werden!
Heftige *Hustenanfälle*, die mehr nachts als tagsüber auftreten, sind für Kinder wie Eltern eine schlimme Belastung. Begleitend zur ärztlichen Therapie können Sie Ihrem Kind mit Inhalationen rasche und nachhaltige Linderung verschaffen.
Bei einem Baby oder Kleinkind, das noch nicht inhalieren kann, stellen Sie eine Duftlampe in sichere Entfernung vom Kinderbett. Auch zusätzliche Befeuchtung der Raumluft hilft.
Die genaue Beschreibung der Anwendungen finden Sie in der hinteren Umschlagklappe.

Thymian-Mischung, die auch stimmungsaufhellend wirkt
Grundmischung: 1 Tr. Thymian · 10 Tr. Zedernholz · 4 Tr. Muskatellersalbei · 8 Tr. Grapefruit.

In der Duftlampe: 4 bis 6 Tr. Grundmischung.

Für die Inhalation: 1 bis 2 Tr. Grundmischung auf 1 l kochend heißes Wasser.

Zur Luftbefeuchtung: Hängen Sie feucht-heiße Tücher im Kinderzimmer auf, die Sie mit einigen Tropfen Grundmischung beträufeln; oder stellen Sie einen Luftbefeuchter ins Kinderzimmer und fügen dem Wasser einige Tropfen Grundmischung bei.

Zypressen-Mischung, die auch beruhigend wirkt
In der Duftlampe: 5 Tr. Zypresse · 1 Tr. Muskatellersalbei · 1 Tr. Melisse 100 % · 3 Tr. Kamille Römisch · 3 Tr. Lavendel.

Für ein Brustöl: Zypressen-Mischung in 50 ml Jojoba- oder Mandel-Öl;
damit können Sie Brust und Rücken des Kindes einreiben.

Asthma

Asthma hat meistens allergische oder psychische Ursachen, die unbedingt von (Kinder-)Arzt/Ärztin oder Heilpraktiker/in geklärt werden müssen. Mit ätherischen Ölen können Sie deren Behandlung unterstützen und die Beschwerden lindern.
Ein Asthmaanfall ist immer mit Angst verbunden; deshalb habe ich schon häufig gute Heilerfolge vor allem mit jenen ätherischen Ölen erzielt, die neben ihrer entzündungshemmenden Eigenschaft auch beruhigen, entkrampfen und die Stimmung aufhellen; diese entspannende Wirkung der ätherischen Öle kommt nicht nur dem Erkrankten zugute, sondern ebenso der besorgten Familie, vor allem, wenn ein Kind unter Asthma leidet.
Die genaue Beschreibung der Anwendungen finden Sie in der hinteren Umschlagklappe.

Bewährte Mischung bei Asthma und spastischer Bronchitis
Grundmischung: 6 Tr. Muskatellersalbei · 6 Tr. Zedernholz · 6 Tr. Grapefruit · 1 Tr. Thymian.

In der Duftlampe: 5 bis 7 Tr. Grundmischung.

Für die Inhalation: 1 bis 2 Tr. Grundmischung auf 1 l kochend heißes Wasser.

Kreislauf-beschwerden

Kreislaufbeschwerden wie zu niedriger oder zu hoher Blutdruck können verschiedene Ursachen haben, die vom Arzt oder Heilpraktiker geklärt werden müssen. Nach Absprache mit ihm können Sie auf einige bewährte ätherische Öle zurückgreifen.

Niedriger Blutdruck

Bei zu niedrigem Blutdruck ist viel Bewegung die beste Möglichkeit, um den Kreislauf zu stabilisieren.

- Sollten Sie wegen Ihres niedrigen Blutdrucks öfter unter *Übelkeit* leiden, siehe Seite 135.
- Wenn Sie morgens Probleme haben, den *Kreislauf in Schwung* zu bringen, machen Sie eine Gesichtswäsche mit kaltem Rosmarin-Wasser oder – noch besser – Wechselduschen und nehmen dazu das »ätherische« Duschgel. Diese Anwendungen stimulieren den Kreislauf und lassen Sie den Tag frisch beginnen.

Zur Anregung des Kreislaufs
Für die Gesichts-Waschung: 2 Tr. Rosmarin auf etwa 1 l kaltes Wasser.

Duschgel: 10 Tr. Rosmarin · 7 Tr. Limette – in 100 ml neutrales Duschgel oder Neutralseife (aus Naturkosmetik- oder Naturkostladen oder aus der Apotheke).

Hoher Blutdruck

Hoher Blutdruck kann sowohl organisch bedingt sein als auch durch psychische Anspannung wie Ärger und Streß ausgelöst werden. Lassen Sie die Ursache unbedingt ärztlich klären, und setzen Sie die ätherischen Öle nur in Absprache mit der/dem Therapeutin/en als begleitende Maßnahme ein.
Folgendes Körperöl für eine Massage kann helfen, *Verspannungen und Verkrampfungen* zu lösen.

Entspannendes Körperöl
1 bis 2 Tr. Rose · 7 Tr. Lavendel · 5 Tr. Zedernholz · 2 Tr. Muskatellersalbei – in 100 ml süßes Mandel- oder Jojoba-Öl; massieren Sie damit morgens und abends den ganzen Körper oder auch nur Brust und Arme.

Augen-beschwerden

- *Überanstrengte Augen,* auch verbunden mit *Kopfschmerzen* – etwa nach einem langen Arbeitstag oder nach konzentrierter Arbeit am Bildschirm –, können Sie mit einer beruhigenden, kühlenden Rosenwasser-Kompresse schnell erfrischen.
- Wenn Sie häufig an *Bindehautentzündung (Konjunktivitis)* leiden, sollten Sie die Ursache ärztlich klären lassen. Die Behandlung können Sie mit Kompressen unterstützen und so insbesondere den Juckreiz nachhaltig lindern.

Erfrischende Augenkompresse
100 ml Rosenhydrolat · 2 Wattepads.
Wattepads mit dem Rosenhydrolat tränken, gut ausdrücken und auf die Augen legen; wenn sie nicht mehr kühlen – nach etwa 10 Minuten – abnehmen; 2- bis 3mal täglich anwenden.

Kopfschmerzen

Kopfschmerz scheint eine Krankheit unserer Zeit zu sein, vor allem in den »zivilisierten« Ländern hat er stark zugenommen; Statistiken weisen aus, daß mehr Frauen darunter zu leiden haben als Männer.
Meistens entstehen Kopfschmerzen durch körperliche oder seelische Überlastung – der Volksmund kennt viele Ausdrücke dafür: »Das halte ich im Kopf nicht aus«, »Mir schwirrt der Kopf« oder »Mir brummt der Schädel«, sind nur einige davon.
Häufigster Kopfschmerz ist der Spannungskopfschmerz, der meist mit Muskelverspannungen im Nackenbereich einhergeht. In diesen Fällen sind die ätherischen Öle durch ihre entspannende, beruhigende und stärkende Wirkung eine große Hilfe.
Allerdings können auch Organerkrankungen und Stoffwechselstörungen Kopfschmerzen hervorrufen.
Wichtig: Kopfschmerzen, die sich über 2 bis 3 Wochen hinziehen, sind ein Hinweis auf eine Erkrankung, deren Ursache Sie klären lassen müssen!
Die genaue Beschreibung der Anwendungen finden Sie in der hinteren Umschlagklappe.

■ Bei Kopfschmerzen, verursacht durch *geistige Überanstrengung,* helfen vor allem Angelika- und Basilikum-Öl, aus der »Kopflastigkeit« herauszukommen, den Boden unter den Füßen wieder zu spüren.

Entspannende, beruhigende Duftlampen
2 Tr. Angelika · 1 Tr. Muskatellersalbei · 2 Tr. Sandelholz · 3 Tr. Grapefruit oder Bergamotte.

4 Tr. Basilikum · 2 Tr. Grapefruit · 1 Tr. Rose · 1 Tr. Lavendel.

Regenerierendes Bad
3 Tr. Angelika · 2 Tr. Sandelholz · 2 Tr. Lavendel · 2 Tr. Bergamotte – in 1/2 bis 1 Becher süße Sahne – auf ein Vollbad.

Entspannende Fußmassage
3 Tr. Angelika · 1 Tr. Benzoe-Siam · 1 Tr. Sandelholz · 1 Tr. Neroli – in 30 ml süßes Mandel- und 20 ml Johanniskraut-Öl.

Schnelle Hilfe
1 bis 2 Tr. Angelika oder Basilikum aufs Taschentuch.

■ Spannungskopfschmerzen, verursacht durch *Verspannung im Nacken- und Schulterbereich* (siehe auch Seite 123), lassen sich durch eine sanfte Nacken- und Schläfenmassage beheben; folgende Mischung entspannt und entkrampft und ist auch für Kinder geeignet.

Entspannendes Massageöl
5 Tr. Muskatellersalbei · 2 Tr. Bergamotte · 1 Tr. Pfefferminze – in 50 ml süßes Mandel- oder Jojoba-Öl.

■ Gegen Kopfschmerzen, verursacht durch *Wetterfühligkeit* oder durch einen »Kater« nach allzu großem *Alkohol- oder Zigarettengenuß,* ist Pfefferminz-Öl das beste Mittel. Besonders wirksam ist die Kopfmassage: Sie befreit in Minutenschnelle von den Schmerzen, gibt Ihnen einen klaren Kopf und macht Sie wieder fit.

Schnelle Hilfe
1 bis 2 Tr. Pfefferminz-Öl auf ein Taschentuch träufeln und Nacken und Schläfen damit einreiben.
Weitere Massagen für mehr Wohlbefinden hält ein spezieller Ratgeber (*Sanfte Massage mit ätherischen Ölen,* Seite 176) für Sie bereit.

Kopfmassage, die Wunder wirkt

5 Tr. Pfefferminz · 1 Eiswürfel · 1 Handtuch oder Kaltluft-Fön.

Verreiben Sie das Pfefferminz-Öl auf den Fingern und streichen Sie die Kopfhaut von der Stirn zum Nacken hin mehrmals aus. Nehmen Sie dann einen Eiswürfel, und reiben Sie damit die Nackenpartie ein. Schließlich wedeln Sie sich mit einem Handtuch frische Luft zu oder blasen mit einem Kaltluft-Fön kühle Luft in den Nackenbereich.

Sie sollten diese Massage nicht vor dem Schlafengehen anwenden, sonst kann es Ihnen passieren, daß Sie, statt zu schlafen, die Nacht über aufrecht im Bett sitzen.

Wichtig: Diese Anwendung ist für Kinder bis 6 Jahre nicht geeignet.

Muskelschmerzen und Verletzungen

Muskelkater und Rückenschmerzen

Entspannende Bäder und Massagen mit ätherischen Ölen bringen schnell große Linderung bei verspannten und schmerzenden Muskeln.

■ *Muskelkater* entsteht bekanntermaßen nach ungewohnter körperlicher Anstrengung, etwa wenn wir nach längerer Pause wieder Sport treiben, aber auch, wenn wir nach Operationen oder Verletzungen mit dem Training der vernachlässigten Muskeln beginnen.

■ *Rückenschmerzen* treten auf nach zuviel sitzender Tätigkeit, nach langem Stehen oder auch durch seelische Anspannung.

Wichtig: Bei immer wiederkehrenden Rückenschmerzen oder wenn die Anwendungen wirkungslos bleiben, ist es unbedingt notwendig, den Ursachen auf den Grund zu gehen! (Siehe auch Nervenentzündungen, Seite 124.)

Die genaue Beschreibung der Anwendungen finden Sie in der hinteren Umschlagklappe.

Cajeput-Mischung

Manche meiner Patienten schwören auf ein heißes Bad mit dieser Mischung, die aber genauso gut in einem Köperöl hilft:

7 Tr. Cajeput · 7 Tr. Muskatellersalbei · 3 Tr. Wacholder · 2 Tr. Ingwer.

Als Badezusatz: in 1/2 bis 1 Becher süße Sahne – auf ein Vollbad; die Wassertemperatur dabei so heiß, wie es vertragen wird; Badedauer etwa 15 bis 20 Minuten.

Wichtig: Kinder bis 10 Jahre, Schwangere und kreislaufgefährdete Menschen dürfen nur die halbe Dosis anwenden; Wassertemperatur nicht über 37 °C, Badedauer nicht länger als 15 bis 20 Minuten.

Als Körperöl: Mischung in 100 ml süßes Mandel-Öl oder in 70 ml Johanniskraut- und 30 ml süßes Mandel-Öl.

Sportverletzungen und Wunden

Meine ganze Familie treibt gerne Sport, und Verletzungen bleiben da natürlich nicht aus. So ist mein Mann begeisterter Fußballspieler in einer Freizeitmannschaft, und ich stand schon oft am Spielfeldrand, um bei Verletzungen medizinischen Beistand zu leisten. Dabei haben sich einige ätherische Öle bei Schürfwunden, Prellungen oder Zerrungen als großartige Erste-Hilfe-Mittel erwiesen.

Wichtig: Bei schwereren sowie bei allen unklaren Verletzungen und bei großflächigen Wunden müssen Sie sich selbstverständlich umgehend vom Arzt untersuchen und behandeln lassen!

Als Erste Hilfe bei Sportverletzungen jeglicher Art sind Tea-Tree-, Lavendel- oder Pfefferminz-Öl die Mittel der Wahl; ihre Heilkraft lindert nicht nur in kurzer Zeit die Schmerzen, sondern läßt auch blaue Flekken oder Blutergüsse, blutende Wunden und Schnittwunden schneller heilen. Diese Öle brennen nicht und haben eine stark zellerneuernde Wirkung.
Die genaue Beschreibung der Anwendungen finden Sie in der hinteren Umschlagklappe.

■ Bei allen Sportverletzungen, auch bei Verletzungen mit *Blutungen* oder *Blutergüssen:*

Erstversorgung
Sofort einige Tropfen Tea-Tree oder Lavendel oder Pfefferminze unverdünnt auf die verletzte Stelle träufeln; anschließend Eisbeutel auf die betroffene Stelle legen oder Umschläge mit kaltem Wasser machen.
Für einen Umschlag: 2 bis 3 Tr. Pfefferminze oder Tea-Tree oder Lavendel auf 1 l kaltes Wasser.

■ Wie oft fallen Kinder und ziehen sich *Hautabschürfungen* zu, die dann meistens verschmutzt sind. Hier ist Tea-Tree-Öl das beste Mittel, denn es wirkt stark antiseptisch (desinfizierend) und brennt nicht, der Schmutz wird abgestoßen und die Wunde heilt schneller.
Wichtig: Bei verschmutzten Schürfwunden immer von Arzt oder Ärztin klären lassen, ob eine Tetanus-(Auffrischungs-)Impfung notwendig ist!

Wundbehandlung
Schnelle Hilfe: Einige Tropfen Tea-Tree unverdünnt direkt auf die Wunde träufeln.

Für eine Wundmischung: 5 Tr. Tea-Tree · 5 Tr. Lavendel – in 70 ml Johanniskraut- und 30 ml Aloe-Vera-Öl; auf die Wunde auftragen.

■ Bei allen *Gelenks- und Sehnenverletzungen* ist es zur besseren Heilung notwendig, die Durchblutung des Gewebes zu fördern. Bei allen *Schmerzen* in Knochen und Knochenhaut, Gelenken, Schleimbeuteln, Muskeln und Sehnen sind die ätherischen Öle aus Pfefferminze, Rosmarin oder Thymian am besten geeignet. Bei *Schwellungen* helfen vor allem kühlende Umschläge.

Heilende Mischungen
Für einen kühlenden Umschlag: 2 bis 3 Tr. Pfefferminze oder Rosmarin oder Thymian auf 1 l kaltes Wasser.

Für ein heilendes, gut duftendes, erfrischendes und belebendes Körperöl: 7 Tr. Lavendel · 5 Tr. Pfefferminze· 2 Tr. Rosmarin – in 50 ml Johanniskraut- oder Aloe-Vera-Öl; die betroffenen Stellen vorsichtig damit massieren.

Für ein entspannendes und heilendes Bad: 7 Tr. Lavendel · 2 Tr. Muskatellersalbei · 4 Tr. Geranie – in 1/2 bis 1 Becher süßer Sahne – auf ein Vollbad.

Nervenentzündungen

Schmerzhafte *Nervenentzündungen (Neuralgien)* können verschiedene Ursachen haben; sie können durch Zugluft, durch Infektionen (Gürtelrose, Seite 128), aber auch durch einen eingeklemmten Nerv (Hexenschuß) oder durch einen Bandscheibenvorfall hervorgerufen werden. Deshalb ist es wichtig, sich genau untersuchen und entsprechend behandeln zu lassen.
Auch eine *Gesichtsneuralgie,* wie etwa die Trigeminus-Neuralgie, ist eine äußerst

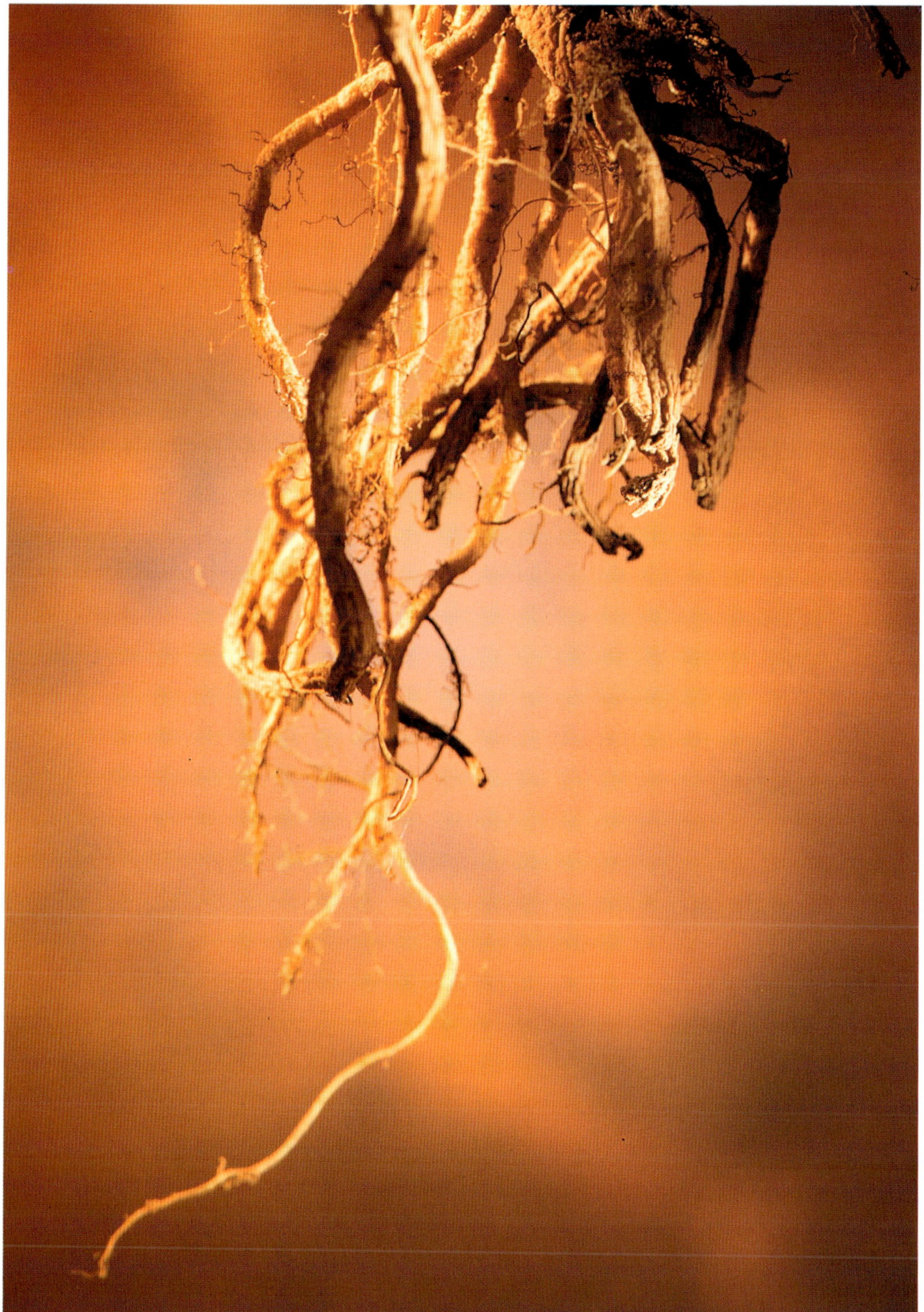

Angelikawurzel

schmerzhafte Erkrankung, die manche Menschen zur Verzweiflung treiben kann und meistens nur schwer zu behandeln ist. Begleitend zur ärztlichen Therapie empfehle ich die folgenden Massageöle, die übrigens auch bei einfachen *Rückenschmerzen* (Seite 123) wirksame Hilfe bieten.

Schmerzlindernde Massageöle
Für das Gesicht: 5 Tr. Cajeput · 3 Tr. Lavendel · 1 Tr. Rose · 1 Tr. Melisse 100 % – in 30 ml Johanniskraut- und 20 ml Jojoba-Öl.

Für den Körper: 7 Tr. Cajeput · 7 Tr. Lavendel · 5 Tr. Ingwer · 3 Tr. Wacholder – in 70 ml Johanniskraut- und 30 ml Jojoba-Öl.

Massieren Sie die betroffenen Stellen bitte ganz vorsichtig!

Hautbeschwerden

Die Haut ist unser größtes Organ und erfüllt viele Funktionen. Sie dient als Abgrenzung und Schutz nach außen und innen, ist Berührungs- und Kontaktorgan, Atmungs- und Ausscheidungsorgan. Gleichzeitig hilft sie dem Körper bei der Wärmeregulierung. Sie ist Sinnesorgan (etwa für die Tast-, Schmerz- und Temperaturempfindung und für die Sexualität), Speicherorgan (etwa von Fett und Flüssigkeit) und bildet Vitamin D (durch Bestrahlung der Haut mit ultraviolettem Licht entsteht aus dem Provitamin D das D-Vitamin).
Neben Gestalt und Augenausdruck ist es vor allem die Beschaffenheit der Haut, ihre Farbe, ihr Duft, die Art ihrer Behaarung, die uns an einem Menschen auffällt.
Die Haut ist Spiegel unserer körperlichen und seelischen Verfassung. Wer aussieht wie »das blühende Leben«, mit straffer, rosiger Haut, ist vermutlich kerngesund. Bei Krankheit oder auch bei großer psychischer Belastung wirkt die Haut blaß und eingefallen. Oft drücken sich seelische Probleme in Form von Hauterkrankungen aus.

Hautentzündungen

Entzündungen der Haut äußern sich durch Rötung, Schwellung und Schmerzen. Eine beruhigende Kompresse ist eine ausgezeichnete Erste Hilfe:

Kalte Kompresse
100 ml Rosenhydrolat · 2 Tr. Kamille Römisch · Wattepads.
Anwendung siehe hintere Umschlagklappe.

Hautjucken

Hautjucken kann verschiedene Ursachen haben, die Sie abklären lassen sollten.
Häufig ist Hautjucken allergisch bedingt.
Vor allem, wenn ältere Menschen an verstärktem Hautjucken leiden, kann dies auf erhöhte Blutzuckerwerte, das heißt auf einen verdeckten Diabetes hinweisen.
Nervöses Hautjucken ohne erkennbare Ursachen kann dagegen ein Zeichen dafür sein, daß man überreizt ist und sich in seiner Haut einfach nicht mehr wohlfühlt.
Bei Hautjucken jeglichen Ursprungs haben sich ätherische Öle sehr bewährt.
Die genaue Beschreibung der Anwendungen finden Sie in der hinteren Umschlagklappe.

Beruhigende Körperöle
2 Tr. Melissen-Öl 100 % · 1 Tr. Rose · 7 Tr. Lavendel · 5 Tr. Tea-Tree · 3 Tr. Kamille Römisch – in 70 ml Johanniskraut- und 30 ml Jojoba-Öl.

3 Tr. Cistrose · 3 Tr. Lavendel · 2 Tr. Immortelle · 1 Tr. Neroli – in 40 ml Jojoba-, 30 ml Johanniskraut- und 30 ml Aloe-Vera-Öl.

Mit dem Öl Ihrer Wahl den ganzen Körper nach dem Waschen oder Duschen sanft einreiben.

Entspannendes, nervenstärkendes Bad
Die ätherischen Öle einer der beiden Körperölmischungen in 1/2 bis 1 Becher süße Sahne – auf ein Vollbad.

Akne

■ Viele junge Menschen leiden während der Pubertät unter *Akne.* Diese Hautunreinheit kann *seelische, hormonelle* und *ernährungsbedingte Ursachen* haben.
»Mitesser« entstehen durch Überproduktion der Talgdrüsen; Pickel und Pusteln sind Mitesser, die sich durch Verunreinigung entzündet haben. Ein radikales Vorgehen, etwa das Ausdrücken der Pusteln, führt zu häßlichen Narben, und die rein äußerliche Behandlung allein bringt häufig nicht den gewünschten Erfolg. Ich behandle meine Patienten nach den Gesetzen der Naturheilkunde – also ganzheitlich – durch Umstellung der Ernährung, Entgiftung, Behandlung der Haut und Aufarbeitung möglicher seelischer Probleme.
■ Die folgenden äußerlichen Anwendungen sind auch bei *Mischhaut* empfehlenswert.
Die genaue Beschreibung der Anwendungen finden Sie in der hinteren Umschlagklappe.

> **Bewährte Akne-Öle**
> *Zur äußerlichen Behandlung eignen sich folgende ätherische Öle wegen ihrer desinfizierenden und heilenden Wirkung besonders gut:* Kamille blau, Lavendel, Pfefferminze, Thymian *(immer nur 1 Tropfen nehmen), vor allem aber* Tea-Tree.

Zum Desinfizieren und Heilen
Grundmischung: 8 Tr. Tea-Tree · 8 Tr. Kamille blau · 8 Tr. Lavendel · 1 Tr. Thymian rot.

Zur Desinfektion: 3 Tropfen eines Akne-Öls (siehe Kasten; allerdings ist Thymian hier zu stark) oder 3 Tropfen Grundmischung unverdünnt auf ein angefeuchtetes Wattepad geben und die Pickel damit betupfen.

Für die Gesichtsreinigung: 3 bis 6 Tr. Akne-Öl oder Grundmischung auf etwa 1 l lauwarmes Wasser.

Als Gesichtswasser: 8 bis 10 Tr. Grundmischung in 90 ml Kamillenhydrolat (ersatzweise destilliertes Wasser oder stilles Mineralwasser) und 10 ml Alkohol 90 %. Auf ein Wattepad geben; nach der Gesichtsreinigung anwenden.

Für ein Gesichtsdampfbad: 1 bis 2 (nicht mehr!) Tr. Pfefferminz-Öl oder Grundmischung auf 1 l kochend heißes Wasser.

Herpes labialis

Immer mehr Menschen sind von Herpes geplagt – mit weltweit zunehmender Tendenz. Zu den bekanntesten Herpeserkrankungen gehören *Herpes labialis* (Fieberbläschen auf den Lippen) und *Herpes genitalis* (Bläschen im Bereich der äußeren Geschlechtsorgane). Der Erreger dieser Hauterkrankungen ist das Herpes-Simplex-Virus 1 und 2. Es kann lange Zeit im Körper bleiben, ohne daß es zu Beschwerden kommt. Wird jedoch das Immunsystem durch Krankheit, zu starke Sonnenbestrahlung oder seelische Belastung gestört, kann es zum Ausbruch des Herpes kommen.
■ *Wichtig:* Die Behandlung von *Herpes genitalis* gehört ausschließlich in die Hände erfahrener Ärzte/innen!
■ Bei *Herpes labialis* sollten Sie mit ärztlicher oder heilpaktischer Hilfe unbedingt

die Ursachen dieser Erkrankung angehen. Dabei ist es wichtig, das Immunsystem zu stärken und den Körper durch gezielte Therapie zu entgiften. Ätherische Öle können Sie nur therapieunterstützend einsetzen.

Einreibung bei Herpes labialis
Tea-Tree oder Melisse 100 % oder Rose unverdünnt auf die betroffenen Stellen auftragen, sobald sich die ersten Anzeichen von Herpes labialis bemerkbar machen; mehrmals täglich bis zum Abklingen der Beschwerden wiederholen.
Diese Öle wirken stark antiviral (virenabtötend), sie schonen die Haut, lindern den Schmerz, und die Bläschen heilen schneller ab.

Gürtelrose

Die Gürtelrose (Zoster) ist ebenfalls eine sehr schmerzhafte *Viruserkrankung;* ihr Erreger ist, wie bei den Windpocken, das Varizella-Zoster-Virus; sie muß auf jeden Fall von Arzt/Ärztin oder Heilpraktiker/in behandelt werden. Als begleitende Maßnahme läßt sich durch Umschläge oft große Linderung herbeiführen.
Viele von Gürtelrose geplagte Menschen reagieren auf jede Berührung äußerst empfindlich und vertragen Umschläge vielleicht nicht – eine bewährte Alternative ist das Besprühen mit einem Zerstäuber, wie man ihn für Blumen benutzt.
Wie man einen Umschlag macht, steht in der hinteren Umschlagklappe.

Lindernde Mischung
5 Tr. Tea-Tree · 1 Tr. Melisse 100 % ·
5 Tr. Lavendel · 5 Tr. Geranie · 3 Tr. Kamille Römisch – in 100 ml Rosenhydrolat.

Für den Umschlag: Mischung auf 1 l lauwarmes Wasser geben; Sie können diese Anwendung 3- bis 4mal täglich durchführen. Lassen Sie den Umschlag so lange aufliegen, wie er kühlend wirkt.

Für den Zerstäuber: Den befallenen Bereich mit der Mischung mehrmals täglich besprühen.

Windpocken

Der Erreger der Windpocken ist das Varicella-Zoster-Virus. Bei Verdacht auf Windpocken müssen Sie Ihr Kind auf jeden Fall ärztlich untersuchen lassen.
Die Krankheit ist äußerst ansteckend; sie geht immer einher mit Fieber und einem *juckenden Ausschlag mit Bläschen,* der sich auf dem ganzen Körper ausbreitet, im Extremfall bis auf die Mundschleimhaut.
Sie können auf die stark juckenden Pusteln Tea-Tree- oder Lavendel-Öl auftragen, an besonders stark befallenen Stellen nach Bedarf Kompressen auflegen. Der Juckreiz läßt sofort nach, die Bläschen können rasch abheilen, und es bleiben keine häßlichen Narben zurück.
Besonders geplagt sind Patienten, die sogar *im Mund stark schmerzende Pusteln* bekommen. Auch hier können Sie zur Linderung die Mundschleimhaut vorsichtig mit Tea-Tree- oder Lavendel-Öl benetzen; beide Öle brennen kaum auf der Schleimhaut. Zusätzlich können Sie eine Mundspülung machen.

Schnelle Hilfe gegen den Juckreiz
Unverdünntes Tea-Tree- oder Lavendel-Öl *auf dem Körper* direkt auf die Pusteln auftragen; *im Mund* Pusteln vorsichtig mit Wattestäbchen benetzen (kann etwas brennen).

Mischung gegen den Juckreiz
5 Tr. Tea-Tree · 5 Tr. Geranie · 1 Tr. Melisse 100 % – in 100 ml Rosenwasser;
für eine Kompresse (Anleitung siehe hintere Umschlagklappe) und *als Mundwasser* (Anleitung Seite 133).

Soor (Candida-Mykosen)

Soor ist ein weit verbreiteter Hefepilz (Candida albicans), der vor allem dann bei Kindern und Erwachsenen auftritt, wenn die Abwehrkräfte des Körpers geschwächt sind, etwa nach einer Krankheit oder nach einer Behandlung mit Antibiotika. Deshalb empfiehlt sich zum Aufbau und zur Stärkung der Immunkräfte (= Abwehrkräfte) neben der Anwendung ätherischer Öle die Behandlung durch eine/n erfahrene/n Therapeutin/en.
Soor befällt Haut und Schleimhäute in Mund, Nase, Rachenraum, Verdauungstrakt und an den äußeren Genitalien.

- Bei einem *Befall der Mundschleimhaut* treten weißliche Stippchen bis flächenförmige Beläge auf, die sehr hartnäckig sind.
- Bei Befall der Säuglingshaut im Windelbereich kommt es zu Entzündungen der Haut – der typischen *Windeldermatitis*.

Heilende Wundmischungen

Für den Mund: 5 Tr. Tea-Tree · 1 Tr. Melisse 100 % – in 50 ml Rosenhydrolat;
in einer Braunglasflasche gut verschütteln, vor jeder Anwendung nochmal schütteln; mehrmals täglich mit einem Wattestäbchen auf die befallene Mundschleimhaut auftragen.

Für den Po: 10 Tr. Tea-Tree mit 30 g Echinacin®-Salbe (aus der Apotheke) in einem sauberen Salbentöpfchen vermischen;
bei Babys bei jedem Wickeln, bei älteren Kindern 3mal täglich auf die betroffenen Stellen im Po-/Windelbereich aufgetragen.

Ulcus cruris

- *Ulcus cruris,* ein Unterschenkelgeschwür, tritt häufig bei älteren Menschen mit Krampfadern auf; das »offene Bein« ist eine große Plage und läßt sich nur schwer heilen. Tea-Tree-Öl vollbringt hier wahre Wunder. Eine 80jährige Patientin mit einem schlimmen Unterschenkelgeschwür konnte ich innerhalb weniger Wochen vollständig heilen – durch eine ganzheitliche Behandlung mit entstauenden Wickeln, entgiftenden Tees und die Psyche stabilisierenden Duftlampen, vor allem aber mit Tea-Tree-Öl zur Wundbehandlung, durch das schon nach wenigen Tagen ein deutlich sichtbarer Heilungsprozeß eintrat.

Von meinen guten Erfahrungen berichtete ich einmal einer befreundeten Krankenschwester, die in einem großen Münchner Krankenhaus arbeitet. Angesteckt von meiner Begeisterung, setzte sie mit Erlaubnis der Stationsärztin Tea-Tree-Öl auf ihrer Station ein. Die Versuche waren so ermutigend, daß nicht nur dieses, sondern auch andere ätherische Öle inzwischen auf dem Verbandswagen dieser Station ihren festen Platz haben.

- Auch bei *Decubitus* (Wundsein durch Aufliegen bei langer Bettlägerigkeit) hat sich Tea-Tree hervorragend bewährt.

Zur Wundheilung

Tea-Tree-Öl unverdünnt nach Bedarf auf die betroffenen Stellen auftragen.

Strapazierte Hände

Wenn die *Haut* der Hände *rissig* und *aufgesprungen* ist – bei Hausfrauen oder bei Arbeitern, deren Hände starken Witterungseinflüssen ausgesetzt sind, etwa Gärtnern oder Landarbeitern –, mache ich die folgende Creme:

Pflegende Handcreme

30 ml Jojoba-Öl · 10 g Lanolin anhydrid (= 1 gehäufter Teelöffel) · 3 g Bienenwachs · 3 g Kakaobutter · 40 ml Orangenblütenwasser (oder Rosenwasser) · 1 Tr. Neroli

(oder Rose) · 2 Tr. Benzoe Siam · 2 Tr. Tea-Tree · 2 Tr. Kamille Römisch · Cremetöpfchen · Laborthermometer.
Wie man eine solche Creme herstellt, finden Sie auf Seite 155.

Nagelbettentzündung

Eine Nagelbettentzündung – der Bereich um den Nagel oder unter dem Nagel ist entzündet, eitert und schmerzt – können Sie vorzüglich mit Tee-Trea-Öl behandeln.

Lindernde Einreibung
Einige Tropfen Tee-Trea mehrmals täglich auf die betroffene Stelle tupfen.

Fußschweiß

Regelmäßige Fußbäder mit Zypressen- und Lavendel-Öl helfen, starken Fußschweiß zu vermindern. Achten Sie außerdem darauf, Strümpfe aus natürlichen Fasern und auf keinen Fall Turnschuhe zu tragen, da die Füße sonst nicht »atmen« können.

Warmes Fußbad
5 Tr. Zypressen · 3 Tr. Lavendel – in 1 Eßlöffel süße Sahne oder Honig verrührt,
auf 5 l warmes Wasser (37 °C).
Badedauer 5 bis 10 Minuten; Füße abtrocknen und warme Strümpfe anziehen. 1- bis 2mal täglich anwenden.

Fußpilz

Fußpilz ist heute leider sehr weit verbreitet. Besonders gefährdet sind die feuchten und warmen Zwischenräume der Zehen und die Fußsohlen. Infektionsherde sind vor allem Orte, die von vielen Menschen besucht werden, wie Sporthallen, Schwimmbäder, Saunen oder Hotels. Tragen Sie dort vorsorglich Gummisandalen beziehungsweise Hausschuhe.

Wenn Sie Fußpilz haben, tragen Sie grundsätzlich nur kochfeste Baumwollsocken, die Sie täglich wechseln, und möglichst keine Turnschuhe, da die Füße darin nicht »atmen« können – ein feucht-warmes Milieu begünstigt das Pilzwachstum.

Einreibung zur Vorbeugung
Wenn Sie zu Fußpilz neigen: Die Zehenzwischenräume nach dem Baden oder Duschen immer gut abtrocknen; anschließend mit einigen Tropfen unverdünntem Tea-Tree-Öl einreiben.

Einreibung zur Behandlung
Schnelle Hilfe: Einige Tropfen unverdünntes Tea-Tree-Öl.
Fußpilz-Mischung: 10 Tr. Tea-Tree ·
10 Tr. Zedernholz · 1 Tr. Thymian –
in 50 ml süßes Mandel-Öl.
Befallene Stellen zur Desinfektion 3mal täglich einreiben.
Wenn nach einer Woche keine Besserung eintritt, sollten Sie zur ärztlichen oder heilpraktischen Behandlung gehen.

Warzen

Tea-Tree-Öl ist ein ebenso einfaches wie hilfreiches Mittel, um Warzen verschwinden zu lassen. Voraussetzung für einen Erfolg ist allerdings viel Geduld, denn diese Anwendung muß über längere Zeit durchgeführt werden.

Einreibung
Unverdünntes Tea-Tree-Öl mehrmals täglich auf die betroffene Stelle tupfen.

Verbrennungen und Verbrühungen

Verbrennungen oder Verbrühungen werden in Grade eingeteilt:
1. Grad: Nur die oberste Hautschicht ist betroffen; die Zeichen sind Rötung der Haut,

Schwellung und Schmerz. Regeneration ist vollständig möglich.
2. Grad: Geht bis in tiefere Hautschicht; die Zeichen sind wie beim 1. Grad, mit zusätzlicher Blasenbildung. Regeneration ist möglich.
3. Grad: Zerstörung der Haut, völlige Gewebszerstörung (Nekrose). Spätere Hautübertragung ist notwendig.

Wichtig: Verbrennungen oder *Verbrühungen 1. und 2. Grades bis Handtellergröße* dürfen Sie selbst behandeln.
Bei allen darüber hinausgehenden *größeren Verbrennungen* oder *Verbrühungen 1. und 2. Grades* sowie bei allen *Verbrennungen oder Verbrühungen 3. Grades* müssen Sie sich nach der Erstversorgung (siehe unten) sofort vom Arzt oder im Krankenhaus behandeln lassen!

■ Bei Verbrennungen oder Verbrühungen ist Lavendel-Öl (Lavendel »extra« und »fein«) die beste Erste Hilfe, die ich kenne. Als ätherisches Öl ist es kein fettes Öl (Seite 16) – nur diese sind auf Brandwunden tabu. Bei sofortiger Anwendung von Lavendel-Öl läßt der Schmerz schnell nach, und das Anschwellen des Gewebes und die anschließende Blasenbildung werden verhindert. Selbst der Berührungsschmerz geht in wenigen Stunden zurück. Neben seiner überragenden Heilkraft wirkt das Öl zudem außerordentlich beruhigend – eine nicht zu unterschätzende Hilfe, denn jede Verbrennung ist mit einem seelischen Schock verbunden.

Erstversorgung bei Verbrennungen und Verbrühungen

- Die nicht verklebte Kleidung entfernen.
- Wenn möglich, die verbrannten oder verbrühten Stellen sofort unter fließendem kaltem Wasser oder mit kalten Umschlägen abkühlen. (Wenn das nicht möglich ist, sofort mit Lavendel-Öl behandeln.)
- *Lavendel-Öl* mehrmals nacheinander unverdünnt direkt auf die verbrannten oder verbrühten Stellen auftragen. Bei Verbrennungen und Verbrühungen, die Sie selbst behandeln dürfen, nach Bedarf solange wiederholen, bis der Schmerz vollständig aufgehört hat.
- Bei großflächigeren Verbrennungen und Verbrühungen 1. und 2. Grades sowie bei allen Verbrennungen und Verbrühungen 3. Grades: Die Wundfläche nach dem Beträufeln mit Lavendel-Öl vorsichtig mit einem sterilen Verband abdecken und sofort ärztliche Hilfe aufsuchen.

■ Für den Fall, daß Sie sich trotz Sonnenschutz im Sommer oder beim Skifahren im Winter einen *Sonnenbrand* zuziehen, und für andere *leichtere Verbrennungen* können Sie die folgende, sehr wirksame Wundmischung bereithalten oder auch unverdünntes Tea-Tree- oder Lavendel-Öl einsetzen.

Linderung bei Sonnenbrand
Schnelle Hilfe: Tea-Tree- oder Lavendel-Öl mehrmals unverdünnt auftragen.

Wundmischung: 5 Tr. Tea-Tree · 5 Tr. Lavendel – in 70 ml Johanniskraut- und 30 ml Aloe-Vera-Öl;
mehrmals auf die betroffenen Stellen auftragen.
Die Wundmischung ist wegen ihres Anteils an Johanniskraut-Öl nicht als Sonnenschutzmittel geeignet (Seite 19)!

Wichtig: Bei einem Sonnenbrand kann es zu schweren Verbrennungen kommen (gerötete Haut, Schmerzen, Blasenbildung). Dann gilt auch hier: Nach der Erstversorgung (linke Spalte) müssen Sie sich umgehend in ärztliche Behandlung begeben.

Insektenstiche

Keines der anderen ätherischen Öle wirkt so verblüffend schnell bei Mückenstichen wie Tea-Tree-Öl – das lästige Jucken hört sofort auf, es entsteht keine Entzündung.
Die gleiche Wirksamkeit habe ich bei Bienen- und Wespenstichen oder bei Stichen von Insekten unbekannter Art beobachten können. Hatte ich sofort Tea-Tree-Öl zur Hand, kam es gar nicht erst zu größeren Schwellungen. Selbst später aufgetragen, hilft es hervorragend: Das Abschwellen dauert zwar etwas länger, aber der Schmerz läßt sofort nach.

Einreibung
Tea-Tree-Öl unverdünnt mit dem sauberen Finger auf den Stich auftragen.

Zeckenbefall

Zecken können Überträger von Krankheitserregern sein; dazu gehören die Erreger der Zecken-Borreliose (Lyme-Krankheit; Impfschutz ist nicht möglich) und – wesentlich seltener – das FSME-Virus, Erreger der Frühsommer-Meningo-Enzephalitis (Gehirn- beziehungsweise Gehirnhaut-Entzündung; Impfschutz ist möglich).
Beim örtlichen Gesundheitsamt können Sie sich über die Gebiete informieren, die von virenübertragenden Zecken besonders betroffen sind, ebenso über die möglichen Schutzimpfungen und Behandlungsmethoden.
Wichtig: Nicht jeder Zeckenbiß ist gefährlich; sollte aber kurze Zeit nach einem Zeckenbiß oder auch erst mehrere Wochen später, eine ringförmige Hautrötung auftreten, die sich innerhalb kurzer Zeit rasch ausbreitet, müssen Sie sich sofort in ärztliche Behandlung begeben, da diese typische Rötung ein Zeichen für die Zecken-Borreliose ist!
Die Symptome bei einer FSME-Erkrankung sind grippeähnlich.
Bitte entfernen Sie Zecken immer sofort, da dies die Gefahr einer Infektion verringert.

Zecke entfernen
Etwa 3 Tropfen unverdünntes Tea-Tree-Öl auf die Zecke träufeln; danach läßt sie sich meist leicht und vollständig mit den Fingern oder einer Pinzette im Uhrzeigersinn herausdrehen.

Kopfläuse

Leider haben Kopfläuse in Kindergärten und Schulen wieder stark zugenommen. Kopfläuse zu haben, ist vielen Menschen peinlich und wird deshalb oft nicht gemeldet. Aus diesem Grund findet zu Hause und im Kindergarten oder in der Schule auch nicht die notwendige gründliche Desinfektion statt, und die Kopfläuse können sich weiter ausbreiten.
Als unser Sohn Mitte der 70er Jahre einmal Kopfläuse hatte, kannte ich die starke Wirkung der ätherischen Öle leider noch nicht und mußte ein chemisches Mittel mit unangenehmen Nebenwirkungen und scheußlichem Geruch einsetzen. Heute verfüge ich über Rezepte für Haarkuren mit ätherischen Ölen, die nicht nur ausgezeichnet wirken, sondern auch gut duften.
Die ungewöhnlich hohe Dosierung ist zur Vertreibung der Plagegeister notwendig.

Haarkuren
Für Kinder bis 10 Jahre: 25 Tr. Tea-Tree · 25 Tr. Lavendel · 10 Tr. Geranie · 1 Tr. Rose – in 100 ml süßes Mandel- oder Oliven-Öl.

Für Kinder ab 10 Jahren und Erwachsene:
25 Tr. Tea-Tree · 25 Tr. Lavendel · 10 Tr. Geranie · 5 Tr. Rosmarin – in 100 ml süßes Mandel-Öl.

Eine etwas sanftere Mischung: 5 Tr. Tea-Tree · 5 Tr. Lavendel – in 70 ml Johanniskraut- und 30 ml Aloe-Vera-Öl.

Die Mischung auf dem noch feuchten Haar verteilen, und das Haar mit einem Kamm von der Stirn bis zum Nacken in Strähnen aufteilen. Die freiliegende Kopfhaut mit der Ölmischung einreiben und das restliche Öl auf den Haaren verteilen. Anschließend mit Haushaltsfolie den gesamten Haarbereich umwickeln, 1 bis 2 Stunden einwirken lassen, danach die Haare mit einem Haarwaschmittel zweimal waschen. Dann mit einem speziellen Läusekamm (aus der Apotheke) das Haar sehr gründlich durchkämmen, damit die noch festsitzenden Nissen (Eier) entfernt werden.
Die Kur nach 14 Tagen wiederholen, weil sie sonst keinen nachhaltigen Erfolg bringt: Es könnten hartnäckige Nissen zurückgeblieben sein!

Zahnpflege

■ Zur Vorbeugung und begleitenden Behandlung von *Karies* (Zahnfäulnis), *Parodontose* (Zahnfleischschwund) und *Zahnfleischentzündungen* (das Zahnfleisch ist entzündet und blutet) – die unbedingt vom Zahnarzt behandelt werden müssen – gibt es ein erfrischendes, antiseptisch und antibakteriell wirkendes Mundwasser, das Sie selbst herstellen können.
■ Diese Mischung hat sich auch bei Zahnspangen- und Zahnprothesenträgern bewährt, die häufig an *Zahnfleischbluten* leiden. Bei regelmäßiger Anwendung des Mundwassers werden Zahnfleisch und Mundschleimhaut gut durchblutet und gekräftigt, so daß es nicht mehr zu Zahnfleischbluten kommt.
■ Ebenso hilft es bei schmerzhaften *Aphthen,* offenen entzündeten Stellen mit weißlichem Belag auf der Mundschleimhaut.
■ Auch gegen *Mundgeruch* kann es ein wirksames Mittel sein.

Erfrischendes, desinfizierendes Mundwasser
Grundmischung: 5 Tr. Pfefferminze · 5 Tr. Tea-Tree · 5 Tr. Lavendel · 5 Tr. Zitrone · 1 Tr. Thymian – in 100 ml destilliertes Wasser oder stilles Mineralwasser oder Pfefferminzhydrolat oder Rosenhydrolat (welches Sie nehmen, ist Geschmackssache).
Für das Mundwasser: 1 Teelöffel Grundmischung in 1/2 Glas lauwarmes Wasser. Verwenden Sie das Mundwasser zusätzlich zur täglichen Zahnpflege: Spülen Sie damit den Mund nach gründlichem Zähneputzen 1 bis 2 Minuten lang; anschließend ausspucken. 3mal täglich anwenden.

Speziell bei Zahnfleischbluten, Aphthen und Zahnschmerzen
Unverdünntes Tea-Tree-Öl nach Bedarf mit einem Wattestäbchen oder mit dem sauberen Finger auf die entzündeten Stellen auftragen. Sollte es doch etwas brennen, verdünnen Sie das Tea-Tree-Öl mit Wasser.

■ Bei Zahnschmerzen kann auch folgende Mischung helfen:

Umschlag bei Zahnschmerzen
1 Tr. Tee-Trea · 1 Tr. Lavendel · 1 Tr. Pfefferminze – auf 1 l kaltes Wasser.
Waschlappen mit der Mischung benetzen, gut auswringen und auf die Wange auflegen, solange er kühlt; diesen Umschlag öfter wiederholen.

Magen-Darm-Beschwerden

Verdauungsprobleme

Falsche Ernährung, verdorbene Speisen, hastiges Essen, Streß oder starke seelische Belastungen können Verdauungsbeschwerden hervorrufen wie *Blähungen, Appetitmangel, Magen- und Darmkrämpfe, Völlegefühl* oder *Sodbrennen, Durchfall* oder *Verstopfung.* Forschen Sie nach den Ursachen, und beheben Sie sie möglichst.

Bei diesen Beschwerden kann die zusätzliche Anwendung ätherischer Öle sehr hilfreich sein. Verwenden Sie die im Kasten genannten Öle zum Würzen, wie es im Kapitel »In Küche und Haushalt« beschrieben ist (ab Seite 164).

Wichtig: Sollten die Öle keine dauerhafte Linderung bewirken, müssen Sie unbedingt Ihren Arzt oder Heilpraktiker zur Klärung der Ursachen aufsuchen.

> **Verdauungsfördernde Öle**
> *Grundsätzlich gilt, daß alle Gewürzöle, die in der Küche verwendet werden, sowohl verdauungsfördernd als auch entkrampfend und beruhigend auf die Verdauungsorgane wirken:*
> Basilikum, Bay, Bergbohnenkraut, Dill, Estragon, Fenchel, Ingwer, Kardamom, Koriander, Kreuzkümmel, Muskatnuß, Nelkenblätter, Pfeffer, Wacholder, Ysop *und* Zimt.

Blähungen

Bei *Bauchschmerzen,* die durch Blähungen verursacht werden, hilft oft eine sanfte Bauchmassage im Uhrzeigersinn mit einem der folgenden Körperöle, die entblähend und entkrampfend wirken. Auch ein entspannendes Bad bringt das Darmleben schnell in sein Gleichgewicht zurück; es wirkt krampf- und schmerzlösend sowie beruhigend. Unterstützend können Sie einen Pfefferminztee oder einen anderen verdauungsfördernden Tee trinken.

Vor allem *Babys* leiden in den ersten Lebensmonaten an Bauchschmerzen oder Bauchkrämpfen, die von Blähungen verursacht sind. Ihr Magen muß sich erst auf Nahrung einstellen, was zu schmerzhaften Blähungen führt, oder aber sie schlucken beim Trinken zuviel Luft, was ebenfalls Bauchschmerzen auslöst. Dann hilft meistens ein ungesüßter Tee aus Fenchel, Anis, Koriander und Kümmel (aus der Apotheke) und das vielfach bewährte »VW-Öl« (= Vier-Winde-Öl).

Die genaue Beschreibung der Anwendungen finden Sie in der hinteren Umschlagklappe.

Entblähende Massageöle

Bei Bedarf den Bauch mit einem der folgenden Öle im Uhrzeigersinn sanft massieren:

VW-Öl für Babys und Kleinkinder bis 3 Jahre: 1 Tr. Fenchel · 1 Tr. Estragon · 1 Tr. Koriander · 1 Tr. Kreuzkümmel – in 50 ml Johanniskraut-Öl.

VW-Öl für Kinder ab 3 Jahren und für Erwachsene: 2 Tr. Fenchel · 2 Tr. Estragon · 2 Tr. Koriander · 2 Tr. Kreuzkümmel – in 50 ml Johanniskraut.

Alternative für Erwachsene: 5 Tr. Pfefferminze · 5 Tr. Lavendel – in 50 ml süßes Mandel-Öl.

Ebenfalls für Erwachsene: 5 Tr. Muskatellersalbei · 3 Tr. Estragon · 5 Tr. Lavendel – in 50 ml Johanniskraut-Öl.

Entkrampfendes Bad
5 Tr. Muskatellersalbei · 3 Tr. Estragon · 5 Tr. Lavendel · 2 Tr. Bergamotte – in 1/2 bis 1 Becher süße Sahne – auf ein Vollbad.

Nervöse Magenschmerzen

Bei *Magenschmerzen* und *Verdauungsbeschwerden,* die durch einen nervösen Magen hervorgerufen werden, hilft das entspannende und entkrampfende Basilikum-Öl.

Schnelle Hilfe
1 bis 2 Tr. Basilikum aufs Taschentuch.

Körperöl für eine Bauchmassage
5 Tr. Basilikum · 2 Tr. Ylang-Ylang · 2 Tr. Lavendel · 2 Tr. Geranie · 2 Tr. Bergamotte – in 70 ml Johanniskraut- und 30 ml süßes Mandel-Öl; den Bauch damit sanft im Uhrzeigersinn massieren.

Übelkeit

Pfefferminz-Öl ist ein ausgezeichnetes Mittel bei Übelkeit verschiedener Ursache: *nach zu reichhaltigem Essen*, bei *See- und Reisekrankheit* (siehe auch Seite 149), in der *Schwangerschaft* (Seite 141) oder auch, wenn die Übelkeit durch *zu niedrigen Blutdruck* (Seite 121) verursacht wird.

Innerliche Anwendung
Bei Bedarf 1 Tr. (nicht mehr!) Pfefferminz-Öl auf den Handrücken träufeln und mit der Zunge aufnehmen.
Wichtig: Diese Anwendung ist nicht für Kinder unter 6 Jahren geeignet.

Bauchschmerzen bei Kindern

Wenn Kinder länger als einen Tag über Bauchschmerzen oder gar Bauchkrämpfe klagen, muß die Ursache unbedingt vom Kinderarzt oder Heilpraktiker geklärt werden! Oft sind die Bauchschmerzen harmlos, etwa wenn sich das Kind den Magen verdorben hat.
Es kann aber genauso eine Blinddarmentzündung oder eine Darmgrippe dahinterstecken. Auch wenn Kinder eine Mittelohrentzündung »ausbrüten«, äußert sich dies nicht selten erst einmal in Bauchschmerzen (siehe Seite 118)!
Bauchschmerzen können ebenso durch Blähungen verursacht sein (Seite 134).
Häufig sind »Bauchschmerzen« auch Ausdruck dafür, daß das Kind seelisch belastet ist (siehe »Seelisches Bauchweh«, Seite 147, und Schlafstörungen, Seite 146).
Versuchen Sie also immer vor allem, den Grund für die Schmerzen herauszufinden!

Bindegewebsschwäche

Cellulite

Viele Frauen leiden unter Cellulite, der sogenannten »Orangenhaut«. Es handelt sich dabei keineswegs um eine Erkrankung, sondern um eine Besonderheit des *weiblichen Bindegewebes,* das auf Dehnbarkeit angelegt ist. Dennoch – beim kritischen Blick in den Spiegel sind wir alles andere als angetan von diesem Beweis fülliger Weiblichkeit …
Es gibt keine Wundermittel dagegen, auch wenn die Industrie sie verspricht und sich teuer bezahlen läßt. Jedoch wissen wir von der Schwangerschaft, daß sogar stark gedehntes Gewebe durchaus rückbildungsfähig ist.
Wichtig für die Haut wie auch für den gesamten Organismus sind ausreichende Bewegung, genügend Flüssigkeitsaufnahme

sowie vitamin- und mineralstoffreiche Ernährung; ein übriges tun tägliche Wechselduschen und Bürstenmassagen – von den Füßen aufwärts Richtung Herz.
Ist das Gewebe auf diese Weise gut durchblutet und ernährt, wird eine Massage der Problemzonen mit dem folgenden Körperöl bei regelmäßiger Anwendung zu einer sichtbaren Verbesserung der Hautstruktur führen. Bei starken »Besenreisern«, das sind dicht unter der Haut verlaufende erweiterte kleine Venen, lassen Sie das Rosmarin-Öl bitte weg oder nehmen das Krampfadern-Öl (rechte Spalte).

Cellulite-Öl
10 Tr. Grapefruit · 5 Tr. Zypresse ·
5 Tr. Rosmarin – in 70 ml Jojoba- und
30 ml Aloe-Vera-Öl.
Massieren Sie Schenkel und Po in kreisenden Bewegungen – möglichst täglich!

Wichtig: Da das Grapefruit-Öl die Lichtempfindlichkeit der Haut erhöhen kann, sollten Sie nach Anwendung dieses Körperöls nicht sonnenbaden (siehe *Furocumarin,* Seite 19).

Krampfadern

Wer ein schwaches Bindegewebe hat, kann zu Krampfadern (erweiterte Venen) neigen. Bei den ersten Anzeichen – schlauchartigknotig *hervortretende bläuliche Venen* – sollten Sie Ihre Beine möglichst täglich mit Wechselduschen behandeln und anschließend massieren – eine sanfte Massage mit dem folgenden Körperöl hilft, das Bindegewebe zu straffen und damit der Entstehung von Krampfadern vorzubeugen.
Wichtig: Krampfadern müssen immer ärztlich oder heilpraktisch behandelt werden!

Krampfadern-Öl
5 Tr. Zypressen · 10 Tr. Grapefruit ·
5 Tr. Wacholder · 5 Tr. Lavendel – in
70 ml Jojoba- und 30 ml Aloe-Vera-Öl.
Die Beine damit vorsichtig massieren, ohne dabei Druck auszuüben.

Wichtig: Da das Grapefruit-Öl die Lichtempfindlichkeit der Haut erhöhen kann, sollten Sie nach Anwendung dieses Körperöls nicht sonnenbaden (siehe *Furocumarin,* Seite 19).

Hämorrhoiden

Hämorrhoiden sind knotenförmig vergrößerte Venen im Bereich des Enddarms. Sie können sich vorwölben, reißen und bluten; die krampfartigen Schmerzen und das brennende Gefühl im After sind oft unerträglich. Vor allem Menschen, die zu *Verstopfung* neigen, werden von diesen Beschwerden häufig geplagt.
Hämorrhoiden können auch *Symptome von Leberstörungen* oder *Störungen des venösen Kreislaufs* sein. Lassen Sie die Ursachen deshalb unbedingt von einem Arzt klären!
Zur Erleichterung der Beschwerden empfehle ich meinen Patienten ein Körperöl; meist reagieren sie zunächst recht skeptisch darauf, sind dann aber in kürzester Zeit überzeugt von der wohltuenden, entkrampfenden Wirkung der Anwendung, die auch den unangenehmen Juckreiz schnell beendet.

Hämorrhoiden-Körperöl
10 Tr. Tea-Tree · 5 Tr. Lavendel ·
5 Tr. Kamille blau · 5 Tr. Zypresse –
in 50 ml Johanniskraut-Öl;
After und Hämorrhoiden nach vorheriger sorgfältiger Reinigung mehrmals täglich mit dem Körperöl vorsichtig einreiben.

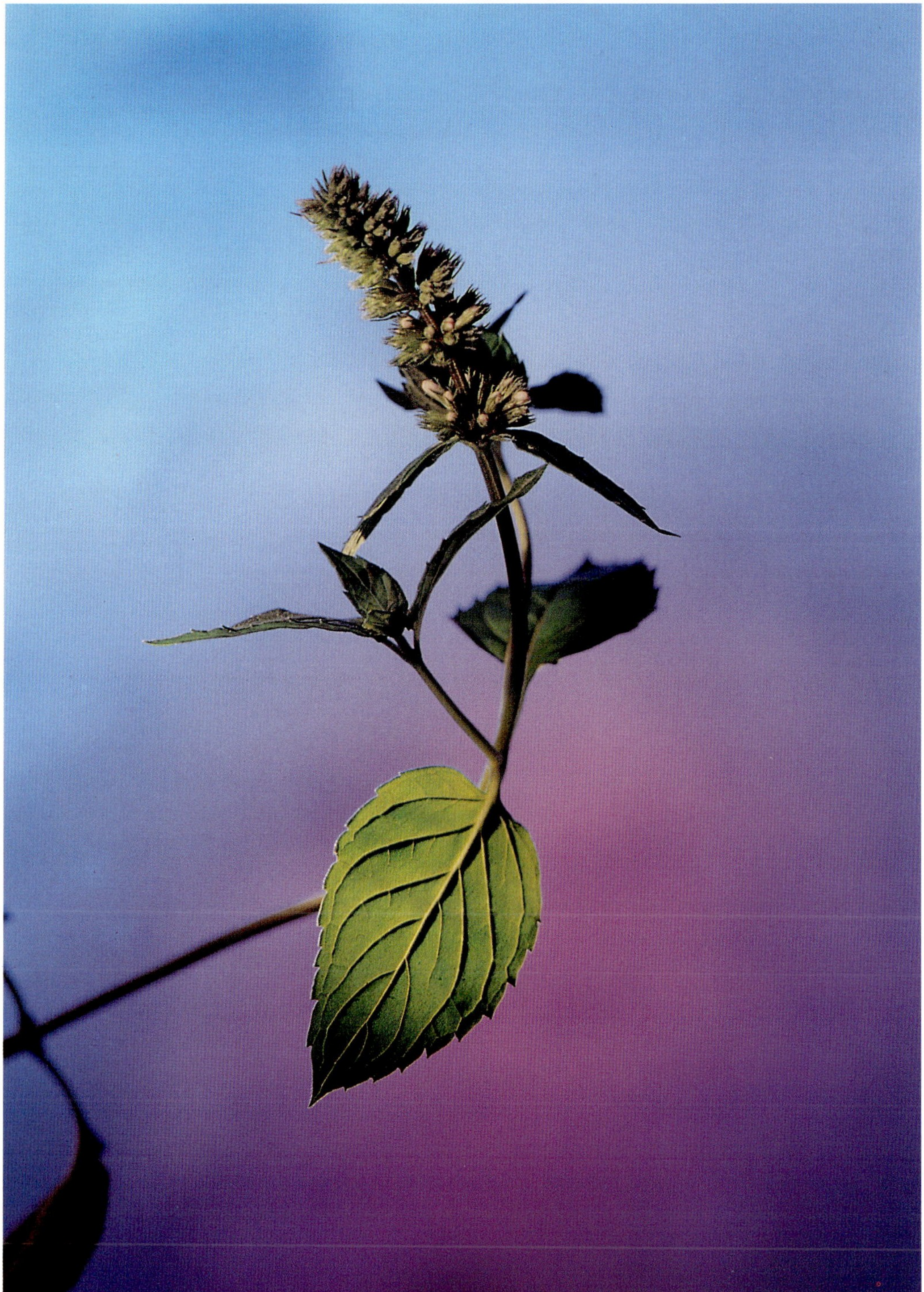

Pfefferminze

Frauenbeschwerden

Menstruationsbeschwerden

Viele Mädchen und Frauen leiden vor und während der Periode unter starken *Bauchschmerzen* oder *-krämpfen,* und viel zu häufig werden dann starke Schmerzmittel genommen.

In den meisten Fällen jedoch lösen sich die Krämpfe schon nach einer sanften Bauch- und Rückenmassage im Lendenwirbelbereich mit einem der folgenden entspannenden Körperöle.

Suchen Sie sich die Mischung aus, deren Öle Ihnen in Charakter und Duft besonders entsprechen.

Die genaue Beschreibung der Anwendungen finden Sie in der hinteren Umschlagklappe.

Entspannende Körperöle

1 Tr. Rose · 3 Tr. Rosenholz · 1 Tr. Kreuzkümmel · 1 Tr. Ylang-Ylang · 2 Tr. Grapefruit – in 100 ml süßes Mandel-Öl.

1 Tr. Jasmin · 2 Tr. Muskatellersalbei · 3 Tr. Ylang-Ylang · 5 Tr. Grapefruit – in 70 ml süßes Mandel- und 30 ml Johanniskraut-Öl.

3 Tr. Ylang-Ylang · 1 Tr. Rose · 1 Tr. Zedernholz · 1 Tr. Rosmarin · 3 Tr. Cistrose – in 100 ml süßes Mandel- oder Jojoba-Öl.

5 Tr. Basilikum · 2 Tr. Ylang-Ylang · 2 Tr. Lavendel · 2 Tr. Geranie · 2 Tr. Bergamotte – in 70 ml Johanniskraut- und 30 ml süßes Mandel-Öl.

Beschwerden während der Wechseljahre

Für viele meiner Patientinnen ist das plötzliche Ausbleiben der Periode, das den Beginn der Wechseljahre (Menopause, Klimakterium) anzeigt, ein großes Problem. Sie fühlen sich plötzlich alt, als Frau nicht mehr so reizvoll. Aufgrund der Hormonumstellung kommt es häufig zu unangenehmen körperlichen Begleiterscheinungen wie *Hitzewallungen* und *übermäßiges Schwitzen,* oft verbunden mit *starken Stimmungsschwankungen* und – nicht selten – mit *depressiven Verstimmungen.*

Hier können Düfte viel bewirken: Einige ätherische Öle vermitteln mit ihrem frischen Duft eine gewisse Leichtigkeit und helfen so aus einem Stimmungstief heraus. Andere wieder fördern mit ihrem Duft das Gefühl für die eigene Weiblichkeit.

Es gibt viele Möglichkeiten, die Düfte einzusetzen: in Duftlampen, herz- und nervenstärkenden Bädern, in Körperölen und für die Massage. Auch ein selbst hergestelltes Parfum (Seite 162) kann »Balsam für die Seele« sein.

Die genaue Beschreibung der Anwendungen finden Sie in der hinteren Umschlagklappe.

Duftlampen

1 Tr. Jasmin · 1 Tr. Neroli · 1 Tr. Rose · 1 Tr. Ylang-Ylang · 1 Tr. Styrax · 4 Tr. Limette.

5 Tr. Bergamotte · 1 Tr. Zimtrinde · 1 Tr. Ylang-Ylang.

Bäder

1 Tr. Jasmin · 1 Tr. Neroli · 5 Tr. Sandelholz · 1 Tr. Styrax · 1 Tr. Muskatellersalbei – in 1/2 bis 1 Becher süße Sahne – auf ein Vollbad.

1 Tr. Melisse 100 % · 5 Tr. Lavendel ·
3 Tr. Myrte · 3 Tr. Geranie –
in 1/2 bis 1 Becher süße Sahne – auf ein Vollbad.

Körperöle
1 Tr. Jasmin · 1 Tr. Rose · 2 Tr. Ylang-Ylang · 2 Tr. Bergamotte – in 100 ml süßes Mandel- oder Jojoba-Öl.

5 Tr. Bergamotte · 1 Tr. Neroli · 5 Tr. Lavendel · 3 Tr. Zedernholz · 1 Tr. Rose – in 100 ml Jojoba-Öl.

Lymphstau nach Brustamputation

Die operative Entfernung einer Brust (Mamma-Amputation) wegen einer Krebserkrankung ist für jede Frau nicht nur körperlich, sondern vor allem auch seelisch ein schwerwiegender Eingriff. Ätherische Öle in der Duftlampe können hier sehr hilfreich sein.
Da aus Sicherheitsgründen meistens die Lymphknoten in den Achselhöhlen mit entfernt und die feinen Lymphgefäße dabei oft verletzt werden, ist der Fluß der Lymphe gestört, und es kommt zum Lymphstau in dem betroffenen Bereich.
Eine dann notwendige Lymphmassage (Lymphdrainage) darf nur von erfahrenen Physiotherapeuten durchgeführt werden! Das folgende Körperöl ist durch seine entstauende und stimmungsaufhellende Wirkung eine wertvolle Unterstützung für den Heilungsprozeß.

Lymphmassage-Öl
5 Tr. Cistrose · 5 Tr. Immortelle ·
5 Tr. Lavendel – in 40 ml Johanniskraut-, 30 ml Aloe-Vera- und 30 ml süßes Mandel-Öl.

Wichtig: Wenn Sie das Öl selbst anwenden möchten, bedenken Sie, daß Lymphgefäße sehr druckempfindlich sind! Tragen Sie das Körperöl so sanft auf, als wollten Sie den betroffenen Körperteil streicheln. Wenn Sie sich unsicher fühlen, fragen Sie Ihre/n Physiotherapeutin/en. Bitten Sie sie/ihn, dieses Körperöl bei der Lymphdrainage anzuwenden!

Wohltuende Duftlampe
1 Tr. Cistrose · 3 Tr. Lavendel ·
3 Tr. Zedernholz · 1 Tr. Rose · 2 Tr. Bergamotte.

Entzündungen im Vaginalbereich

Für Entzündungen von Scheide und Schamlippen, die meist von Rötungen und Ausfluß begleitet sind, gibt es eine Reihe von Ursachen. Sehr verbreitet sind *Soor* (ein Hefepilz = Candida albicans) und *Trichomonaden* (Trichomonas vaginalis).
Diese Infektionen entstehen immer dann, wenn das Immunsystem – zum Beispiel durch Antibiotika oder seelische Probleme – aus dem Gleichgewicht geraten ist oder wenn sich der Säuremantel der Vaginalschleimhaut durch hormonelle Einflüsse verändert hat.
Normalerweise hat die Schleimhaut zum natürlichen Schutz gegen Infektionen ein saures Milieu. Nur in Zeiten der Empfängnisbereitschaft, der Schwangerschaft und bei Einnahme oraler Verhütungsmittel (Pille) kommt es zur basischen Umwandlung. Die Gefahr einer Infektion ist in solchen Zeiten besonders erhöht. Auch zu häufiges Waschen im Intimbereich mit speziellen Intimlotionen oder die Verwendung von Intimsprays kann die Vaginalflora empfindlich stören.
Alle Patientinnen, die unter Entzündungen im Vaginalbereich leiden, schicke ich zuvor zur Abklärung der Ursachen zur gynäkologischen Untersuchung. Erst dann beginne ich meine Behandlung, in Absprache mit Frauenarzt oder -ärztin (die immer wieder

erstaunt sind, wie schnell und erfolgreich die ätherischen Öle wirken). Bei meinen Patientinnen waren meist schon nach einwöchiger Behandlung mit Tampons Trichomonaden und Soor mikroskopisch nicht mehr im Vaginalschleim nachweisbar; bereits zu Beginn der Behandlung verschwand der unangenehme Juckreiz, zu Rückfällen kam es nicht.

Mischung für die Tampons
5 Tr. Tea-Tree · 5 Tr. Lavendel – in
30 ml Johanniskraut- und 20 ml Aloe-Vera-Öl.
Die Mischung in einer Braunglasflasche gut verschütteln. Tampon eintauchen und in die Vagina einführen. Morgens, mittags und abends wechseln. Während der Periode erübrigt sich die Behandlung.

Zusätzlich: Waschung
Durch eine tägliche Waschung des Vaginalbereichs verstärken Sie die Wirkung der Tampon-Mischung. Sollte sich *Ihr Partner* auch infiziert haben, ist diese Waschung für ihn ebenfalls sinnvoll.
Für die Waschung: 1 bis 2 Tr. Rose oder Tea-Tree oder Lavendel in 1 l lauwarmes Wasser (im Waschbecken).
Denken Sie daran, jeden Tag den Waschlappen zu wechseln.

Wichtig: Nach Abklingen der Beschwerden sollten Sie sich unbedingt zur Kontrolle gynäkologisch untersuchen lassen!

Blasenentzündung

Ursache einer Blasenentzündung kann sowohl eine *Verkühlung* als auch eine *bakterielle Infektion* sein; sie muß durch eine ärztliche oder heilpraktische Untersuchung geklärt werden, damit die Entzündung richtig behandelt werden kann! Eine nicht oder nur unzureichend behandelte Blasenentzündung kann sich leicht zu einer fieberhaften Blasenentzündung oder zu einer Nierenbeckenentzündung ausweiten.
Als therapiebegleitende Maßnahmen empfehlen sich Sitzdampfbäder mit ätherischen Ölen. Dabei haben sich vor allem Mischungen mit keimtötend, durchblutungsfördernd, harntreibend und entkrampfend wirkenden Ölen bewährt.
Wie man ein Sitzdampfbad macht, ist in der hinteren Umschlagklappe beschrieben.

Sitzdampfbäder
Bei Blasenentzündung durch Unterkühlung:
3 Tr. Kamille blau · 3 Tr. Melisse 30 %
oder 1 Tr. Melisse 100 % · 3 Tr. Lavendel –
in 1 bis 2 l heißes Wasser.

Bei bakterieller Blasenentzündung:
1 Tr. Thymian · 3 Tr. Lavendel · 3 Tr. Tea-Tree · 4 Tr. Bergamotte · 3 Tr. Muskatellersalbei · 1 Tr. Wacholder – in 1 bis 2 l heißes Wasser.

Schwangerschaft und Geburt

Gerade für die Zeit der Schwangerschaft, zur Geburtsvorbereitung und während des Geburtsvorgangs sind ätherische Öle eine gute Hilfe, um auf ganzheitlich-natürliche Weise über verschiedene Beschwerden hinwegzuhelfen.
Vorausgesetzt, Sie sind gesund und nehmen die ärztlichen Vorsorgeuntersuchungen wahr, können Sie die ätherischen Öle – äußerlich angewandt und in der empfohlenen Dosierung – ohne Bedenken für Ihr eigenes Wohl und das Ihres Kindes einsetzen. Um allgemein das *Wohlbefinden* zu steigern,

um sich und das Baby zu verwöhnen oder um mal ein Stimmungstief zu überwinden, sind eine Duftlampe oder ein Körperöl genau das Richtige für Sie – mehr dazu finden Sie im Kapitel »Pflegen und Wohlfühlen« ab Seite 152.

Wichtig: Ohne ausdrückliche Zustimmung des Arztes dürfen Sie ätherische Öle jetzt nicht innerlich anwenden; Ausnahmen sind im Text ausdrücklich erwähnt.

Übelkeit während der Schwangerschaft

In den ersten drei Monaten leiden viele Frauen aufgrund der Hormonumstellung unter Übelkeit und Brechreiz.

Schnelle Hilfe
Morgens 1 Tropfen (nicht mehr!) Pfefferminz-Öl auf die Hand tropfen, mit der Zunge aufnehmen und eine Weile im Mund behalten.
Oder tragen Sie immer ein Fläschchen Zitronen-, Orangen- oder Grapefruit-Öl bei sich, um bei Bedarf daran riechen zu können – der frische Duft dieser ätherischen Öle ist ein gutes Mittel gegen Übelkeit.

»Antischlecht-Mischung«
Grundmischung: 15 Tr. Neroli · 30 Tr. Orange · 8 Tr. Sandelholz · 8 Tr. Rosmarin.

In der Duftlampe: 5 Tr. Grundmischung.

Als Körperöl für eine sanfte Bauchmassage: 5 Tr. Grundmischung in 100 ml süßes Mandel-Öl.

Als Badezusatz: 10 Tr. Grundmischung in 1/2 bis 1 Becher süße Sahne – auf ein Vollbad.

Die genaue Beschreibung der Anwendungen finden Sie in der hinteren Umschlagklappe.

Wasseransammlung in den Beinen

Manche Frauen leiden während der Schwangerschaft unter Wasseransammlung (Ödeme) in den Beinen. Diese Beschwerden müssen auf jeden Fall gynäkologisch behandelt werden!

- Als therapiebegleitende Maßnahme können Sie einen Wickel machen: Er regt den Stoffwechsel des Gewebes an, begünstigt dadurch den Abtransport von Schlakken und wirkt leicht entwässernd.
- Der Wickel hilft übrigens auch bei »normal« geschwollenen Beinen im Sommer oder nach langem Stehen.

Entstauender Wickel
5 Tr. Zypresse oder 5 Tr. Lavendel oder
5 Tr. Tea-Tree · 1 Eßlöffel Obstessig – in
1 l lauwarmes Wasser.
Sie können den Wickel zweimal täglich anwenden. Er wird um die ganzen Beine oder nur um die Unterschenkel gelegt.
Die genaue Beschreibung des Wickels finden Sie in der hinteren Umschlagklappe.

Ein kleiner Tip: Legen Sie so oft wie möglich die Beine hoch, auch das bringt Erleichterung.

Schwangerschaftsstreifen

Schwangerschaftsstreifen entstehen durch die extreme *Dehnung des Bindegewebes* während der Schwangerschaft. Dies kann, zum Leidwesen der betroffenen Frauen, zu kleinen *Rissen* im Gewebe führen, die auch nach der Geburt nicht mehr verschwinden.
Als Vorbeugung helfen regelmäßige Massagen mit ätherischen Ölen, die die Durchblutung fördern, das Bindegewebe stärken und zudem sowohl der Mutter und als auch dem Kind allgemein gut tun.

Körper-Öl zur Vorbeugung
7 Tr. Lavendel · 3 Tr. Zedernholz ·
3 Tr. Sandelholz · 1 Tr. Rose · 1 Tr. Neroli – in 100 ml süßes Mandel- oder Jojoba-Öl.
Massieren Sie die gefährdeten Stellen an Brust, Bauch und Hüfte täglich zweimal sanft im Uhrzeigersinn.

Geburtsvorbereitung

Die Geburt bedeutet für Mutter und Kind eine Trennung, die *seelisch* und *körperlich Schmerzen* bereitet und nicht wenigen Frauen *angst* macht. Eine sanfte Bauchmassage im Uhrzeigersinn mit einem der folgenden Körperöle – vor allem während der letzten Wochen vor der Geburt – wird von vielen Frauen als wohltuend und beruhigend empfunden.

Wohltuende Körperöle
7 Tr. Zedernholz · 5 Tr. Lavendel ·
1 Tr. Rose · 1 Tr. Neroli – in 70 ml süßes Mandel- und 30 ml Jojoba-Öl.

1 bis 2 Tr. Rose · 2 Tr. Rosenholz ·
3 Tr. Sandelholz · 2 Tr. Muskatellersalbei – in 70 ml süßes Mandel- und 30 ml Jojoba-Öl.

1 Tr. Jasmin · 5 Tr. Lavendel · 2 Tr. Zedernholz – in 70 ml Jojoba- und 30 ml Johanniskraut-Öl.

Geburt

Ätherische Öle können sehr hilfreich bei einer Geburt sein. Insbesondere Rosen-Öl hat eine lange Tradition in der Geburtshilfe wegen seiner harmonisierenden, ausgleichenden Wirkung und seines ausgeprägt »weiblichen« Charakters. Es hilft der Frau, sich während der Geburt leichter zu öffnen (gebären heißt »sich öffnen«), und dem werdenden Vater, sich besser auf die Geburt einzustellen. Im Hebammenlehrbuch von Louise Bourgois aus dem Jahre 1629 ist beschrieben, wie Rosen-Öl schon damals zum Waschen und Einreiben bei der Geburt eingesetzt wurde.
Bei einer Hausgeburt dürfte heute das Aufstellen einer Duftlampe kein Problem sein, im Krankenhaus dagegen könnten Sie auf Unverständnis stoßen. Ich kenne jedoch inzwischen viele Hebammen und einige Gynäkologen, die selbst ätherische Öle anwenden. Vielleicht können Sie auch Ihren Arzt und Ihre Hebamme überzeugen – die wohltuende, entspannende Wirkung der ätherischen Öle kommt schließlich allen bei der Geburt Beteiligten zugute.
Eine sanfte Massage des Bauches oder des Rückens im Uhrzeigersinn mit einem dieser Massage-Öle während der Wehen oder in den Wehenpausen ist für viele Frauen eine große Wohltat.
Die genaue Beschreibung der Anwendungen finden Sie in der hinteren Umschlagklappe.

Entspannende Duftlampen
1 Tr. Rose · 1 Tr. Jasmin · 3 Tr. Rosenholz ·
2 Tr. Grapefruit.

2 Tr. Zedernholz · 7 Tr. Lavendel ·
1 Tr. Rose · 2 Tr. Muskatellersalbei.

Wohltuende Massagen
1 Tr. Rose · 1 Tr. Jasmin · 2 Tr. Rosenholz – in 100 ml Jojoba- oder süßes Mandel-Öl.

2 Tr. Muskatellersalbei · 5 Tr. Lavendel ·
2 Tr. Zedernholz · 1 Tr. Jasmin – in
70 ml Jojoba- und 30 ml Johanniskraut-Öl.

Wochenfluß

Der Wochenfluß, ein uterines (Uterus = Gebärmutter) Wundsekret, das nach der Geburt aufgrund der beginnenden Wundheilung einsetzt, dauert etwa sechs Wochen an.

Um einer möglichen Infektion vorzubeugen, können Sie Sitzdampfbäder machen.

Desinfizierendes Sitzdampfbad
5 Tr. Lavendel oder 5 Tr. Tea-Tree in 1 l kochend heißes Wasser; täglich 1- bis 2mal.
Wie man ein Sitzdampfbad macht, ist in der hinteren Umschlagklappe beschrieben.

Brustdrüsenentzündung

Während der Stillzeit oder des Abstillens kann es durch Stauung der Milch oder durch eine Infektion der Milchdrüsen zu einer schmerzhaften Brustdrüsenentzündung kommen. Die Brust ist gerötet und hart, häufig tritt Fieber auf.

■ Gegen eine Infektion ist peinliche Sauberkeit die beste Vorbeugung.

Zur Vorbeugung
Reinigen Sie nach jedem Stillen die Brustwarzen vorsichtig mit Lavendel- oder Rosenhydrolat.

■ Wenn es zu einer Brustdrüsenentzündung gekommen ist, bringen kühle Umschläge mit Lavendel-Öl große Erleichterung und oft auch Heilung. Vorausgesetzt, der Wochenfluß hat vollständig aufgehört, empfehle ich häufig auch ein Bad.
Die genaue Beschreibung der Anwendungen finden Sie in der hinteren Umschlagklappe.

Lavendel-Umschlag
5 Tr. Lavendel in 1 l kühles Wasser (Leitungswassertemperatur).
Machen Sie den Umschlag mit Baumwollwindeln; erneuern sie ihn stündlich. Das Lavendel-Wasser muß dafür immer wieder neu angesetzt werden!

Reinigendes Bad
Es entspannt und senkt das Fieber.
7 Tr. Lavendel · 5 Tr. Geranie · 1 Tr. Rose – in 1/2 bis 1 Becher süße Sahne – auf ein Vollbad.
Die Wassertemperatur darf nicht über 37 °C liegen! Badedauer 10 Minuten.
Sollte das Fieber auch nach dem Bad gleichbleiben oder steigen, müssen Sie sich ärztlich oder heilpraktisch behandeln lassen!

Babymassage

Gleich nach der Geburt, oder wenn Sie Ihrem Baby auch später etwas Gutes tun wollen, können Sie es ganz vorsichtig mit dem Rosen-Körperöl massieren, das ich auch für die Mutter während der Geburt empfohlen habe. Hier noch einmal die Mischung:

Rosen-Körperöl
1 Tr. Rose · 1 Tr. Jasmin · 2 Tr. Rosenholz – in 100 ml Jojoba- oder süßes Mandel-Öl; massieren Sie sanft, bei den Füßchen beginnend, Richtung Herz.

Körperliche und geistige Erschöpfung

Müdigkeit und Antriebsschwäche

■ Wie oft fühlt man sich nach einem anstrengenden Tag *ausgelaugt und müde!* Dann ist vor allem Rosmarin-Öl mit seiner vitalisierenden, den Kreislauf anregenden Wirkung ein idealer Zusatz für ein erfrischendes Bad oder in einem Körperöl für eine belebende Massage.

Wenn Sie also nach einem arbeitsreichen Tag müde und abgespannt sind, am Abend Termine wahrnehmen wollen, ausgehen möchten oder nachts arbeiten müssen, probieren Sie einmal diese Mischung:

Zur Revitalisierung
3 Tr. Rosmarin · 3 Tr. Ingwer ·
3 Tr. Wacholder · 1 Tr. Pfefferminz.
Als Körperöl: in 50 ml süßes Mandel-Öl.
Als Badezusatz: in 1/2 bis 1 Becher süße Sahne – auf ein Vollbad.
Die genaue Beschreibung der Anwendungen finden Sie in der hinteren Umschlagklappe.

■ Ein guter Tip für erschöpfte Menschen, die *morgens nicht aus dem Bett kommen,* oder für jene, die auch nach dem Aufstehen nicht so recht wach werden können:

Für »Morgenmuffel«
Stellen Sie sich griffbereit auf Ihren Nachttisch ein Fläschchen Rosmarin-Öl, an dem Sie noch vor dem Aufstehen riechen; sein kräftiger Geruch weckt die Lebensgeister und bringt den Kreislauf in Schwung.

Konzentrationsschwierigkeiten

Bei *geistiger Ermüdung und Zerstreutheit* gibt es einige hervorragend geeignete ätherische Öle zur schnellen Stärkung von Gedächtnis und Konzentration.

> **Öle für Gedächtnis und Konzentration**
> *Vor allem* Pfefferminz-Öl *fördert klares Denken und erfrischt den Geist, ebenso helfen die ätherischen Öle aus* Bergamotte, Geranie, Limette, Rosmarin, Vetiver, Ysop, Zitrone *und* Zypresse.

Hier folgen bewährte Mischungen für die Duftlampe, die Sie sowohl am Arbeitsplatz als auch zu Hause aufstellen können. Probieren Sie aus, welche Ihnen am besten hilft – dies kann je nach Situation und seelischer Verfassung unterschiedlich sein.

Duftlampen für geistige Fitness
5 Tr. Limette · 5 Tr. Rosmarin ·
1 Tr. Pfefferminze.

5 Tr. Zypresse · 5 Tr. Bergamotte ·
4 Tr. Geranie · 1 Tr. Vetiver.

5 Tr. Zitrone · 3 Tr. Zypresse · 1 Tr. Ysop.

Spezielle Hausaufgaben-Duftlampe
3 Tr. Zedernholz · 2 Tr. Zypresse ·
3 Tr. Lemongrass.
Diese Mischung verhilft Ihrem Kind zu mehr Konzentration bei den Hausaufgaben (siehe auch Bauchschmerzen, Seite 147).

Schnelle Hilfe für unterwegs
1 bis 2 Tropfen eines der im Kasten empfohlenen Öle aufs Taschentuch geben.
So ein Duft-Taschentuch ist sehr nützlich bei Prüfungen oder anderen stressigen Situationen, die einen klaren Kopf verlangen.

Psychosomatische und seelische Beschwerden

Psychosomatische Beschwerden – Beschwerden seelischen Ursprungs, die sich körperlich ausdrücken (griech. *psyche* = Seele, *soma* = Körper) – sind eine Zivilisationskrankheit unserer rastlosen Zeit. Probleme werden unter den Tisch gekehrt, Belastungen und Ärger werden heruntergeschluckt, denn wir müssen ja »funktionieren«. Aber

die bedrängte Seele findet immer Wege, um sich bemerkbar zu machen – körperliche und psychische Beschwerden sind oft solche Signale der Seele, die wir nicht überhören sollten; denn wenn wir die Ursache nicht beheben, können leichtere Beschwerden zu schweren Krankheiten werden.
Ätherische Öle mit ihrer entspannenden, entkrampfenden und zugleich aufbauenden Kraft können viel dazu beitragen, zu innerer Ruhe und Ausgeglichenheit zurückzufinden, manche Ängste oder depressiven Verstimmungen zu überwinden und so auch zu besserem körperlichem Wohlbefinden zu gelangen.

Nervös bedingte Muskelverspannung

Bei Muskelverspannungen aufgrund von Streß und Anspannung (siehe auch Kopfschmerzen, Seite 122, und Rückenschmerzen, Seite 123) ist vor allem Neroli-Öl eine gute Hilfe, um sich zu entspannen.
Wenn Sie etwa nach einem langen Arbeitstag erste Anzeichen von Muskelverspannung bemerken, nehmen Sie am besten zunächst ein warmes, entspannendes Bad und verwöhnen sich anschließend durch eine wohltuende Massage mit einem Körperöl. Wenn Sie es sich schließlich noch bei einer Duftlampe gemütlich machen, ist die Verspannung am nächsten Tag mit Sicherheit verschwunden.
Die genaue Beschreibung der Anwendungen finden Sie in der hinteren Umschlagklappe.

Abendliches Entspannungs-Programm
Für das Bad: 2 Tr. Neroli · 3 Tr. Bergamotte · 5 Tr. Lavendel – in 1/2 bis 1 Becher süße Sahne – auf ein Vollbad.

Für die Massage: 2 Tr. Neroli · 2 Tr. Muskatellersalbei · 5 Tr. Lavendel – in 50 ml Jojoba-Öl.

In der Duftlampe: 1 Tr. Neroli · 1 Tr. Rose · 3 Tr. Zedernholz · 5 Tr. Lavendel.

Duftlampen-Variante: 2 Tr. Kamille Römisch · 5 Tr. Bergamotte · 2 Tr. Eisenkraut.

Schlafstörungen

Schlafstörungen können verschiedene Ursachen haben; eine gründliche Ursachenforschung ist notwendig, wenn man die Störung dauerhaft beheben will. (Siehe auch Schlafstörungen bei Kindern, Seite 146.)
Bei meinen Patienten kläre ich zunächst in einem Vorgespräch folgende Fragen:
Hält der Patient vielleicht einen (zu langen) Nachmittagsschlaf?
Schläft er nachts zu lange, wären eigentlich fünf bis sechs Stunden Schlaf genug?
Nimmt er seinen Alltagsstreß mit ins Bett und kann auch im Schlaf nicht abschalten?
Ist der Schlafplatz in Ordnung?
Um welche Uhrzeit treten die Schlafstörungen auf? Das kann ein wichtiger Hinweis auf mögliche Organschäden sein!
Oft stellt sich heraus, daß Schlafstörungen in der nicht gelösten *Anspannung* des vorausgegangenen Tages begründet sind. Hier helfen ätherische Öle, die entspannend und damit schlaffördernd wirken.
Außerdem sorgen sie für gute *Träume*.
Sie können hin und wieder ein richtiges Einschlafprogramm machen (Entspannungsbad, anschließende Massage und noch eine Duftlampe ans Bett); jede der vorgeschlagenen Anwendungen ist aber auch allein wirksam.
Die genaue Beschreibung der Anwendungen finden Sie in der hinteren Umschlagklappe.

Für guten Schlaf
Als Badezusatz: 1 Tr. Jasmin · 3 Tr. Rosenholz · 1 Tr. Vetiver · 3 Tr. Mandarine – in 1/2 bis 1 Becher süße Sahne – auf ein Vollbad.

Für ein Massageöl: 1 Tr. Melisse 100 % (oder 2 Tr. Melisse 30 %) · 1 Tr. Rose · 7 Tr. Lavendel · 5 Tr. Zedernholz – in 50 ml Jojoba- oder süßes Mandel-Öl; massieren Sie damit Füße und Fußsohlen, Beine und Arme, immer zum Herzen hin.

In der Duftlampe: 5 Tr. Zedernholz · 7 Tr. Lavendel · 1 Tr. Rose.

Duftlampen-Variante: 1 Tr. Jasmin · 4 Tr. Bergamotte · 1 Tr. Sandelholz.

Schnelle Hilfe für unterwegs
1 Tr. Zedernholz · 1 Tr. Lavendel · 1 Tr. Rose; in die Handinnenflächen geben und auf dem Kopfkissen verreiben – sofort fühlt man sich in jedem Hotelzimmer zu Hause.

Schlafstörungen bei Kindern

Schlafstörungen sind bei Kindern meistens ein Ausdruck für seelische Probleme – sie zeigen, daß dem Kind etwas fehlt oder daß es die Eindrücke des Tages nicht verarbeiten konnte. Immer ist es wichtig, den Ursachen auf den Grund zu gehen.
Die genaue Beschreibung der Anwendungen finden Sie in der hinteren Umschlagklappe.

■ Bei kleinen Kindern kann es vor allem in der Phase, in der das Kind seinen eigenen Willen entwickelt, zu starken *Zornausbrüchen, quengeligem Verhalten* oder zu *Schlafstörungen* kommen. Hier helfen ätherische Öle besonders gut, dabei in erster Linie das entspannend und entkrampfend wirkende Kamillen-Öl. Manchmal genügt schon das Aufstellen einer Duftlampe im Kinderzimmer vor dem Schlafengehen, um die Kinder auf natürliche Weise zu beruhigen.

Entspannende Gute-Nacht-Duftlampe
3 Tr. Kamille Römisch · 4 Tr. Bergamotte · 3 Tr. Lavendel · 1 Tr. Rose.

■ Kindern fällt es meist schwer, von der gewohnten Umgebung und von Freunden *Abschied nehmen* zu müssen – zum Beispiel bei Schul- oder Wohnortwechsel. Sensible Kinder reagieren darauf häufig mit Bauchschmerzen oder mit Schlafstörungen. Bei dieser speziellen Ursache – dem Trennungsschmerz – hilft besonders gut das Zedernholz-Öl.

Mischungen gegen Trennungsschmerz
Für ein Körperöl: 3 Tr. Zedernholz · 1 Tr. Angelika · 1 Tr. Basilikum – in 50 ml süßes Mandel-Öl; massieren Sie damit sanft und liebevoll den Bauch Ihres Kindes im Uhrzeigersinn.

In der Duftlampe: 5 Tr. Zedernholz · 5 Tr. Lavendel · 1 Tr. Rose · 1 Tr. Melisse 100 %.

■ Zur *ersten größeren Trennung* zwischen Mutter und Kind kommt es, wenn die Kleinen in den Kindergarten gehen, was für viele Kinder zunächst mit Angst verbunden ist. Dann verhilft zum guten Einschlafen das Aufstellen einer Duftlampe im Kinderzimmer.

Gute-Nacht-Duftlampe gegen Trennungsängste
5 Tr. Zedernholz · 3 Tr. Lavendel · 2 Tr. Grapefruit · 1 Tr. Rose.

■ »Jetzt beginnt der Ernst des Lebens«, heißt es meist, wenn das Kind in die *Schule* kommt, und nicht jedem Kind fällt diese Umstellung leicht. Hier verhilft ebenfalls das Aufstellen einer Duftlampe zum besseren Einschlafen.

Gute-Nacht-Duftlampe zum Schuleintritt
5 Tr. Zedernholz · 4 Tr. Lavendel · 3 Tr. Mandarine.

»Seelisches Bauchweh« bei Kindern

Auch wenn Sie und der Arzt keine körperlichen Ursachen feststellen können (siehe Seite 135), sollten Sie die Beschwerden Ihres Kindes ernst nehmen – Bauchschmerzen sind oft Ausdruck starker seelischer Belastung (siehe auch Schlafstörungen, Seite 146).
Wichtig: Versuchen Sie herauszufinden, was hinter dem Bauchweh steckt! Bei manchen Kindern ist es zum Beispiel ein Zeichen für belastenden Schulstreß oder für die Angst vor der hohen Erwartungshaltung der Eltern.
Diesen Bauchschmerz sollte man auf keinen Fall als übertriebenes »Wehwehchen« abtun; gerade dann braucht Ihr Kind viel liebevolle Zuwendung!
Bei »seelischen Bauchschmerzen« hat sich Basilikum-Öl durch seine entspannende und beruhigende Wirkung sehr bewährt. Oft bietet ein mit Basilikum-Öl beträufeltes Taschentuch schnelle Hilfe. Diese Anwendung läßt nicht nur häufig die Bauchschmerzen verschwinden, sondern stärkt in der Schule auch die Konzentration und das Gedächtnis.
Zusätzlich hilft oft ein Körperöl – durch die sanfte Bauchmassage schenken Sie Ihrem Kind vor allem auch Ihre Zuwendung!

Hilfe für den kleinen Bauch
Schnelle Hilfe: 1 bis 2 Tr. Basilikum aufs Taschentuch.

Körperöl für die Bauchmassage: 2 Tr. Kamille Römisch · 3 Tr. Melisse 30 %
(oder 1 Tr. Melisse 100 %) · 1 Tr. Zedernholz – in 50 ml Johanniskraut-Öl; den Bauch mit warmen Händen sanft im Uhrzeigersinn massieren.

Die genaue Beschreibung der Anwendung finden Sie in der hinteren Umschlagklappe.

Pubertätskrisen

Die Pubertät kann für die Jugendlichen ebenso wie für die Eltern sehr anstrengend und nervenaufreibend sein – alles wird in Frage gestellt, es kommt zu vielen *Mißverständnissen* auf beiden Seiten.

■ Um *Verhärtungen* aufzulösen, die oft wie unsichtbare Mauern im Raum stehen und unüberwindbar scheinen, greife ich häufig auf die ätherischen Öle zurück. Sie helfen, eine entspanntere Atmosphäre zu schaffen, in der ein gemeinsames Gespräch wieder möglich ist.

Duftlampe für eine entspannte Atmosphäre
5 Tr. Zedernholz · 3 Tr. Lavendel ·
3 Tr. Sandelholz · 3 Tr. Grapefruit ·
1 Tr. Ylang-Ylang.

■ Die meisten Kinder und Jugendlichen lieben es, mit Düften umzugehen und zu experimentieren – oft haben sie sogar ein besseres Gespür für den richtigen Duft als Erwachsene. Lassen Sie Ihr Kind seine eigenen Düfte finden, die ihm in Krisensituationen helfen können.

Wichtig: Kinder sollten allerdings nur unter Aufsicht mit ätherischen Ölen umgehen.

Große Empfindsamkeit, mangelndes Selbstvertrauen

■ Für Menschen, die an *übergroßer Empfindsamkeit und Verletzbarkeit* leiden, die sich häufig unnötig sorgen und ängstigen, gibt es den Ausdruck »empfindsam wie eine Mimose«.
Genau dieses ätherische Öl aber ist es, das hilft, die Dinge ein wenig leichter zu nehmen. Mit folgender Mischung haben schon viele meiner Patienten gute Erfahrungen gemacht.

Die genaue Beschreibung der Anwendungen finden Sie in der hinteren Umschlagklappe.

Mimosen-Mischungen
Für ein Körperöl: 2 Glasstäbchen Mimose · 2 Tr. Grapefruit · 2 Tr. Mandarine · 2 Tr. Sandelholz · 1 Tr. Cistrose – in 50 ml Jojoba- oder süßes Mandel-Öl.

Als Badezusatz: 2 Glasstäbchen Mimose · 1 Tr. Vanille · 2 Tr. Geranie · 1 Tr. Limette · 1 Tr. Cistrose – in 1 Eßlöffel Honig – auf ein Vollbad.

Tips zur besseren Handhabung des zähflüssigen Mimosen-Öls finden Sie auf Seite 54.

■ Die Wirkung des Angelika-Öls hilft Menschen, die sich nicht trauen, *»Raum einzunehmen«*. Mit der Unterstützung des Öls können sie sich und ihre Bedürfnisse wieder besser spüren; es ist, als reiche man mit dem Öl einen starken, stützenden Arm, der Sicherheit und Selbstvertrauen zurückgibt.

Stärkende Duftlampe
3 Tr. Angelika · 2 Tr. Zitrone · 1 Tr. Muskatellersalbei.

Depressive Verstimmungen

Eine depressive Verstimmung ist eine vorübergehende seelische Verfassung mit negativen Gedanken, Traurigkeit, Antriebslosigkeit, die man mit ätherischen Ölen sehr gut positiv beeinflussen kann. Wenn sich solche Zustände aber nicht bessern, wenn sie dauerhaft das Leben stark beeinträchtigen, sollten Sie sich unbedingt therapeutische Hilfe holen.
Die genaue Beschreibung der folgenden Anwendungen finden Sie in der hinteren Umschlagklappe.

■ Es gibt Menschen, die jedes Jahr mit Beginn des Winters in eine *»Winterdepression«* fallen, in der ihnen jegliche Lebensfreude verlorengeht – es graut ihnen vor dem bloßen Gedanken an den Winter, vor der »dunklen Jahreszeit« und dem Verlust von Wärme und Sonne.
Bergamotte- und Angelika-Öl haben so manchem meiner Patienten wieder Licht in seinen düsteren Alltag gebracht und ihm Selbstvertrauen und Standfestigkeit zurückgegeben.

Licht im Alltag
Schnelle Hilfe: 1 bis 2 Tr. Angelika oder Bergamotte aufs Taschentuch.

In der Duftlampe: 5 Tr. Bergamotte · 2 Tr. Angelika · 2 Tr. Geranie.

■ Bei *Melancholie* und *Kummer* hilft Basilikum-Öl mit seiner aufbauenden und aufmunternden Kraft.

Basilikum-Kraft
In der Duftlampe: 4 Tr. Basilikum · 1 Tr. Rose · 1 Tr. Jasmin · 2 Tr. Grapefruit.

Als Badezusatz: 4 Tr. Basilikum · 2 Tr. Rosenholz · 2 Tr. Muskatellersalbei · 2 Tr. Zitrone – in 1/2 bis 1 Becher süße Sahne – auf ein Vollbad.

■ Es heißt, daß kein anderer Duft unser Herz so stark berührt wie der Duft der Rose (Seite 63), die auch als Symbol der Liebe gilt.
Die harmonisierende, ausgleichende Kraft des Rosen-Öls hilft, *innere Verhärtungen* aufzubrechen, unser Herz für uns selbst und andere zu öffnen.

Rosendüfte fürs Herz
In der Duftlampe: 1 Tr. Rose · 2 Tr. Rosenholz · 2 Tr. Zedernholz.

Körperöl für eine sanfte Massage: 1 Tr. Rose · 1 Tr. Neroli · 1 Tr. Muskatellersalbei · 1 Tr. Lavendel – in 70 ml süßes Mandel- und 30 ml Jojoba-Öl.

■ Folgende Salbenmischung, in der ebenfalls Rosen-Öl die Hauptrolle spielt und die ich in meiner Praxis nie ausgehen lasse, konnte schon so manches *durch Trauer verschlossene Herz* wieder öffnen. Auch bei leichteren, unbestimmten *Herzbeschwerden* kann diese Salbe helfen.

Die »Herzsalbe«

30 ml Johanniskraut-Öl · 10 g Lanolin anhydrid (Wollwachs) · 3 g Kakaobutter · 3 g Bienenwachs · 40 ml Rosenhydrolat · 1 Tr. Rose · Cremetöpfchen · Laborthermometer.

Bei Bedarf reiben Sie den Herzbereich mit etwas Salbe mehrmals täglich ein.

Wie man die Salbe herstellt, finden Sie auf Seite 155.

Ängste

Im Alltag gibt es manche Situation, die Angst auslösen kann – insbesondere, wenn *einschneidende Veränderungen* im Leben eines Menschen passieren, wenn er von Altgewohntem loslassen und auf Neues, Unbekanntes zugehen muß. Die ätherischen Öle können uns in solchen schwierigen Situationen eine große Hilfe sein.

Ängste sind bis einem gewissen Grad normale Begleiter unseres Lebens; wenn sie aber übermächtig oder chronisch werden, sollte man unbedingt therapeutische Hilfe in Anspruch nehmen.

■ Wenn Sie einen seelischen oder körperlichen *Schock* erlitten haben, genügt als schnelle Hilfe oft schon das Einatmen bestimmter ätherischer Öle, um wieder »zu sich zu kommen«.

Erste Hilfe bei Schock

2 bis 3 Tr. Pfefferminze *oder* Neroli *oder* Lavendel aufs Taschentuch; oder auch direkt am Fläschchen riechen.

■ Fast jeder kennt sie, die *Angst vor der Prüfung,* vor dem »Durchfallen«. Bei vielen schlägt sich diese Angst auf Magen und Darm (Seite 135), und sie reagieren darauf buchstäblich mit Durchfall.

Prüfungskandidaten können sich die zweifache Wirkung von Angelika-Öl zunutze machen: Es wirkt stärkend auf das Nervensystem, vor allem auf die Magen- und Darmnerven, und stabilisiert zugleich den Kreislauf. Darüber hinaus bringt es Mut und Vertrauen in die eigene Kraft zurück. Auch Basilikum- und Lavendel-Öl wirken beruhigend, entspannend und helfen, in spannungsreichen Momenten einen klaren Kopf zu bewahren.

Schnelle Hilfe gegen Prüfungsangst

1 bis 2 Tr. Angelika oder Basilikum oder Lavendel aufs Taschentuch.

■ *Reisefieber* – die Angst vor einer Reise – löst bei vielen Kindern und Erwachsenen Übelkeit und Erbrechen aus (siehe auch Seite 135). Dann kann Angelika-Öl schnell wirksame Hilfe leisten.

Schnelle Hilfe bei Reisefieber

1 bis 2 Tr. Angelika aufs Taschentuch.

■ Eine *Trennung oder Scheidung* zu erleben, ist für die meisten Menschen mit großem Leid verbunden. Sie sind traurig, zornig, entmutigt, ihr Selbstwertgefühl hat einen Knacks bekommen. Häufig quält sie die Frage nach dem eigenen Versagen. Die Sicherheit der Familie ist jetzt aufgelöst, man weiß nicht, wie es weitergehen soll. In einer solchen existentiellen Not können ätherische Öle eine große Hilfe sein.

Stärkende Duftlampe
5 Tr. Zedernholz · 3 Tr. Lavendel ·
1 Tr. Rosenholz · 1 Tr. Petit grain ·
1 Tr. Ylang-Ylang.

■ Da es in den meisten *Krankenhäusern* nicht gerne gesehen wird oder sogar verboten ist, eine Duftlampe aufzustellen, empfehle ich meinen Patienten eine einfache Methode, den Raum zu beduften.
Denn die ätherischen Öle helfen, Angst abzubauen und fördern das Gesundwerden. Besonders (kranke) Kinder lieben die Düfte. Ein willkommener Nebeneffekt ist, daß es im Krankenzimmer gut riecht und die Schwestern gerne öfter vorbeischauen ...

Die Krankenhaus-Methode
Je ein Fläschchen Zedernholz-, Lavendel- und Rosen-Öl ins Krankenhaus mitnehmen. Wenige Tropfen – einzeln oder gemischt – in die Innenflächen der Hände geben und auf dem Kopfkissen verstreichen.

Sehr wohltuend kann auch eine sanfte Massage mit einem entspannenden Körperöl sein (siehe Seite 145).

■ Es gibt nur wenige alte Menschen, die freiwillig und gerne in ein *Altenheim* ziehen, denn sie müssen viel Vertrautes aufgeben – ihre Wohnung, ihre Möbel, meist auch das Stadtviertel, in dem sie zu Hause waren.
Jedes Haus, jede Wohnung riecht anders und trägt die unverwechselbare Note ihrer Bewohner. Altenheime dagegen sind nicht nur viel unpersönlicher, sondern haben häufig einen besonderen Geruch, dem Frische und Lebendigkeit fehlen. Das alles macht Angst. Mit ätherischen Ölen kann man das Eingewöhnen etwas erleichtern.
In Altersheimen sind Kerzen wegen der Brandgefahr verboten, Sie können aber ebensogut elektrisch betriebene Duftlampen verwenden; in kleineren Räumen reicht es, eine kleine Schale mit Wasser aufzustellen – der Duft verbreitet sich auch ohne Wärmequelle.

Düfte, die im Altenheim Mut machen
In der Duftlampe: 5 Tr. Zedernholz ·
4 Tr. Lavendel · 2 Tr. Grapefruit ·
1 Tr. Benzoe Siam.

Für ein Körperöl: 5 Tr. Zedernholz ·
3 Tr. Melisse 100 % · 3 Tr. Kamille ·
2 Tr. Ylang-Ylang – in 50 ml süßes Mandel- und 30 ml Jojoba- und 20 ml Johanniskraut-Öl.
Es muß nicht unbedingt eine Ganzkörpermassage sein, oft reicht schon die Einreibung der Arme.

Für ein entspannendes Bad: Ätherische Öle wie beim Körperöl – in 1/2 bis 1 Becher süße Sahne – auf ein Vollbad.

Ein Tip: Bringen Sie einen kleinen Vorrat der fertigen Mischung als Geschenk mit ins Altenheim, dazu eine Beschreibung, wie sie anzuwenden ist.
Die genaue Beschreibung der Anwendungen finden Sie in der hinteren Umschlagklappe.

■ Bei der *Pflege eines Sterbenden* – ob zu Hause oder im Krankenhaus – werden wir mit der Angst des Patienten, aber auch mit unserer eigenen Angst vor dem Tod konfrontiert, und wir wissen nicht, wie wir mit einer solchen Situation umgehen können. Gerade jetzt aber braucht der Patient besondere Zuwendung. Dabei hilft es, eine Duftlampe im Krankenzimmer aufzustellen oder den Sterbenden von Zeit zu Zeit mit einem Körperöl einzureiben.
Ich konnte oft beobachten, daß sich bald eine Atmosphäre von Ruhe und Harmonie ausbreitete, daß plötzlich klärende Gespräche möglich wurden, wo vorher Sprachlosigkeit herrschte.

Hilfreiche Mischung zur Sterbebegleitung
Für die Duftlampe: 7 Tr. Zedernholz · 5 Tr. Lavendel · 1 Tr. Rose.

Für ein Körperöl: Mischung wie Duftlampe – in 100 ml süßes Mandel-Öl.

Die genaue Beschreibung der Anwendungen finden Sie in der hinteren Umschlagklappe.

Suchterkrankungen

Bei allen Suchterkrankungen geht es um Verdrängung von ungelösten Problemen und nicht verarbeiteten Gefühlen. Ob es sich nun um Alkohol-, Tabletten- oder Rauschgiftsucht handelt, um Eßsucht, Magersucht oder Bulimie – immer hat das Suchtverhalten die »Funktion«, die eigentliche Problematik zu verdecken, sich nicht mit Problemen und Gefühlen auseinandersetzen zu müssen. Abhängig kann man nicht nur von Drogen sein, sondern auch von Menschen oder Dingen, die man zum selben Zweck (miß)braucht.
Wir haben häufig verlernt, uns so zu lieben, wie wir sind, und manche Menschen müssen über den langen Umweg der Bekämpfung einer Sucht erst mühsam lernen, sich selbst in den Arm zu nehmen.
Menschen, die auf die eine oder andere Weise süchtig sind, brauchen in erster Linie unser Verständnis und, so weit es geht und sie es zulassen, auch unsere Hilfe.
Meine Aufgabe als Therapeutin ist es, diese Patienten ein Stück auf ihrem Weg zu begleiten, bis sie in der Lage sind, allein weiterzugehen. Ätherische Öle haben sich als große Unterstützung erwiesen, dabei vor allem das Vetiver-Öl, das mit seiner stark erdenden Kraft hilft, mehr innere Sicherheit zu finden und Gefühle wieder zuzulassen.
Die genaue Beschreibung der Anwendungen finden Sie in der hinteren Umschlagklappe.

Vetiver-Mischungen
Für ein Körperöl: 1 Tr. Vetiver · 5 Tr. Zedernholz · 2 Tr. Neroli · 3 Tr. Geranie – in 50 ml Jojoba- oder süßes Mandel-Öl.

Körperöl-Variante: 1 Tr. Vetiver · 5 Tr. Sandelholz · 5 Tr. Grapefruit · 2 Tr. Ylang-Ylang – in 50 ml Johanniskraut-Öl.

Massieren Sie mit dem Öl Ihrer Wahl den Bauch (im Uhrzeigersinn im Bereich um Nabel und Magen) und die Fußsohlen.

Für die Duftlampe: 1 Tr. Vetiver · 5 Tr. Zedernholz · 2 Tr. Neroli · 1 Tr. Rose.

Als Badezusatz: Mischung wie Duftlampe – in 1/2 bis 1 Becher süße Sahne – auf ein Vollbad.

Pflegen und Wohlfühlen

Ätherische Öle und Ölmischungen können Sie wunderbar zur sanften, natürlichen Körperpflege und in entspannenden oder anregenden, in jedem Falle wohlriechenden Bädern und Duftlampen einsetzen; auch herrlich duftende Parfums und Rasierwässer lassen sich auf einfache Weise selbst herstellen.

Verwöhnen Sie sich ruhig mal! Wohlbefinden, seelische Ausgeglichenheit und Zufriedenheit mit dem Äußeren haben viel damit zu tun, wie man sich selbst verwöhnt und pflegt, und daß man es sich rundum gutgehen läßt – die pflegende und wohltuende Kraft der ätherischen Öle ist dabei eine große Hilfe.

Oft meinen wir ja, daß so etwas »purer Luxus« sei und im Alltag keine Zeit dafür bleibe; dabei vergessen wir, wie schön es ist, sich selbst hin und wieder so richtig ausgiebig zu verwöhnen. Nehmen Sie sich einfach die Zeit dafür! Sie können damit viel tun für Ihr seelisches Gleichgewicht und für die Regeneration Ihrer Energiereserven.

In diesem Kapitel habe ich Ihnen einige meiner schönsten Rezepte zusammengestellt; sie sind als Beispiele dafür gedacht, wie man mit ätherischen Ölen auf einfache Weise seine ganz persönlichen Pflegeprodukte und Düfte herstellen kann. Damit möchte ich Sie anregen, selbst zu experimentieren und eigene Duftkompositionen zu erfinden. Lassen Sie Ihre Phantasie spielen und probieren Sie aus, was Ihnen gefällt!

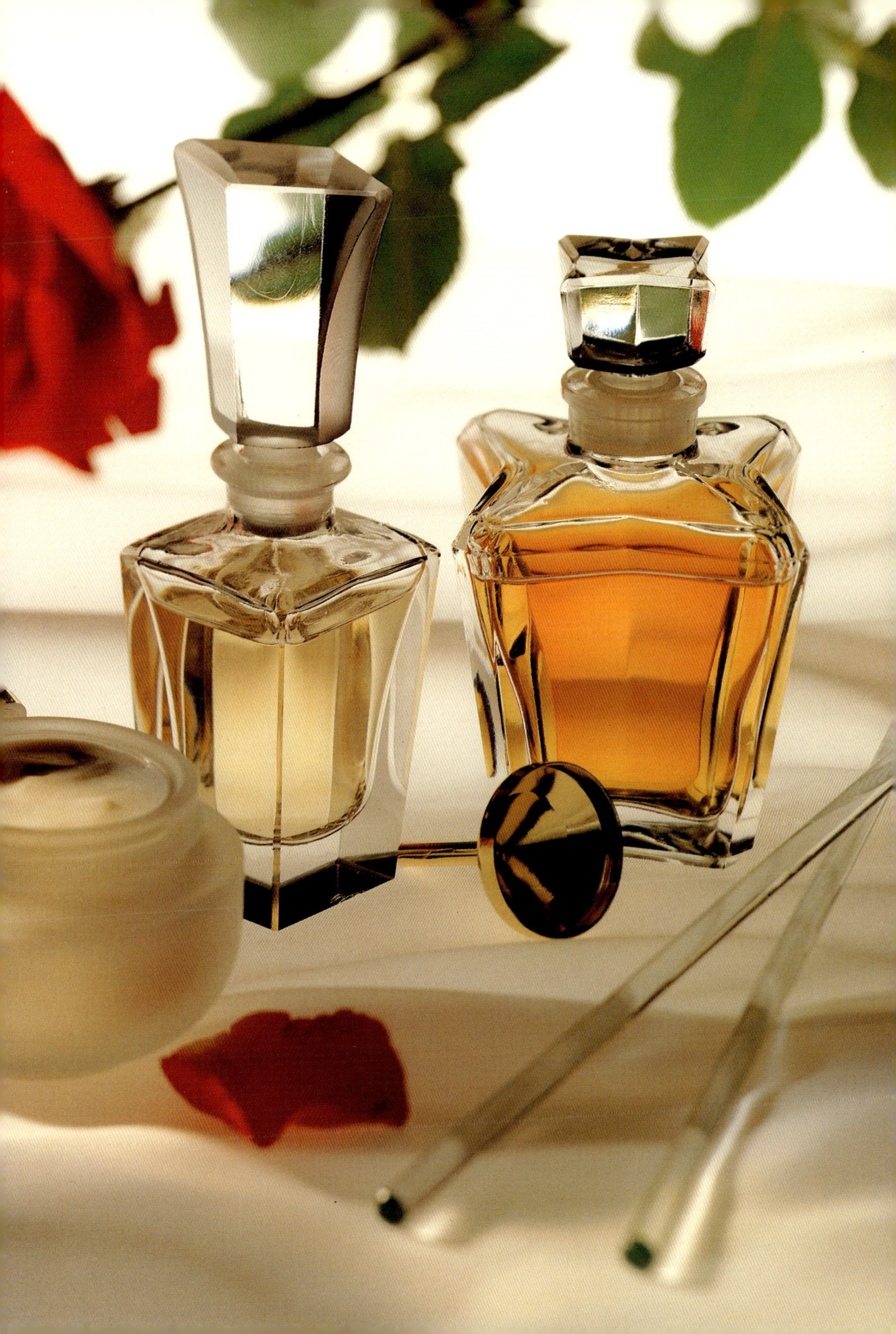

Gutes für die Haare

Haarwäsche und -pflege

■ *Haarshampoos* mit ätherischen Ölen riechen nicht nur gut, sondern pflegen und kräftigen Haar und Kopfhaut. Egal, ob Sie unter Schuppen leiden, ob Ihr Haar – durch Dauerwelle, Färben, Heizungsluft oder Witterungseinflüsse strapaziert – trocken und stumpf geworden ist oder ob Sie fettiges, strähniges Haar oder sehr feines Haar haben: Bei regelmäßiger Anwendung eines der Shampoos werden Sie bald eine sichtbare Verbesserung wahrnehmen können.

So machen Sie sich Ihr eigenes Shampoo
Unparfümiertes Shampoo oder Neutralseife bekommen Sie in Naturkosmetik- und Naturkostläden oder in der Apotheke.
• Geben Sie die ätherischen Öle in das Shampoo, verschütteln Sie alles gut und lassen es möglichst 2 Wochen ziehen, damit sich Öl und Shampoo gut miteinander verbinden können.
• Mit den Shampoos können Sie sich die Haare wie gewohnt waschen – wenn nötig, auch täglich.

Pflege-Shampoo für die Kopfhaut
Wirkt beruhigend und stimulierend auf die Kopfhaut:

2 Tr. Bay · 2 Tr. Zedernholz · 2 Tr. Rosenholz · 2 Tr. Zitrone – in 100 ml unparfümiertes Shampoo oder Neutralseife.

Shampoos für Problemhaare
Für strapazierte oder fettige Haare und auch bei Schuppen; probieren Sie aus, welche Mischung Ihnen am besten hilft.

1 Tr. Melisse 100 % · 5 Tr. Myrte · 5 Tr. Lavendel · 2 Tr. Zedernholz – in 100 ml Neutralseife oder unparfümiertes Shampoo.

10 Tr. Zypresse · 2 Tr. Melisse 100 % · 5 Tr. Bergamotte – in 100 ml Neutralseife oder unparfümiertes Shampoo.

Eigelb-Shampoo gegen Schuppen
Besonders milde Mischung, auch bei leicht entzündeter Kopfhaut hilfreich.

5 Tr. Tea-Tree · 3 Tr. Lavendel – mit 1 Eigelb vermengen. Das Haar täglich oder alle zwei Tage damit waschen. Gut ausspülen! Nicht anwenden bei Allergie gegen Eigelb!

Spezial-Shampoo für strapaziertes blondes Haar
Leicht aufhellend; Ihr Haar bekommt außerdem einen wunderbaren Glanz.

5 Tr. Kamille Römisch · 5 Tr. Zitrone – in 100 ml unparfümiertes Shampoo oder Neutralseife.

Spezial-Shampoo für feines Haar
Das Haar wird gekräftigt und bekommt ebenfalls einen schönen Glanz.

10 Tr. Zitrone · 5 Tr. Rosmarin – in 100 ml unparfümiertes Shampoo oder Neutralseife.

■ Mit einem *Haarwasser* können Sie Kopfhaut und Haare pflegen und vor allem bei fettigem Haar die übermäßige Talgproduktion der Kopfhaut verringern.

Lavendel-Haarwasser
5 Tr. Muskatellersalbei · 3 Tr. Zedernholz · 3 Tr. Bergamotte – auf 100 ml Lavendelhydrolat (oder 100 ml destilliertes Wasser mit 3 Tr. Lavendel).
Kräftig miteinander verschütteln; vor jeder Anwendung nochmals aufschütteln.

Massieren Sie die Kopfhaut täglich oder nach dem Haarewaschen sanft mit einigen Tropfen Haarwasser.

Gutes für die Haut

An der Haut eines Menschen können Sie erkennen, wie es ihm geht – nicht umsonst gibt es den Ausdruck, »sich in seiner Haut wohlfühlen«!
Seelische Ausgeglichenheit ebenso wie genügend Schlaf, richtige Ernährung und viel Bewegung an der frischen Luft sind die besten Voraussetzungen für eine gesunde, gut durchblutete Haut. Darüber hinaus aber braucht sie ausreichend Pflege, denn trokkene Heizungsluft im Winter, Sonnenbestrahlung im Sommer und die Umweltbelastung im allgemeinen machen jeder Haut zu schaffen.
Mit den folgenden Mischungen können Sie Ihre Haut pflegen und schützen; sie sind für jeden Hauttyp geeignet. Bei Akne und Mischhaut siehe auch Seite 127.

Gesichtspflege

■ Eine *Gesichtsreinigung* und *-erfrischung* morgens und abends ist wichtig und sehr wohltuend.

Reinigende Gesichtswässer
Hautberuhigend: 7 Tr. Lavendel · 2 Tr. Myrte · 4 Tr. Geranie – auf 100 ml Melissenhydrolat (oder 100 ml destilliertes Wasser mit 1 Tr. Melisse 100 %).

Durchblutungsfördernd und anregend:
5 Tr. Limette · 2 Tr. Lavendel – auf 100 ml Rosmarinhydrolat (oder 100 ml destilliertes Wasser mit 3 Tr. Rosmarin).

Verschütteln Sie die Zutaten kräftig miteinander; vor jeder Anwendung nochmals aufschütteln.

■ Anschließend sollten Sie eine *Gesichtscreme* auftragen. Sie schützt die Haut vor Witterungseinflüssen und trockener Heizungsluft.
Die folgende Neroli- oder Rosen-Creme ist wunderbar geeignet als Tages- und Nachtcreme. Neroli- und Rosen-Öl sind wertvolle Pflegeöle und für jeden Hauttyp verträglich.

Duftende Gesichtscreme
30 g Jojoba-Öl · 10 g Lanolin anhydrid (= 1 gehäufter Kaffeelöffel) · 3 g Kakaobutter · 3 g Bienenwachs · 40 ml Orangenblütenhydrolat · 1 Tr. Neroli (oder 40 ml Rosenhydrolat · 1 Tr. Rose) · Cremetöpfchen · Laborthermometer.

So stellen Sie eine Creme her
Alle Zutaten bekommen Sie in Apotheken oder Naturkosmetikgeschäften, das Thermometer in Geschäften für Laborbedarf.
- Erwärmen Sie das Trägeröl in einem kleinen Topf im Wasserbad auf 60 °C und lösen Lanolin, Kakaobutter und Bienenwachs darin auf. Dann fügen Sie das Hydrolat, das Sie zuvor ebenfalls auf 60 °C erwärmt haben, hinzu. Stellen Sie den Topf in kaltes Wasser, und rühren Sie alles mit dem Handmixer auf kleinster Stufe so lange, bis die Masse cremig wird. Erst kurz vor dem Erkalten geben Sie das ätherische Öl dazu und füllen die Creme dann in mit Alkohol gereinigte kleine Cremetöpfchen.
- Damit die Creme länger haltbar ist, bewahren Sie sie am besten im Kühlschrank auf.
- Auf gleiche Weise werden die Creme auf Seite 129 und die Salbe auf Seite 149 hergestellt.

Körperpflege

Wenn Sie sich nach dem Baden oder Duschen mit einem dieser Öle einreiben, wird Ihre Haut auf natürliche Weise gepflegt und duftet zart.
Die Rezepte sind Vorschläge, die Sie neugierig machen sollen, selbst eigene Mischungen auszuprobieren.

Körperöle für jeden Hauttyp
2 Glasstäbchen Mimose · 2 Tr. Grapefruit ·
2 Tr. Mandarine · 2 Tr. Sandelholz ·
1 Tr. Cistrose – in 50 ml Jojoba- oder süßes Mandel-Öl oder ein anderes Trägeröl (Seite 110).

1 Glasstäbchen Tonka · 1 Tr. Rose · 1 Tr. Eisenkraut 100 % – in 100 ml Jojoba- oder süßes Mandel-Öl.

Zutaten kräftig miteinander verschütteln. Je länger die Mischungen stehen, desto schöner wird das Aroma!
Tips zum Umgang mit dem zähflüssigen Mimosen- und Tonka-Öl siehe Seite 161.

Das besondere Körperöl
Dies ist ein ganz besonderes Körperöl, das sich wunderbar als *Geschenk* eignet:

Einige frische oder getrocknete Rosenblüten · 3 Tr. Rose · 1 Tr. Geranie – in 100 ml Jojoba-Öl.

Nehmen Sie ein attraktives durchsichtiges 100-ml-Fläschchen (aus dem Naturkosmetikgeschäft), geben Sie ein paar frische oder getrocknete Rosenblüten hinein, danach die ätherischen Öle und füllen das Ganze mit Jojoba-Öl auf. Gut verschlossen, an einem licht- und wärmegeschützten Platz, wird es nach etwa 2 Wochen sein volles Aroma entfalten.

Bäder für Körper und Seele

Lassen Sie die »Seele baumeln« und probieren Sie ein Bad mit ätherischen Ölen – zum Pflegen und Wohlfühlen, um sich zu verwöhnen und zu entspannen! Hier einige Vorschläge, mit denen ich Sie zu eigenen Kreationen anregen möchte.
Weitere entspannende oder anregende Mischungen finden Sie auf Seite 145 und 121.

Wichtig: Geben Sie ätherische Öle nie unverdünnt in das Badewasser, manche Öle können unverdünnt Hautreizungen verursachen; außerdem lösen sich ätherische Öle nicht in Wasser auf. Aus diesen Gründen werden sie zuvor in süßer Sahne oder Honig verrührt.
Wie man ein Bad mit ätherischen Ölen richtig macht, ist in der hinteren Umschlagklappe beschrieben. Tips zum Umgang mit zähflüssigen Ölen siehe Seite 161.

Erotisierendes Bad
3 Tr. Bay · 1 Tr. Vanille · 1 Tr. Ylang-Ylang ·
1 Tr. Petit grain · 1 Tr. Rose · 1 Tr. Zimtrinde · 2 Tr. Bergamotte – in 1/2 bis 1 Becher süße Sahne – auf ein Vollbad.

Aufheiterndes, stimulierendes Bad – einfach zum Wohlfühlen
1 Glasstäbchen Tonka · 3 Tr. Ylang-Ylang ·
3 Tr. Grapefruit · 2 Tr. Sandelholz – in 1/2 bis 1 Becher süße Sahne – auf ein Vollbad.

Ein »Sich-in-den-Arm-nehmen«-Bad
2 Glasstäbchen Mimose · 1 Tr. Vanille ·
2 Tr. Geranie · 1 Tr. Limette ·
1 Tr. Cistrose – in 1 Eßlöffel Honig – auf ein Vollbad.

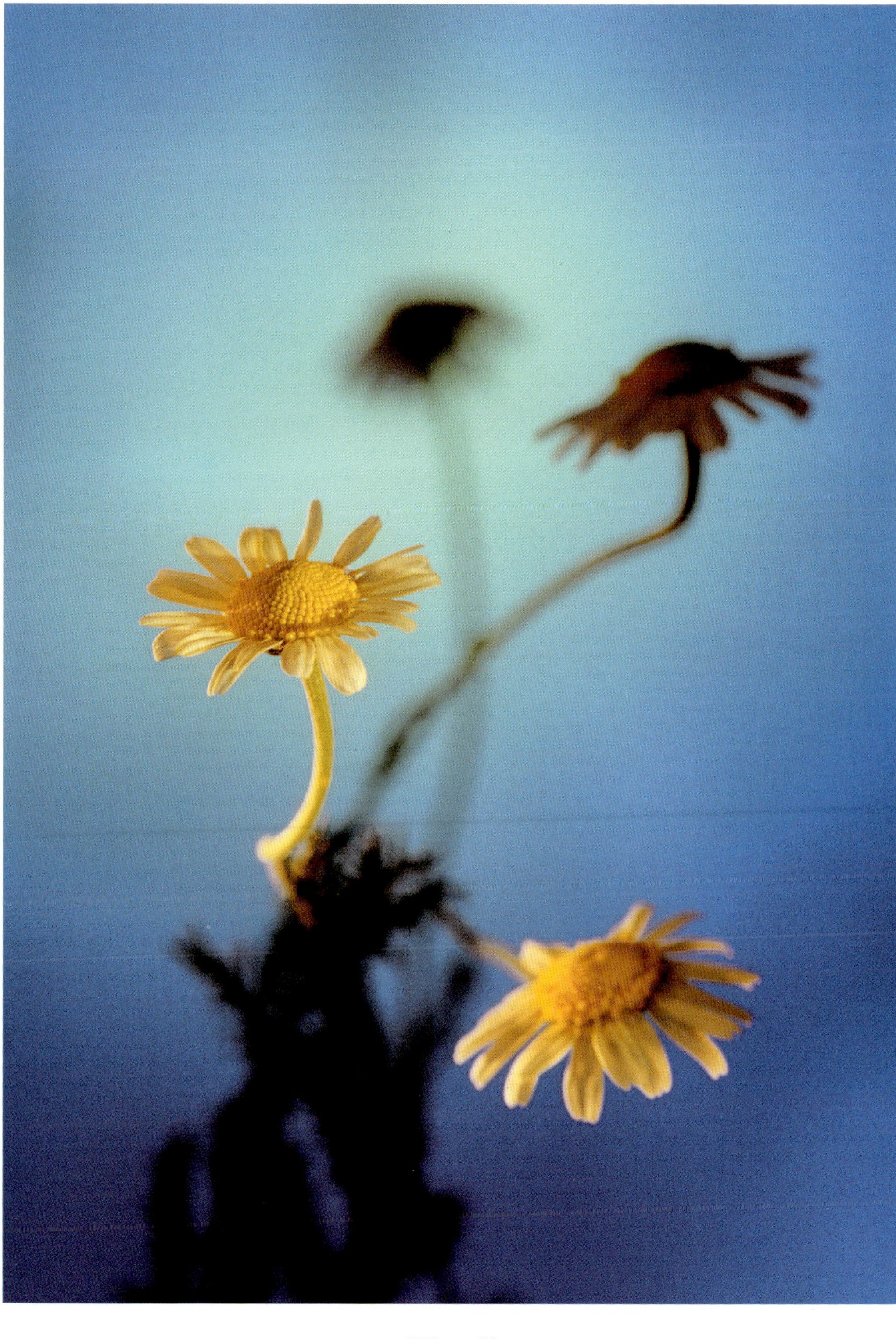

Kamille

Für Sauna-Besuche

Mit ätherischen Ölen können Sie die entgiftende Wirkung der Sauna unterstützen.

> *Sauna-Öle*
> *Für die Sauna eignen sich die* Nadel-Öle *und* Zedernholz, Eukalyptus, Myrte, Cajeput *sowie alle Zitrus-Öle wie* Zitrone, Limette, Grapefruit, Bergamotte, Mandarine *oder* Neroli.

Sauna-Mischung
Vorschlag für eine Grundmischung: 5 Tr. Pfefferminze · 5 Tr. Eukalyptus · 5 Tr. Zedernholz · 5 Tr. Myrte · 10 Tr. Zitrone.

Geben Sie 3 Tropfen der Grundmischung oder 3 bis 5 Tropfen eines der Sauna-Öle in die Kelle für das Aufgußwasser.
Beginnen Sie anfangs mit 3 Tropfen pro Kelle, die Sie bei jeder folgenden Saunaanwendung um einen Tropfen bis auf 5 Tropfen steigern können.

Über die Parfumherstellung

Schon seit uralten Zeiten ...

Duftstoffe haben die Menschen seit uralten Zeiten fasziniert und ihre Phantasie beflügelt, jedes Zeitalter hatte seine eigene Duftkultur (Seite 10).
Waren die Düfte anfangs ausschließlich den Göttern geweiht, lernten die Menschen nach und nach, sie für ihr eigenes Wohl einzusetzen. In Ägypten stellte man schon vor Tausenden von Jahren Duftstoffe her; vor fast genau 2000 Jahren, als die ägyptische Duftstoffproduktion ihren Zenit erreichte, schrieb die Königin Kleopatra ein Werk über Schönheitspflege und Duftstoffe.
Die alten Römer importierten verschiedenste Duftstoffe und Räucherhölzer und ganze Schiffsladungen voll Rosenblüten der himmlisch riechenden *Rosa gallica;* sie verfielen in einen wahren Sinnestaumel – bei ihren berühmten Fest- und Liebesgelagen, den Orgien, betteten sie sich buchstäblich auf Rosen und berauschten sich an den Düften des Orients.
Am Hofe Ludwigs des XIV., des »Sonnenkönigs« der Franzosen, soll es überall entsetzlich gestunken haben, weil man keine Toiletten kannte und zudem auch noch annahm, daß Wasser krank mache; deshalb vermied man ängstlich, sich zu waschen. Jeder versuchte aber, seine schlechten Körpergerüche unter einer Duftwolke zu verbergen – damals hatten die Parfumeure Hochkonjunktur. In dieser Zeit (im 18. Jahrhundert) erwarb sich auch die südfranzösische Stadt Grasse ihren legendären Ruf als Parfumhauptstadt der Welt, den sie noch heute genießt.
Seit damals sind gute Parfumeure mit ihren hochempfindlichen Nasen, ihrem außerordentlichen Geruchsgedächtnis und ihrem chemischen Wissen hochbezahlte Spezialisten. Sie sind in der Lage, mehr als 2000 Düfte voneinander zu unterscheiden. Es bedarf großer schöpferischer Fähigkeiten und eines besonders ausgeprägten Geruchsvorstellungsvermögens, um schon im Geist ein Parfum zu kreieren!
Stellte man früher Parfums und Duftwässer noch ausschließlich aus natürlichen Rohstoffen her, sind die Parfums heute überwiegend aus synthetischen Duftstoffen

zusammengesetzt (Seite 22) – einer von vielen Gründen, sich sein eigenes Naturparfum herzustellen.

Eigene Kreationen

Auch wenn Sie nicht die »absolute« Nase haben, können Sie mit ätherischen Ölen Ihr eigenes Parfum komponieren – vielleicht nicht so professionell wie die Parfumeure, dafür aber wird es Ihre ganz persönliche, unverwechselbare Note tragen. Je länger Sie sich mit Düften beschäftigen, desto besser werden Sie sie kennen- und unterscheiden lernen. Lassen Sie sich einfach von Ihrer Nase (ver)führen!

Vorausgesetzt, es ist richtig zusammengestellt, riecht ein selbstgemachtes Parfum oder Rasierwasser aus natürlichen Duftstoffen niemals aufdringlich und »belästigt« so auch nicht die Nasen unserer Mitmenschen, wie es bei den synthetisch hergestellten Parfums oft der Fall ist.

Ein Naturparfum oder ein Rasierwasser, das auf seinen Benutzer gut abgestimmt ist, harmonisiert und »hebt« dessen Körpergeruch und unterstreicht die persönliche Ausstrahlung.

Ein Parfum oder Rasierwasser ist auch ein sehr persönliches Geschenk, mit dem Sie anderen viel Freude bereiten können.

Ein kleiner Tip: Kinder lieben Düfte und sind begeistert, wenn sie ein eigenes Parfum herstellen dürfen, etwa als Überraschung für einen Kindergeburtstag. Sie haben noch ein ganz natürliches Verhältnis zu Düften und zaubern oft die schönsten Duftkompositionen.

Die Kunst der Komposition

Ein Parfum besteht niemals aus nur einem einzigen Duft, denn erst im Zusammenspiel mit anderen entfalten viele Düfte ihre ganze Kraft. In der richtigen Mischung liegt der eigentliche Zauber eines guten Parfums. Professionelle Parfums sind oft aus über hundert verschiedenen Einzeldüften zusammengesetzt.

Kopf-, Herz- und Basisnote

Damit eine Komposition gelingt, müssen Sie folgende Grundregel beachten: Ein harmonisch duftendes Parfum hat immer eine *Kopfnote*, eine *Herznote* und eine *Basisnote* (oder *Fixativ*). Dieser Aufbau eines Parfums läßt sich mit dem eines Bildes vergleichen, das Vordergrund, Mitte und Hintergrund haben muß, um »Tiefe« zu bekommen.

Ein Parfum oder ein Rasierwasser, das Sie nach diesem Grundmuster aufbauen, gelingt auf jeden Fall.

Die *Kopfnote* ist verantwortlich für den »Angeruch«, den Geruch, den man zuerst an einem Parfum wahrnimmt.

Das Element, das Kopfnote und Basisnote verbindet und harmonisiert, ist die *Herznote;* sie ist verantwortlich für den »Mittelgeruch«, der den eigentlichen Charakter eines Parfums ausmacht.

Ohne die *Basisnote,* den »Boden«, hätte ein Parfum keinen Halt, würde es sich bald verflüchtigen; deshalb nennt man die Basisnote auch *Fixativ.* Sie ist verantwortlich für den »Nachgeruch«, das ist der Duft, der am längsten nachklingt, der auch nach einiger Zeit noch an einem Kleid oder einer Bluse haftet.

Außerdem kann man mit *Zwischentönen* spielen. Weil sich hierfür die Gewürz- und Kräuter-Öle besonders eignen, spricht man auch von der *Gewürznote.*

Ätherische Öle für Parfums
Kopfnote: leicht flüchtige Düfte, wie alle Zitrus-Öle und beispielsweise Lemongrass oder Eisenkraut.
Herznote: alle Blüten-Öle, zum Beispiel Rose, Jasmin, Tuberose, Neroli oder Lavendel.
Basisnote: vor allem die ätherischen Öle aus Wurzeln (wie Vetiver), aus Rinden (wie Zimtrinde), aus Hölzern (wie Zedernholz), aus Moosen (wie Eichenmoos) und aus Balsamen (wie Benzoe Siam).
Gewürznote: alle Gewürz- und Kräuter-Öle wie Ingwer, Pfeffer, Kreuzkümmel, Bay, Dill, Estragon oder Basilikum.

Zutaten für ein Parfum

Zur Herstellung eines Parfums oder eines Rasierwassers brauchen Sie einige Zutaten, die Sie in Naturkosmetikgeschäften oder in der Apotheke bekommen:

1 Braunglasflasche mit 10 ml Fassungsvermögen,
1 Deorollfläschchen mit 10 ml Fassungsvermögen,
(für ein Rasierwasser statt dessen 1 Braunglasflasche mit 100 ml Fassungsvermögen),
1 Glasstäbchen,
90%igen Alkohol,
destilliertes Wasser oder Hydrolat,
Jojoba-Öl (es eignet sich am besten zur Herstellung von Naturparfums auf Ölbasis, da es nicht ranzig wird);
dazu kommen die ätherischen Öle, von denen Sie jeweils nur äußerst wenig benötigen, die Sie aber immer in den handelsüblichen Mengen (ab 1 ml) kaufen müssen.

Anleitung für die Rezepte

■ Für ein *Parfum* füllen Sie ein 10-ml-Braunglasfläschchen mit Jojoba-Öl, tropfen die ätherischen Öle hinein und verschütteln alles gut.
Nach vierwöchiger Reifezeit füllen Sie das Parfum in ein Deorollfläschchen. Diese Fläschchen haben sich ausgezeichnet für Parfums auf Ölbasis bewährt. Mit ihnen läßt sich das Parfum gut dosiert auftragen.

■ Für ein *Rasierwasser* geben Sie die ätherischen Öle auf 30 ml 90%igen Alkohol in einer 100-ml-Braunglasflasche, verschütteln das Ganze und füllen es mit destilliertem Wasser auf 100 ml auf. Lassen Sie auch das Rasierwasser 4 Wochen lang reifen.

■ Hätten Sie gern ein *Körperöl* mit dem gleichen Duft wie Ihr Parfum, ist das kein Problem: Verschütteln Sie 1 ml Ihrer fertigen Parfummischung mit 100 ml Jojoba- oder Mandel-Öl in einer 100-ml-Braunglasflasche.

Das Mischen der Düfte

Wenn Sie selbst mischen wollen, fangen Sie am besten mit Ihren Lieblingsdüften an – mit einer »überschaubaren« Komposition aus 3 bis 5 Ölen (zumindest je eine Kopf-, Herz- und Basisnote). Hier noch ein paar Tips:

- Riechen Sie an den Düften Ihrer Wahl, und versuchen Sie sich vorzustellen, ob diese Düfte zusammenpassen könnten. Lesen Sie in der Beschreibung der Öle nach, welche gut miteinander harmonieren.
- Beginnen Sie beim Mischen mit den ätherischen Ölen für die Basisnote. Tropfen Sie sie in 10 ml Träger-Öl, am besten Jojoba-Öl.
- Dosieren Sie die *Basisnote* immer sehr sparsam, da diese Öle besonders intensiv sind – fangen Sie immer mit einem Tropfen an.

Auch bei der *Herznote* sollten Sie sehr vorsichtig mit einem Tropfen beginnen.

Die *Kopfnote* geben Sie zuletzt dazu und dürfen damit ein wenig großzügiger umgehen.

- Wenn Sie versuchen, den Duft »rund« zu machen, sollten Sie die Basis als letzte verändern. Zuerst intensivieren Sie die Herznote, dann erhöhen Sie entsprechend die Dosierung der Kopfnote.
- Zwischendurch verschütteln Sie alles immer wieder gut und testen den Duft auf der Haut. Allerdings wird er sich im Laufe der nächsten Wochen noch verändern. Jetzt kann man nur einen ungefähren Eindruck gewinnen, und es ist Erfahrungssache, sich den fertigen Duft vorstellen zu können.
- Ein besonderer Tip: Die als *Gewürznote* empfohlenen Öle können einem Parfum oder Rasierwasser eine attraktive, pikante Note verleihen. Probieren Sie's mal aus!

Reifedauer und Aufbewahrung

Eine Reifezeit von 4 Wochen ist für jede Parfum- oder Rasierwassermischung wichtig; erst dann sind die Düfte harmonisch miteinander verbunden und zu einer Einheit geworden.

Bei richtiger Aufbewahrung – am besten an einem kühlen, lichtgeschützten Platz – sind Parfums und Rasierwasser sehr lange haltbar. Viele gewinnen nach längerer Lagerung sogar an Qualität!

Umgang mit zähflüssigen Ölen

Tonka-, Benzoe-Siam-, Vetiver-, Eichenmoos- und Mimosen-Öl lassen sich aufgrund ihrer festeren Konsistenz nicht tropfen. Manche Hersteller liefern einen kleinen Spatel mit; andernfalls besorgen Sie sich Glasstäbchen aus dem Naturkosmetikgeschäft.

Ich nehme die Menge, die an dem Spatel oder Glasstäbchen haften bleibt – das entspricht etwa einem Tropfen –, und schwenke sie im Trägeröl aus.

Über die Kosten

Parfums selbst herzustellen, ist nicht gerade billig. Manch eine Duftkomposition ist sogar ein ausgesprochen teures Vergnügen. Wenn Sie zum Beispiel die Mischung der »Kleinen Kostbarkeit« (Rezept Seite 162) selber machen wollen, müssen Sie für alle benötigten Öle (in handelsüblichen Abnahmemengen von mindestens 1 bis 5 ml pro ätherisches Öl) zur Zeit insgesamt rund 400 DM ausgeben. Die Preisspanne der Öle geht hier von 8,50 DM für 10 ml Limetten-Öl bis 254 DM für 1 ml Iris-Öl!

Das »orientalische« Parfum (Seite 162) wäre nicht ganz so teuer. Die Grundausstattung dafür kostet etwa 130 DM.

Vielleicht tun Sie sich ja mit Freunden zusammen und mischen gemeinsam Parfums – so können Sie sich die hohe Investition teilen.

Allerdings schaffen Sie sich mit ätherischen Ölen auch langjährige Werte an – gerade die teuren Öle sind äußerst sparsam im Verbrauch und können natürlich auch für die Aromatherapie, die Körperpflege und in Duftlampen weiterverwendet werden.

Besondere Parfums

Die Möglichkeiten, Düfte zu kreieren, sind schier unbegrenzt – ich stelle im folgenden einige beispielhafte Düfte mit unterschiedlichem Charakter vor. Sie sollen Ihnen eine Vorstellung davon geben, wie man einen Duft aufbauen kann. Ihrer eigenen Phantasie sind keine Grenzen gesetzt – »erfinden« Sie Ihre persönliche, unverwechselbare Duftkomposition!

Wie Sie die folgenden Mischungen richtig herstellen und reifen lassen, habe ich bereits weiter oben erläutert.

Düfte für »Ihn«

Herb-sinnlicher Duft
1 Glasstäbchen Eichenmoos · 1 Glasstäbchen Tonka · 2 Tr. Zirbelkiefer · 2 Tr. Douglasie · 2 Tr. Rosenholz · 2 Tr. Muskatellersalbei · 2 Tr. Myrte · 4 Tr. Neroli · 2 Tr. Lavendel · 2 Tr. Bergamotte · 8 Tr. Grapefruit · 10 Tr. Limette – in 10 ml Jojoba-Öl.

Anregendes Rasierwasser
1 Glasstäbchen Eichenmoos · 3 Tr. Rosenholz · 6 Tr. Neroli · 3 Tr. Muskatellersalbei · 2 Tr. Douglasie · 3 Tr. Myrte · 3 Tr. Bergamotte · 3 Tr. Lavendel · 12 Tr. Grapefruit · 15 Tr. Limette – in 30 ml 90%igen Alkohol und 70 ml destilliertes Wasser.

Für »Sie« und »Ihn«

Frische mit dem gewissen Etwas
1 Glasstäbchen Benzoe Siam · 1 Glasstäbchen Vetiver · 3 Tr. Sandelholz · 1 Tr. Rose · 2 Tr. Neroli · 2 Tr. Eisenkraut 100 % · 3 Tr. Limette · 2 Tr. Grapefruit · 2 Tr. Petit grain · 3 Tr. Bergamotte – in 10 ml Jojoba-Öl.

Düfte für »Sie«

Ein Hauch von Exotik
2 Tr. Styrax · 1 Tr. Bay · 1 Tr. Zimtrinde · 5 Tr. Rosenholz · 1 Tr. Nelkenblätter · 2 Tr. Rose · 5 Tr. Ylang-Ylang · 1 Tr. Jasmin · 1 Tr. Tuberose · 2 Tr. Basilikum · 5 Tr. Bergamotte · 5 Tr. Mandarine grün – in 10 ml Jojoba-Öl.

Das »Orientalische«
1 Glasstäbchen Tonka · 1 Tr. Patchouli · 1 Glasstäbchen Vetiver · 1 Tr. Jasmin · 1 Tr. Neroli · 10 Tr. Lavendel · 5 Tr. Bergamotte · 2 Tr. Limette – in 10 ml Jojoba-Öl.

Warme, weiche Wolke
5 Tr. Vanille · 2 Glasstäbchen Tonka · 1 Glasstäbchen Benzoe Siam · 1 Glasstäbchen Mimose · 2 Tr. Rose · 1 Tr. Tuberose · 1 Tr. Geranie · 2 Tr. Neroli · 3 Tr. Limette – in 10 ml Jojoba-Öl.

Zarte, sanfte Düfte
1 Tr. Vanille · 2 Glasstäbchen Mimose · 1 Tr. Mairose (Rose de Mai) · 2 Tr. Mandarine – in 10 ml Jojoba-Öl.

Pure Weiblichkeit ...
2 Tr. Sandelholz · 1 Tr. Patchouli · 2 Tr. Ylang-Ylang · 1 Tr. Jasmin · 1 Tr. Geranie · 1 Tr. Koriander · 3 Tr. Orange · 2 Tr. Bergamotte – in 10 ml Jojoba-Öl.

Die »kleine Kostbarkeit«
1 Glasstäbchen Benzoe Siam · 2 Glasstäbchen Tonka · 5 Tr. Vanille · 3 Tr. Iris · 2 Tr. Rose marokkanisch · 1 Tr. Neroli sizilianisch · 1 Tr. Limette – in 10 ml Jojoba-Öl.

Duftlampen zum Wohlfühlen

Eine Duftlampe ist die einfachste Methode, die ätherischen Öle fürs Wohlbefinden einzusetzen. Sie können damit in jeden Raum die Atmosphäre zaubern, die Sie sich gerade wünschen.
Ob Sie nun in der Arbeit einen »Durchhänger« haben, ob Sie eine angespannte Atmosphäre entspannen wollen, ob Sie einem Zimmer ein ganz bestimmtes »Flair« verleihen möchten oder ob Sie einfach am Abend die Beine hochlegen und es sich gutgehen lassen wollen – für jede Situation fin-

det sich ein Öl oder eine Mischung, die schnell und sicher ihre Wirkung tun.
Als ich meine ersten Erfahrungen mit den Düften machte, fand ich es anfangs etwas merkwürdig, mir so eine »künstliche« Atmosphäre zu schaffen, mir sozusagen die Blumenwiese ins Haus zu holen. Aber lange hielten meine Bedenken nicht vor, denn es macht einfach viel zuviel Spaß, mit Düften zu experimentieren und ihre wunderbare Wirkung täglich für sich zu nutzen.
Ich möchte Ihnen gerne einige spezielle, erprobte Duftlampenmischungen vorstellen, um Ihre Phantasie für eigene Kreationen anzuregen. Auch im Kapitel »Helfen und Heilen« finden Sie Mischungen für Duftlampen, mit denen Sie sich in manchen Situationen eine entspannende oder anregende Atmosphäre schaffen können.
Fangen Sie beim Selber-Mischen immer mit wenigen Tropfen an, und beachten Sie dabei die Regeln des Mischens (Die Kunst der Komposition, Seite 159).
Wie Sie eine Duftlampe richtig betreiben, steht in der hinteren Umschlagklappe.

Zur Anregung und Belebung
2 Tr. Lemongrass · 5 Tr. Limette · 1 Tr. Ingwer · 3 Tr. Rosmarin.

Zitrus-Frische
3 Tr. Zitrone · 3 Tr. Orange · 2 Tr. Petit grain · 1 Glasstäbchen Vetiver.

Gegen »dicke Luft« – auch im Büro
5 Tr. Grapefruit · 3 Tr. Myrte · 2 Tr. Lavendel · 2 Tr. Zypresse.

Frühlings-Düfte
1 Tr. Eisenkraut · 1 Tr. Rose · 1 Glasstäbchen Mimose · 1 Tr. Cistrose.

Waldspaziergang
2 Tr. Zedernholz · 1 Tr. Zirbelkiefer · 4 Tr. Myrte · 1 Tr. Vetiver.

Kindermischung »Zappelphilipp«
4 Tr. Bergamotte · 2 Tr. Mandarine · 2 Tr. Sandelholz · 1 Tr. Muskatellersalbei.

Wohlige Wärme
2 Tr. Neroli · 1 Tr. Rose · 1 Tr. Ylang-Ylang · 1 Tr. Ingwer · 2 Tr. Sandelholz · 1 Tr. Vanille.

Advent, Advent ...
4 Tr. Mandarine · 4 Tr. Orange · 1 Tr. Zimtrinde · 1 Glasstäbchen Tonka · 1 Tr. Bay.

Après-Ski
4 Tr. Grapefruit · 2 Tr. Geranie · 3 Tr. Lavendel · 1 Tr. Muskatellersalbei · 1 Tr. Patchouli.

Für sinnliche Stunden
2 Tr. Ylang-Ylang · 1 Tr. Rose · 2 Tr. Muskatellersalbei · 1 Tr. Styrax · 1 Tr. Patchouli · 3 Tr. Bergamotte · 2 Tr. Limette.

2 Tr. Jasmin · 1 Tr. Ylang-Ylang · 5 Tr. Sandelholz · 1 Tr. Nelkenblätter · 1 Tr. Zimtblätter/-rinde · 7 Tr. Zitrone.

Weitere Wohlfühl-Mischungen
Für die abendliche Entspannung und zum Einschlafen (Seite 145),

bei Kopfschmerzen und Verspannung (Seite 122),

für einen klaren Kopf (Seite 144),

Mut-Macher (Seite 148),

Wohltuendes für die Seele (Seite 148).

In Küche und Haushalt

Würzen und Aromatisieren mit ätherischen Ölen – das ist ungewohnt, aber eine feine Sache. In diesem Kapitel zeige ich Ihnen anhand einiger Rezepte, wie einfach und wirkungsvoll diese Art zu würzen ist. Durch ihr breites Wirkungsspektrum bieten sich die Öle zudem als natürliche Alternative für chemische Mittel an – im Haushalt, bei Tieren und zur Pflege von Pflanzen.

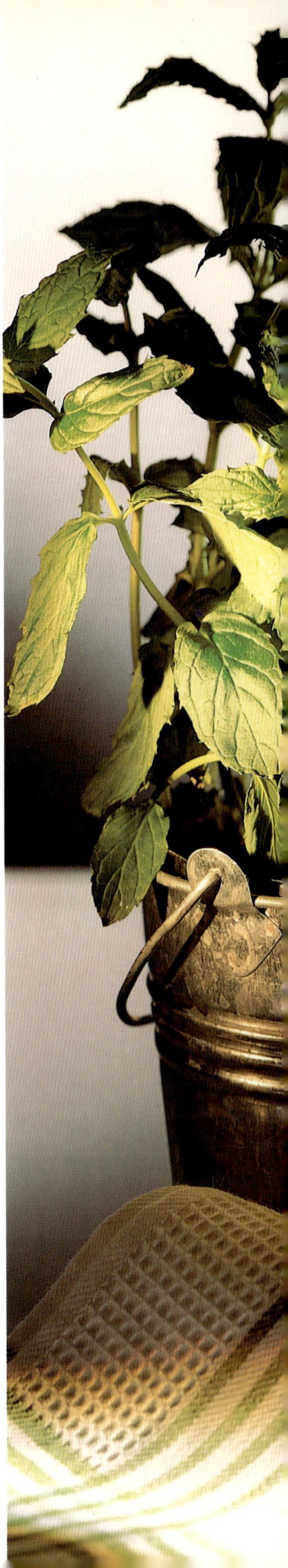

»Da fehlt noch was …« – wie oft hat man als Köchin oder Koch diesen Satz schon gehört oder selbst ausgesprochen. Er führt uns direkt zur Krönung jeder Kochkunst: dem Würzen der Speisen.

Nur wenige Geschmacksrichtungen können wir ausschließlich mit dem Mund feststellen: sauer, salzig, süß, scharf, bitter, fade. Für feinere Geschmacksnuancen ist die Nase zuständig, sie öffnet auch den Zugang zu den empfindlicheren Geschmacksnerven. Der Geruch einer feinen Speise läßt uns »das Wasser im Mund zusammenlaufen«, weckt Gedanken an Mutters Kuchen, läßt Erinnerungen an ein köstliches Festmahl wach werden oder entführt uns in Urlaubsländer.

Das Würzen von Speisen ist vermutlich eines der ältesten Kulturgüter der Menschheit. Uralte ägyptische, chinesische und indische Schriften zeugen von der Verwendung der Kräuter und preisen den Duft der Gewürze. Im Mittelalter häuften Gewürzkaufleute unermeßliche Reichtümer an, die Kontrolle der Handelswege, der berühmten Gewürzstraßen, füllte die Kasse vieler Landesfürsten und war Anlaß für erbitterte Kriege.

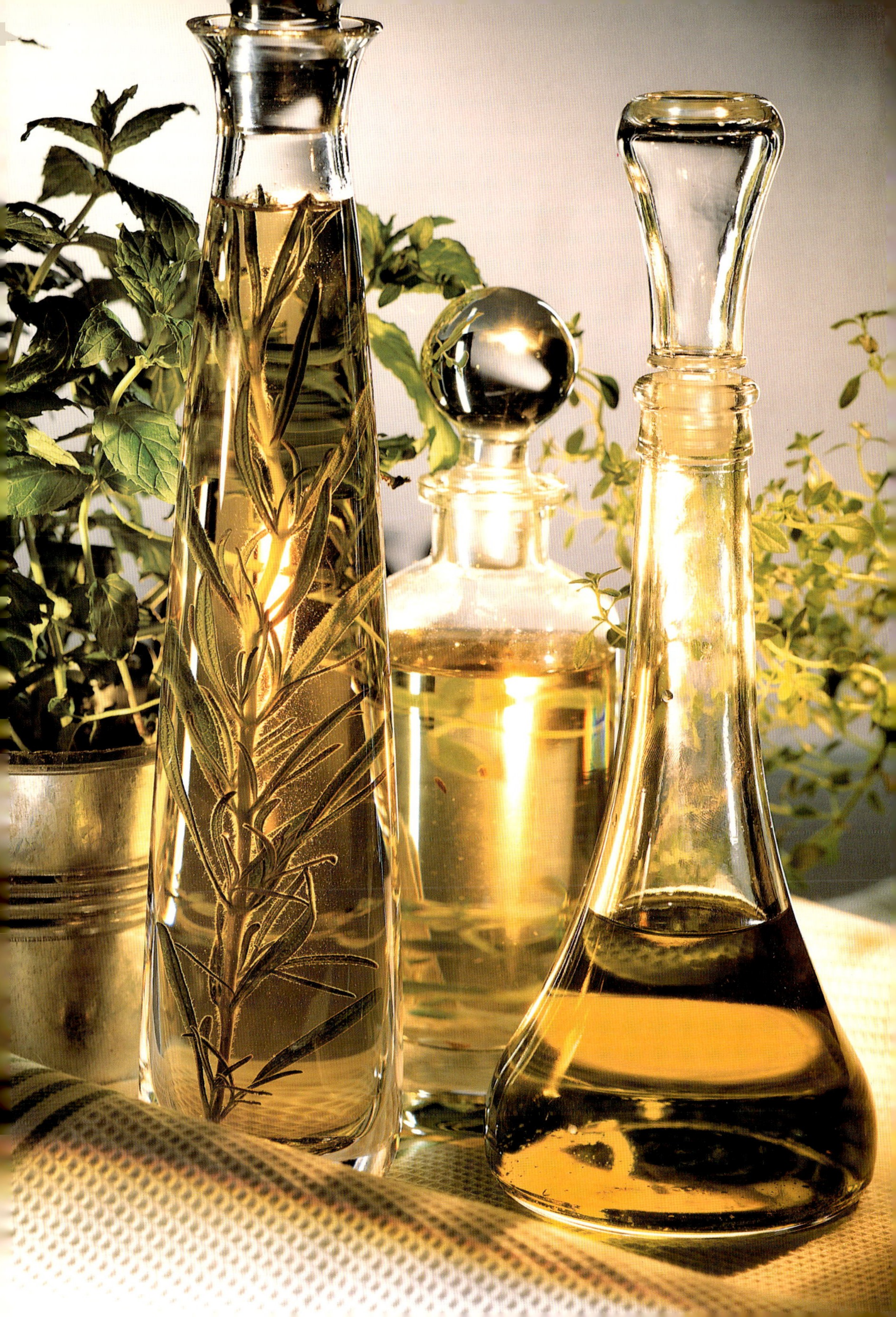

Ätherische Öle in der Küche

Man wußte schon sehr früh, daß der Duft von Kräutern und Gewürzen die Verdauungssäfte zum Fließen bringt und die Produktion von Speichelenzymen und Magensäften anregt.
In heißen südlichen Ländern bedient man sich seit Jahrhunderten zum Konservieren von Lebensmitteln des Wissens um die keimtötende Wirkung der Kräuter.
Das Verfeinern von Speisen mit Kräutern und Gewürzen sorgt für gesunde und genußreiche Abwechslung. Doch was tun, wenn man gerade keine Gewürze zur Hand hat oder wenn es im Winter keine frischen Kräuter gibt? In diesen Fällen greife ich gerne in meine »Trickkiste« (wie es auch viele renommierte Köche tun) und würze mit ätherischen Ölen und Würzölen.

- *Reine, unverdünnte ätherische Öle* gebe ich tropfenweise zu den Speisen.
- *Würzöle* stelle ich mit ätherischen Ölen her, die ich – fein dosiert und aufeinander abgestimmt – unter qualitativ gute Salatöle mische. Würzöle verwende ich tee- oder eßlöffelweise.

Würzen auf ganz besondere Art

Das Experimentieren mit Würzölen und ätherischen Ölen macht Spaß und überrascht jedesmal wieder mit neuen Geschmackserlebnissen.

> *Als Gewürz geeignet*
> *sind – außer den Absolues mit Hexanauszug und den aus Wurzeln gewonnenen Ölen – eigentlich* alle ätherischen Öle.

Die Öle würzen auf ganz besondere Art: Sie heben nämlich vor allem den Eigengeschmack des Gerichts. Bay-Öl zum Beispiel hebt den Karottengeschmack auf unvergleichliche Weise. Wenn Sie Orangen- oder andere Zitrus-Öle mit Kräuterölen mischen, »zaubern« Sie damit einen ganz raffinierten, runden Geschmack. Informationen über das Würzen und Mischen geben auch die Hersteller der Würzöle und -essenzen.
Mit Hilfe der folgenden Rezepte werden Sie sehen (und schmecken), wie wunderbar das Würzen funktioniert, und dann bestimmt gerne selber weiter experimentieren.

Ätherische Öle zum Würzen

Beim Kauf von ätherischen Ölen für die Küche – Handelsbezeichnung zum Teil *Würzessenzen* – achte ich darauf, nur 100 % reine Öle aus garantiert kontrolliert-biologischem Anbau zu erhalten (Leitfaden für den richtigen Einkauf, Seite 23).
Wichtig ist auch die Art der Gewinnung (Seite 22): Wasserdampfdestillation, Kaltpressung oder Extraktion. Mit chemischen Mitteln extrahierte Absolues haben in meiner Küche keinen Platz; dagegen verwende ich alle Absolues, etwa Tonka und Vanille, die mit Alkohol extrahiert wurden.
Es gibt heute viele ätherische »Billigöle«; sie werden zum Teil mit Hilfe chemischer Lösungsmittel (zum Beispiel Hexan) gewonnen oder sind Kombinationen aus synthetischen und natürlichen Ölen. Von dem Gebrauch dieser Öle möchte ich wegen ihrer gesundheitsschädigenden Wirkung dringend abraten!
Wichtig: Tropfen Sie unverdünnte ätherische Öle nie direkt in die Speisen. Es kann Ihnen passieren, daß statt eines Tropfens gleich mehrere heraustropfen! Dann kann das Essen ungenießbar sein. Deshalb tropfe ich die Öle immer erst auf einen kleinen Löffel, bevor ich sie dem Gericht zugebe.

Würzöle

Mit Würzölen aus eigener Herstellung können Sie nicht nur sich selbst, sondern auch kochbegeisterten Freunden eine Freude machen.

Die Herstellung von Würzölen ist einfach, wenn Sie folgende Regeln beachten:

- Nehmen Sie zum Mischen von Würzölen nur qualitativ hochwertige, naturbelassene Salatöle (etwa naturbelassenes Sonnenblumen-, Oliven- oder Haselnußöl) und 100 % reine ätherische Öle.
- Man rechnet 1 Tropfen ätherisches Öl auf 10 ml fettes Öl.
- Am besten ist es, die Mischungen 2 bis 4 Wochen ruhen zu lassen, damit sich die ätherischen Öle und das fette Öl gut miteinander verbinden können und sich das volle Aroma entwickelt.
- Es besteht auch die Möglichkeit, fertige Würzöle in Naturkostläden zu kaufen, Sie sollten jedoch die Angaben auf den Fläschchen genauestens überprüfen (Leitfaden für den richtigen Einkauf, Seite 23).

Zum Mischen von Würzölen geeignet sind die ätherischen Öle aus Basilikum, Bay, Bergbohnenkraut, Dill, Estragon, Lavendel, Koriander, Pfeffer grün *oder* schwarz, Nelkenblättern, Rosmarin, Thymian *und* Zimt.

Hier zwei Rezepte als Beispiele für feine Würzöle:

Basilikum-Würzöl

5 Tropfen Basilikum auf 50 ml Olivenöl.

Würzöl »Kräutersträußchen à la Provence«

1 Tr. Thymian · 3 Tr. Rosmarin ·
1 Tr. Lavendel extra – auf 50 ml Sonnenblumenöl.

Würzen ist (k)eine Kunst

Ich möchte Ihnen am Beispiel einiger Rezepte zeigen, wie einfach es ist, mit ätherischen Ölen und Würzölen köstliche Gerichte und Getränke zu zaubern.

Kleines Menü für 4 Personen

Vorspeise
Tomatensuppe
Hauptgericht
Lotte á la Blanquette
mit
Karottensoufflé
Spinatgemüse
Nachspeise
Bunter Obstsalat

Tomatensuppe

20 g Butter · 2 Schalottenzwiebeln ·
500 g Tomaten · 1/4 l Wasser · 200 ml süße Sahne (ersatzweise Crème fraîche) ·
1 Teel. Balsamico-Essig · 1 Teel. Ahornsirup oder Honig · 1 Teel. Basilikum-Würzöl ·
1 Teel. Pfeffer-Würzöl · Salz nach Bedarf.

So wird's gemacht: Butter im Topf erhitzen, feingehackte Schalotten zugeben und glasig dünsten. Die in Würfel geschnittenen Tomaten dazugeben, 10 Minuten dünsten, das Wasser angießen und weitere 10 Minuten bei schwacher Hitze garen. Alles zusammen mit dem Rührstab pürieren, durch ein feines Sieb passieren und in den Topf zurückgeben.

Vor dem Servieren zuerst alle Würzzutaten mit der Sahne vermischen, dann unter die Tomaten rühren.

Karottensoufflé

Diesen »schnellen Auflauf« können Sie schon eine Stunde vor dem Essen vorbereiten.

1/4 l Milch · 75 g Butter · 1 Prise Salz · 125 g Mehl · 2 mittelgroße Eier · 200 g Karottenpüree abgekühlt · 1 Tr. Bay · 2 Tr. Pfeffer schwarz oder grün · etwas Milch · Butter für die Auflaufform · 50 g geriebener Parmesankäse.

So wird's gemacht – Brandteig: Milch, Butter und Salz im Topf erhitzen und aufkochen lassen, sofort das Mehl auf einmal hineingeben und mit einem Kochlöffel schlagen, bis sich der Teig vom Topf löst und kein Mehl mehr zu sehen ist. Den Teig beiseite stellen und abkühlen lassen.

Soufflé: Das Bay- und Pfeffer-Öl unter das Karottenpüree mischen und mit den Eiern nach und nach unter den Brandteig rühren. Wenn alles gut vermischt ist, mit einem Eßlöffel, den Sie vorher in etwas Milch tauchen, Nocken abstechen und in eine ausgebutterte Auflaufform setzen.

Über das Ganze den geriebenen Parmesankäse streuen und im Heißluftofen bei 175 bis 200 °C in 20 Minuten goldbraun backen. Das Soufflé erst unmittelbar vor dem Servieren aus dem Backofen nehmen, damit es nicht zusammenfällt.

Lotte à la Blanquette

Blanquette ist ein sehr guter französischer Schaumwein, der hierzulande allerdings nicht ganz einfach zu bekommen ist. Ersatzweise können Sie einen anderen trockenen Sekt nehmen.

50 g Butter · 800 g frische Lotte (Seeteufel, hat keine Gräten) · 100 g Crème fraîche · 1 Prise Meersalz · 1 Teel. Pfeffer-Würzöl · 1/2 Teel. Petersilien-Würzöl · 1 Teel. Estragon-Würzöl · 1 Schuß Blanquette oder trockenen Sekt.

So wird's gemacht – Fisch: Butter in der Pfanne erhitzen (nicht braun werden lassen!), darin den enthäuteten Fisch von jeder Seite 5 bis 10 Minuten dünsten, zudecken, beiseite stellen und warm halten. Die Garzeit richtet sich nach der Fischgröße.

Soße: In den Bratenfond die Crème fraîche und das Salz einrühren, erst kurz vor dem Servieren die Würzöle und den Sekt dazugeben.

Spinatgemüse

500 g Spinat · 1 Schalottenzwiebel · 50 g Butter · 1 Prise Salz.

So wird's gemacht: Spinat putzen, waschen und gut abtropfen lassen. Die kleingehackte Schalotte in der Butter dünsten. Den Spinat dazugeben und kurz dünsten; salzen und warmstellen.

Bunter Obstsalat

Das Obst ist je nach Jahreszeit austauschbar, zum Beispiel:

2 Kiwis · 1 Birne · 1 Banane · 200 g Erdbeeren · 2 Eßl. Amaretto (italienischer Mandellikör) · 2 Eßl. Ahornsirup oder Honig · 4 Tr. Vanille · 2 Tr. Grapefruit · 2 Tr. Limette.

So wird's gemacht: Obst waschen und in mundgerechte Stücke schneiden. Restliche Zutaten vermischen, über das Obst geben, untermischen und durchziehen lassen.

Guten Appetit!

Der Tonka-Christstollen

Hier ist mein »Geheimrezept« für den köstlichen Christstollen, dessen Geschichte ich auf Seite 75 erzählt habe. Sie können ihn entweder mit Rosinen oder mit Mandeln zubereiten.

Zum Backen: 1 kg Mehl Typ 550 oder 405 · 100 g Hefe · 1/4 l Milch · 2 Eier · 120 g Zucker · 15 g Salz · 500 g Butter · 25 g Bittermandeln · 100 g Haselnüsse, fein gehackt · 100 g Mandeln, geschält und fein gehackt · 750 g Rosinen oder Sultaninen (für den Mandelstollen statt der Nüsse, Mandeln und Rosinen: 400 g gehackte Mandeln) · 250 g Zitronat und Orangeat, sehr fein gehackt · 1 Zitrone, abgeriebene Schale und Saft · 7 Tr. Vanille · 1 Eßl. Rum (für den Mandelstollen stattdessen 1 Eßl. Arrak) · 1/4 Muskatnuß gerieben · 1 Messerspitze Tonkabohne, gerieben oder 1 Glasstäbchen Tonka-Absolue.
Zum Bestreichen: 250 g Butter.
Zum Bestäuben: Zimtzucker (für Mandelstollen Vanillezucker) · Puderzucker.

So wird's gemacht: Mehl in eine vorgewärmte Schüssel geben, in die Mitte eine Mulde machen und darin die Hefe zusammen mit den zimmerwarmen Eiern und der lauwarmen Milch ansetzen. Jetzt schon alle weiteren Zutaten darübergeben. Zugedeckt an einem warmen Platz so lange stehen lassen, bis die aufgegangene Hefe »durchbricht«. Nun alles mit den Händen sehr gut durchmengen. Wichtig ist, den Teig anschließend nicht mehr gehenzulassen, sondern gleich zu einem Stollen zu formen und in den vorgeheizten Backofen zu schieben.
Die Backtemperatur liegt bei 150 bis 175 °C – nach etwa 15 Minuten Backzeit sollte der Teig noch hell sein. Die Gesamtbackzeit beträgt im *Heißluftherd* je nach Größe des Stollens etwa 40 bis 60 Minuten.
Den fertigen Stollen sofort mit der zerlassenen Butter kräftig einpinseln; den Rosinenstollen anschließend mit Zimtzucker, den Mandelstollen mit Vanillezucker bestäuben. Am nächsten Tag den Stollen noch einmal dick mit Puderzucker bestäuben, gut einpacken und bis zum Verzehr am besten 4 Wochen ruhen lassen.

Aromatische Getränke

Natürlich lassen sich auch Getränke mit ätherischen Ölen raffiniert aromatisieren.

Erfrischender Aroma-Drink

Interessante Drinks können Sie mit aromatisiertem Sirup herstellen, dafür eignet sich vor allem Ahornsirup.
Hier ein Rezept, das Sie nach eigener Phantasie verändern oder ergänzen können.

Für den aromatisierten Sirup:
250 ml Ahornsirup · 1 Tr. Koriander · 5 Tr. Vanille · 1 Tr. Neroli · 7 Tr. Bergamotte.

Für den Drink:
2 bis 3 cl aromatisierten Ahornsirup · Orangen- oder Grapefruitsaft · einige Eiswürfel.

So wird's gemacht: Ahornsirup und Öle vermischen, den aromatisierten Ahornsirup in ein Glas geben und mit Orangen- oder Grapefruitsaft auffüllen, dazu einige Eiswürfel – und fertig ist der bezauberndste Aromadrink, der auch als Apéritif vor dem Essen schmeckt.

Duftende Rosen-Bowle

Mit dieser wohlschmeckenden Bowle habe ich schon viele Gäste überrascht. Die Zutaten sind für etwa 3 1/2 Liter berechnet.

3 cl Weinbrand · 3 Flaschen trockener Riesling · 2 Flaschen trockener Sekt · 6 frisch erblühte, stark duftende, ungespritzte Teerosen · 2 Eßl. Rosenhydrolat · 1 Tr. Rose.

So wird's gemacht: Gießen Sie eine Flasche Riesling und den Weinbrand in ein Glasgefäß. Geben Sie Rosenwasser und Rosen-Öl dazu, lösen Sie die Rosenblätter vorsichtig von den Stielen und legen sie in die Flüssigkeit. Das Gefäß gut verschließen und den Ansatz zwei Stunden ziehen lassen. Gießen

Sie die Flüssigkeit anschließend in ein Bowlengefäß um. Kurz vor dem Servieren füllen Sie ihn mit dem restlichen Wein und dem eisgekühlten Sekt auf.

Indisches Rosen-Lassi
Das Rosen-Lassi mit Safran ist ein köstliches indisches Erfrischungsgetränk für heiße Sommertage.

500 g Naturjoghurt 3,5 % · 1/4 l Wasser ·
1 Eßl. Crème fraîche · 1/4 l Rosenhydrolat ·
5 Eßl. Honig oder Ahornsirup · 2 Messerspitzen Safranpulver.

So wird's gemacht: Alle Zutaten in einem hohen Gefäß mit dem Pürierstab oder Mixer gut mischen, anschließend kalt stellen.

Ätherische Öle im Haushalt

Im folgenden noch einige Tips, wie Sie die ätherischen Öle im Haushalt nutzen können.

Zum Putzen

Zusatz im Putzwasser
Zum Reinigen von Fußböden, Arbeitsflächen, Möbeln geben Sie wenige Tropfen Lavendel-, Zitronen- oder Thymian-Öl ins Putzwasser. Das riecht nicht nur gut, sondern desinfiziert zugleich.

Wäschepflege

Für duftende Wäsche
Alle Zitrus- und Blütenöle sowie Lavendel-Öl sind besonders geeignet, einzeln oder als Mischung.

In den Wäschetrockner: Nach dem Schleudern 5 bis 7 Tropfen eines ätherischen Öls oder einer Ölmischung nach Wahl auf eines der Wäschestücke träufeln (am besten auf einen Waschlappen oder ein Küchentuch) und mit in den Trockner geben.

Ins Bügeleisen: Auch 2 bis 3 Tropfen ätherischer Öle nach Wahl – dem Wasser im Dampfbügeleisen beigegeben – verleihen der Wäsche einen himmlischen Duft.

Wichtig: Ätherische Öle sind keine fetten Öle und verursachen daher keine Flecken. Vorsicht ist nur bei allen Absolues und den dickflüssigen, harzigen Ölen geboten.

Schutz vor Motten

Um Wäsche und Kleider vor Motten zu schützen, können Sie ein Duftkissen zwischen die Wäsche legen.

Lavendel-Duftkissen
Stoffsäckchen, mit Lavendelblüten gefüllt ·
5 Tr. Zedernholz · 5 Tr. Zypresse.
Von Zeit zu Zeit – sobald es nicht mehr duftet – das Duftkissen mit der Mischung aus ätherischen Ölen benetzen.

Wattepäckchen
2 Tr. Nelkenblätter oder 2 Tr. Zedernholz
oder 1 Tr. Vetiver –
auf etwas Watte träufeln, mit einem Taschentuch umwickeln, in den Schrank zwischen die Wäsche legen.

Abwehr von Insekten und Ungeziefer

■ Um *Ungeziefer* und (bedingt) *Insekten* zu vertreiben, hilft es, eine Duftlampe aufzustellen. Die angegebenen Mengen sind für einen Raum ab 30 m² gedacht, für kleinere Räume versuchen Sie es vorsichtshalber erst einmal mit der halben Dosierung.

Ungeziefer-Duftlampen
7 Tr. Zedernholz · 5 Tr. Zirbelkiefer · 5 Tr. Lemongrass · 5 Tr. Lavendel · 3 Tr. Geranie.

5 Tr. Zypresse · 7 Tr. Zitrone · 3 Tr. Zedernholz · 3 Tr. Lavendel.

■ Wie oft habe ich mich über *Ameisen* auf unserer Terrasse geärgert, wollte aber kein Ameisengift streuen, um Kinder und Haustiere nicht zu gefährden. Da entdeckte ich ein Rezept für die Sprühflasche – wie sie zum Besprühen von Blumen verwendet wird –, das sofort funktionierte.

Ameisen-Sprühflasche
20 Tr. Pfefferminze · 10 Tr. Lavendel – in 1/2 l kaltes Wasser.
Füllen Sie Wasser in eine Sprühflasche, dazu die ätherischen Öle, und besprühen Sie mit dieser Lösung die Ameisenstraßen.
Vorgang nach Bedarf wiederholen – vor jeder Anwendung nochmals kräftig aufschütteln.

Für Tiere

Auch Tiere mögen den Geruch der ätherischen Öle, reagieren aber mit ihren sensiblen Nasen sehr viel empfindlicher als Menschen. Bitte vorsichtig ausprobieren!

Zecken bei Hund und Katze

Zecken lassen sich leicht mit Tea-Tree-, Lavendel- oder Thymian-Öl entfernen.
Geben Sie einen Tropfen unverdünntes ätherisches Öl auf die Zecke, und drehen Sie sie mit den Fingern oder einer Pinzette im Uhrzeigersinn vollständig heraus.

Wunden bei Hund und Katze

■ Für Hunde und Katzen, die von *juckenden Ekzemen* geplagt sind oder an *Wunden* und *Geschwüren* leiden, bringt folgendes Körperöl zum Einreiben Erleichterung und sogar Heilung. Ein schöner Nebeneffekt ist, daß die Tiere weniger von *Zecken* und *Flöhen* befallen werden.

Heilende Einreibung
7 Tr. Lavendel · 3 Tr. Tea-Tree – in 50 ml Johanniskraut-Öl;
oder einige Tropfen unverdünntes Tea-Tree- oder Lavendel-Öl.
Reiben Sie die betroffenen Stellen nach Bedarf mit der Mischung/dem Öl ein, wiederholen Sie dies so lange, bis Juckreiz oder Ekzem verschwunden oder bis die Wunden/Geschwüre abgeheilt sind.

Für Pflanzen

Ungezieferbefall

Ameisen und Blattläuse lassen sich mit dieser hochdosierten Mischung für die Sprühflasche bestens vertreiben; damit können Sie auch von Mehltau und Pilzen befallene Rosen besprühen.

Sprühflasche
15 Tr. Lavendel · 15 Tr. Tea-Tree · 5 Tr. Thymian rot – in 1/2 l Wasser;
kräftig schütteln, und die Pflanzen 2- bis 3mal täglich mit der Mischung besprühen. Vor jeder Anwendung nochmals aufschütteln!

Zum Nachschlagen

Sachregister

Kursiv gestellte Seitenzahlen verweisen auf eine Abbildung.

*Für ihre freundliche Unterstützung
danken wir den Firmen*

Primavera Life
Vertrieb und Export von ätherischen Ölen und Kosmetik GmbH,
Am Fichtenholz 5,
87477 Sulzberg

La balance
Andres & Co. GmbH
Bachstraße 3, 88299 Leutkirch

Adressen, die weiterhelfen

Forum Essenzia e.V.
Gemeinnütziger Verein für Förderung, Schutz und Verbreitung der Aromatherapie und Aromapflege,
Panoramastraße 17,
87477 Sulzberg/Moosbach.
Telefon 0 83 76/85 91
Fax 0 83 76/88 10

Hier erhalten Sie Auskunft zur Aromatherapie und zur Aromapflegeausbildung (auch für interessierte Laien geeignet!), Adressen von Therapeuten/innen und Kosmetikerinnen, die Aromatherapie in der Praxis anwenden, außerdem Informationen zur Aromaküche.

Zeitschrift F·O·R·U·M
Offizielles Mitteilungsorgan des Vereins Forum Essenzia e.V.,
Mäuselweg 29, 81375 München.
Erscheint zweimal jährlich mit Aktuellem zu Aromatherapie und Aromapflege. Zu beziehen direkt über *Forum Essenzia e.V.* oder in Naturkost-/Naturkosmetikgeschäften und Apotheken.
Für Mitglieder kostenlos.

Bezugsquellen für ätherische Öle, Ölmischungen, Informationsmaterial zur Aromaküche, Körperpflegemittel ohne Duftstoffe und Konservierungsmittel:
Naturkost- und Naturkosmetikläden und in *Apotheken*.

Diese Apotheke stellt auf Bestellung Rezepturen in von mir anerkannter Qualität her:
Bahnhof-Apotheke
Apotheker Dietmar Wolz,
Bahnhofstr. 12, 87435 Kempten.

Unser Gesundheits-Programm

Um dauerhaft gesund zu bleiben, vertrauen viele Menschen heute wieder auf die eigenen Kräfte und gehen bewußter mit Körper und Seele um. Die **Ratgeber Gesundheit** von Gräfe und Unzer bieten Expertenrat zu aktuellen Gesundheitsthemen und eine Fülle von praktischen Übungsprogrammen. Sie zeigen, wie man die eigenen Kräfte mobilisieren und das Wohlbefinden steigern und erhalten kann.

Intensiv und umfassend informieren die **Großen GU Ratgeber** über wichtige Themen wie „Homöopathie", „Fasten", „Ätherische Öle" und „Heilpflanzen".

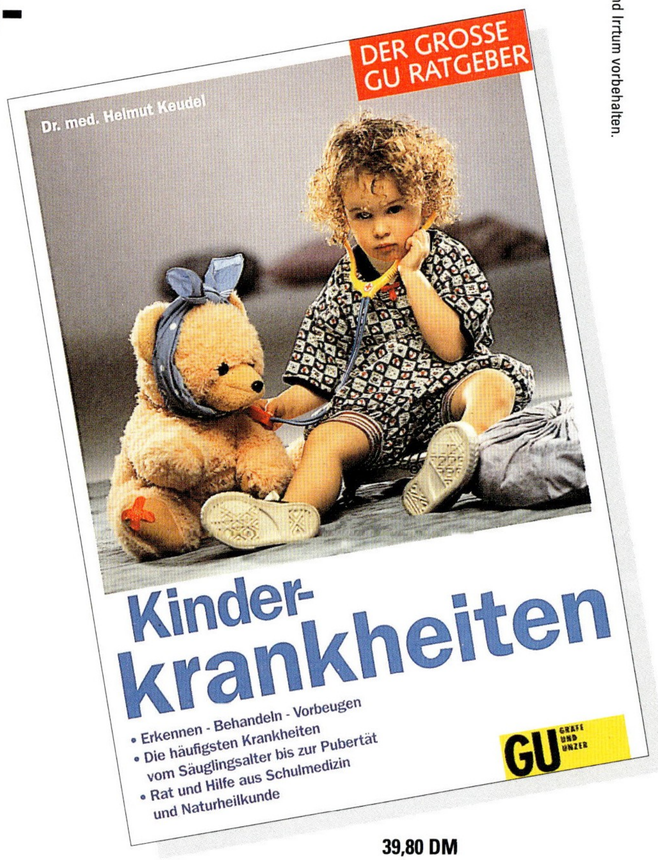

39,80 DM

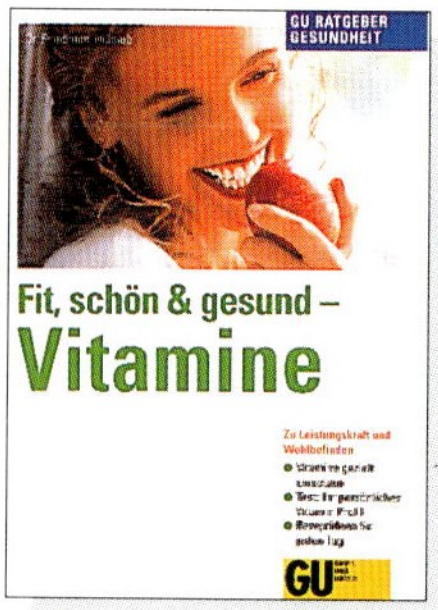

19,80 DM

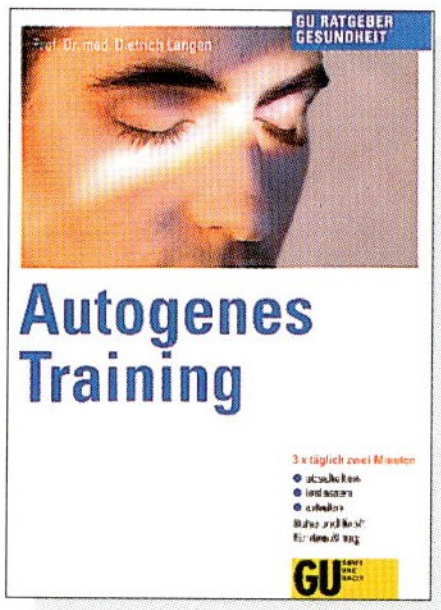

19,80 DM

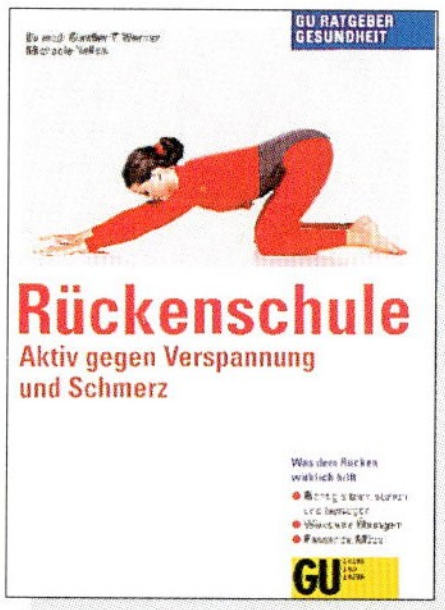

19,80 DM

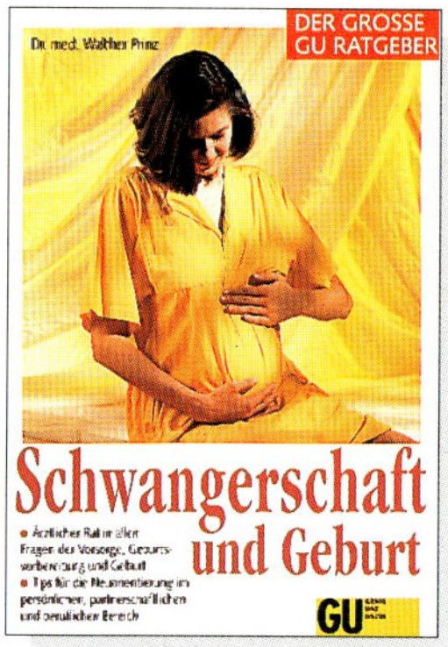

39,80 DM

Mehr draus machen.
Mit GU.

GU GRÄFE UND UNZER

Änderungen und Irrtum vorbehalten.

Bücher, die weiterhelfen

René-Maurice Gattefossé, *Gattefossé's Aromatherapy*, The first book on *Aromatherapy;* The C.W. Daniel Company Ltd., London 1993.

H & R Duftatlas Damen-Noten/ Herren-Noten;

Das H & R Buch Parfüm; Glöss Verlag, Hamburg 1991.

Ferdinand Habersbrunner, *Aroma-Drinks;* Joy Verlag, Sulzberg 1994.

Paul Jellinek, *Die Psychologischen Grundlagen der Parfümerie;* Dr. A. Hüthig Verlag, Heidelberg 1993.

Maria Kettenring, *Die Aromaküche;* Joy Verlag, Sulzberg 1994.

Monika Werner, *Sanfte Massage mit ätherischen Ölen;* Gräfe und Unzer Verlag, München 1995.

Günther Ohloff, *Irdische Düfte – himmlische Lust,* Eine Kulturgeschichte der Duftstoffe; Birkhäuser Verlag, Basel 1992.

Apotheker M. Pahlow, *Das große Buch der Heilpflanzen;* Gräfe und Unzer Verlag, München 1993.

Dr. D. Pénoël und P. Franchomme, *L'aromathérapie exactement;* Edition collaboration et rédaction Roger Jollois, Limoges, 1990.

Helen Sanders, Jane Harrison with Shirley Price, *Aromatherapy and Massage for People with Learning Difficulties,* Hands On Publishing, Birmingham, und Shirley Price Aromatherapy Publishing, Leicestershire 1992.

Inge Stadelmann, *Hebammensprechstunde;* Selbstverlag, Kempten 1994.

Jean Valnet, *Aromatherapie,* Gesundheit und Wohlbefinden durch pflanzliche Essenzen; Heyne Verlag, München 1992.

Valerie Ann Worwood, *Liebesdüfte;* Goldmann Verlag, München, 1992.

Valerie Ann Worwood, *The Fragrant Pharmacy;* Macmillan Verlag, London 1990.

Die Autorin

Monika Werner, examinierte Kinderkrankenschwester mit langjähriger Krankenhauserfahrung, ist nach ihrer Ausbildung zur Heilpraktikerin und zweijähriger Arbeit in einer Gemeinschaftspraxis seit 1987 in eigener Praxis tätig – mit den Schwerpunkten Homöopathie, Psychotherapie, Bach-Blütentherapie und Aromatherapie.
Sie ist verheiratet und hat einen erwachsenen Sohn.
Seit 1986 beschäftigt sie sich intensiv mit der Aromatherapie und erweiterte und vertiefte ihr Wissen in zahlreichen Kursen im In- und Ausland.
Inzwischen gibt sie ihre Kenntnisse und Erfahrungen in Kursen und Vorträgen weiter. Auch im Fernsehen war sie schon mehrfach als Expertin vertreten. Sie ist Gründungsmitglied und seit Juli 1992 Vorsitzende des »Forum Essenzia e.V.«, einem gemeinnützigen Verein für Förderung, Schutz und Verbreitung der Aromatherapie und Aromapflege.

Bildnachweis:
Manfred Jahreiß: Titelfoto; U4 oben li/re, unten re; S. 152/153, 164/165; Styling: Jeanette Heerwagen.
Christophe Schneider: S. 2/3, 8/9, 15, 21, 26/27, 41, 57, 69, 83, 97, 112/113, 125, 137, 157, Umschlagklappe vorne und hinten, U4 Mitte re, unten li/Mitte.

Redaktion: Doris Schimmelpfennig-Funke
Lektorat: Christine Pfützner, Felicitas Holdau
Herstellung: Renate Hausdorf, Felicitas Holdau
Layout: Konstantin Kern
Reproduktion: Fotolito Longo
Satz: Design-Typo-Print
Druck und Bindung: Druckhaus Kaufmann

ISBN 3-7742-1713-0

Auflage	7.	6.	5.	4.
Jahr	99	98	97	96

Wichtiger Hinweis

In diesem Ratgeber ist die Anwendung von ätherischen Ölen dargestellt – bei Alltagsbeschwerden, als unterstützende Maßnahme bei ärztlicher Behandlung, zum Pflegen und Wohlfühlen, zum Würzen von Speisen und Getränken. Alle empfohlenen Behandlungsmaßnahmen wurden von einer unabhängigen, praktischen Ärztin für Naturheilverfahren überprüft und für in Ordnung befunden. Jede/r Leser/in ist aufgefordert, in eigener Verantwortung zu entscheiden, ob und inwieweit er/sie ätherische Öle einsetzt.

- Machen Sie sich bitte vor der Behandlung vertraut mit den Ausführungen »Die Selbstbehandlung«, Seite 114.
- Beachten Sie bitte die Hinweise im Text, die Sie auf die Notwendigkeit fachmännischer Behandlung aufmerksam machen.
- Sind Sie in Behandlung, informieren Sie bitte Ihren Arzt/Heilpraktiker über Ihr Vorhaben, ätherische Öle einzusetzen.
- Ätherische Öle sind hochwirksame Substanzen, die – falsch angewendet oder zu hoch dosiert – zu Nebenwirkungen führen können. Halten Sie sich deshalb bitte genau an die Anleitungen und an die angegebenen Dosierungen.